ZONA ROJA

CUBA Y LA BATALLA CONTRA EL ÉBOLA EN ÁFRICA OCCIDENTAL

A Fidel, en su 90 cumpleaños.

ZONA ROJA

CUBA Y LA BATALLA CONTRA EL ÉBOLA EN ÁFRICA OCCIDENTAL

Enrique Ubieta Gómez

Pathfinder

NUEVA YORK   LONDRES   MONTREAL   SYDNEY

Edición: Martín Koppel y Mary-Alice Waters

Copyright © 2019 por Pathfinder Press
Copyright © 2016 por Enrique Ubieta Gómez y Casa Editora Abril

Todos los derechos reservados
All rights reserved

ISBN 978-1-60488-113-4
Número de Control de la Biblioteca del Congreso
(Library of Congress Control Number) 2019953442

Impreso y hecho en Canadá.
Manufactured in Canada.

Primera edición, 2019
Segunda impresión, 2022

DISEÑO DE LA PORTADA: Toni Gorton

FOTOS DE LA PORTADA: De arriba hacia abajo: (1) Voluntarios médicos cubanos descargan suministros al llegar a Freetown, Sierra Leona, para sumarse a la lucha contra la epidemia del ébola, octubre 2014. (2) Médicos cubanos con pacientes, Coyah, Guinea, enero 2015 (Enrique Ubieta). (3) Médicos con trajes protectores con pacientes a punto de ser dados de alta de la unidad de tratamiento en Coyah, enero 2015 (Brigada Médica Cubana en Guinea/página de Facebook). (4) Voluntarios cubanos con pacientes recuperados, Coyah, enero 2015 (Enrique Ubieta).

Pathfinder
www.pathfinderpress.com
E-mail: pathfinder@pathfinderpress.com

"Y por eso nosotros, conversando hoy con los estudiantes, les planteábamos que hacen falta 50 médicos voluntarios para ir a Argelia…

"Estamos seguros de que esos voluntarios no faltarán. Cincuenta nada más. Estamos seguros de que se van a ofrecer más, como expresión del espíritu de solidaridad de nuestro pueblo con un pueblo amigo que está peor que nosotros. ¡Peor que nosotros!

"Claro, hoy podemos mandar 50; dentro de 8 o 10 años no se sabe cuántos, y a nuestros pueblos hermanos podremos darles ayuda. Porque cada año que pase tendremos más médicos, y cada año que pase más estudiantes ingresarán en la escuela de medicina".

Fidel Castro Ruz
Inauguración de la Escuela de
Medicina "Victoria de Girón"
La Habana, octubre 1962

TABLA DE MATERIAS

Acerca del autor — 13
Prefacio — 15

Preámbulo — 27

El pequeño asesino regresa — 39
    Cuba responde — 47
    Una apuesta: la vida o la muerte — 55

Liberia — 63
    Unidad de Tratamiento al Ébola/Ministerio de Defensa — 72

Los hombres I
    Tras las huellas del Contingente Henry Reeve — 79
    Yo aprendí a valorar la revolución fuera de Cuba — 82
    La vida no tiene dobles historias — 85

Sierra Leona — 89
    Las Unidades de Tratamiento al Ébola en Sierra Leona — 96
    Unas horas en Lungi — 104

Los hombres II
    El Profe — 107
    La bendición de Orula — 110
    Lo que hicimos fue una hombrada — 113

Guinea
- Un poco de historia ... *117*
- Reparos ... *132*
- Inicios ... *135*
- La Unidad de Tratamiento al Ébola en Coyah ... *136*
- Religión y etnos ... *141*
- Plaza Diamant ... *144*

Los hombres III
- Cinco meses intensos e inmensos ... *147*
- Los hombres como él no abandonan ... *148*
- Siempre me ha gustado ofrecer lo mejor de mí ... *152*

Las mujeres ... *155*

Los caídos ... *167*
- Jorge Juan Guerra Rodríguez ... *168*
- Reinaldo Villafranca Lantigua, 'Coqui' ... *172*

Ébola: factores culturales y comunicacionales ... *177*
- Dos canciones, dos miradas ... *188*

Ébola: sospechas y certezas ... *193*

'Papá, sé fuerte, todo va a estar bien' ... *213*
- Ginebra ... *220*

David, Goliat y otras reflexiones ... *227*

Epílogo ... *255*

Referencias citadas en este libro ... *258*
Índice ... *259*

Mapas
    África   *35*
    África Occidental   *36*
    Guinea, Sierra Leona, Liberia   *37*

SECCIONES DE FOTOS DESPUÉS DE LAS PÁGINAS 90 Y 154

OTRAS FOTOS

El autor, dos reporteros cubanos y ministra de salud liberiana	*12*
Lanzamiento de *Zona Roja* en Feria Internacional del Libro de La Habana, 2016	*26*
La Habana, diciembre 2014. Cinco Cubanos celebran excarcelación de los últimos tres de prisiones de EE.UU.	*219*
Voluntarios médicos cubanos en Guatemala y Nicaragua (1999)	*241*
Honduras: inauguración de hospital fundado por médicos formados en Cuba, 2007; bienvenida a voluntarios cubanos, 2017	*242*

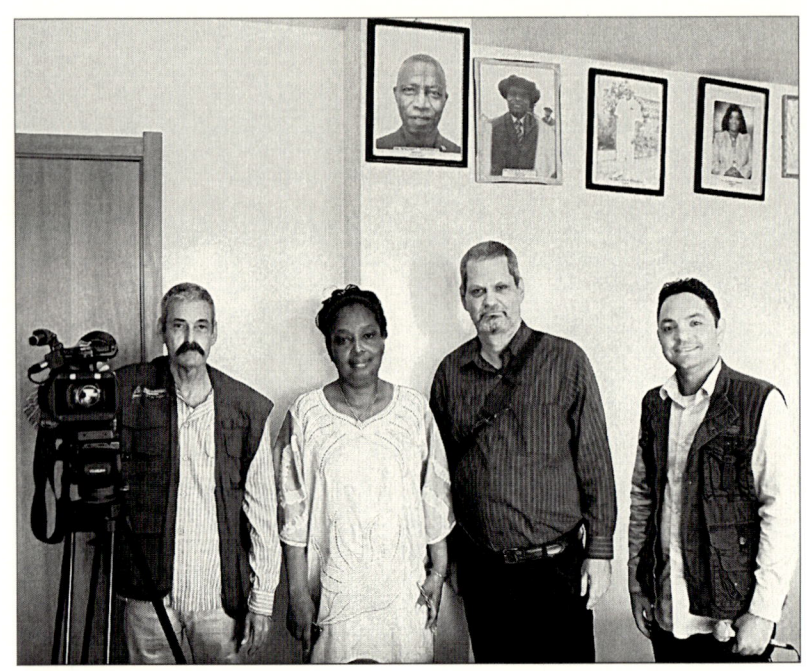

CORTESÍA ENRIQUE UBIETA GÓMEZ

Enrique Ubieta (segundo de la derecha) con ministra de salud liberiana Bernice Dahn y dos reporteros de la televisión cubana, Tomás Oliveros (izq.) y Yordanis Rodríguez. Ubieta, Oliveros y Rodríguez acompañaron a las brigadas médicas cubanas en África Occidental durante varias semanas a principios de 2015.

ACERCA DEL AUTOR

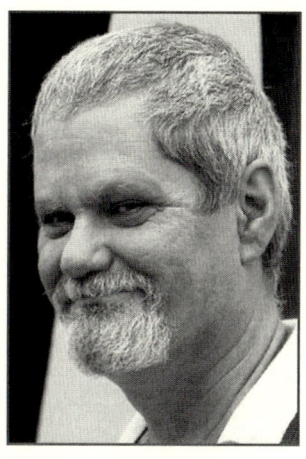

Enrique Ubieta Gómez es director de *Cuba Socialista*, la revista teórica del Comité Central del Partido Comunista de Cuba. También fue director de *La Calle del Medio*, revista mensual de debate cultural, de 2008 a 2017. Es miembro de la Unión de Escritores y Artistas de Cuba (UNEAC).

Nacido en La Habana en 1958, Ubieta fue jefe de redacción del periódico estudiantil *Chispa* en la Escuela Vocacional Lenin. Ingresó a la Unión de Jóvenes Comunistas en 1975. Tras graduarse en 1983 de la Universidad de Kíev, en Ucrania, fue instructor en el Instituto Superior Pedagógico José Martí en Camagüey, Cuba. De 1994 a 1999 fue director del Centro de Estudios Martianos. Es miembro del Partido Comunista de Cuba desde 1986. Ha recibido numerosos premios y distinciones.

Desde abril de 1999 hasta marzo de 2000, Ubieta recorrió algunas de las zonas más intrincadas de Nicaragua, Honduras, Guatemala y Haití, haciendo reportajes sobre el trabajo de los médicos y enfermeros voluntarios de Cuba que brindaban atención de salud después de los estragos del huracán Mitch. En base a esa experiencia escribió el libro *La utopía rearmada: Historias de un viaje al Nuevo Mundo*, publicado en 2002.

De junio de 2005 a marzo de 2006 viajó por toda Venezuela, divulgando los esfuerzos —con la participación de miles de voluntarios médicos cubanos— para ampliar el acceso a la salud pública para los trabajadores y campesinos de Venezuela, en lo que llegó a conocerse como la Misión Barrio Adentro. A partir de ese viaje escribió *Venezuela rebelde: Solidaridad vs. dinero*.

PREFACIO

Róger Calero y Mary-Alice Waters

Zona Roja: Cuba y la batalla contra el ébola en África Occidental no es un libro sobre médicos, epidemias o atención de salud, por muy fundamentales que sean estos temas en el extraordinario relato que usted está a punto de leer. Ante todo, el libro trata "sobre la solidaridad y el internacionalismo que son el corazón de la Revolución Cubana", como dijo el autor Enrique Ubieta ante el público presente en el lanzamiento de la obra en La Habana en febrero de 2016.

En agosto y septiembre de 2014, la Organización Mundial de la Salud y los gobiernos de tres países de África Occidental —Liberia, Sierra Leona y Guinea— hicieron llamados internacionales de ayuda para combatir la mayor epidemia registrada hasta la fecha del mortal virus del ébola. A diferencia de la respuesta débil, interesada e insensible de potencias capitalistas como Estados Unidos, Francia y el Reino Unido, el gobierno revolucionario socialista de Cuba actuó con rapidez.

Apenas tres días después de una llamada de Ban Ki-moon, secretario general de Naciones Unidas, al presidente cubano Raúl Castro, ya se habían ofrecido como voluntarios más de 12 mil profesionales médicos cubanos, muchos con la experiencia de haber respondido a anteriores epidemias y desastres: desde Haití y Centroamérica hasta Pakistán. De esos voluntarios, 256 médicos, enfermeros y técnicos de la salud fueron escogidos y entrenados para la misión.

Ocho meses después, cuando el último miembro de la brigada médica cubana regresó a casa en mayo de 2015, la epidemia del ébola en África Occidental había sido prácticamente erradicada.

En su reportaje de primera mano sobre esta batalla, narrado principalmente a través de los propios participantes cubanos, Ubieta presenta un cuadro gráfico del desastre social que se desarrolló en estos tres países en 2014 y 2015, y de cómo fue derrotado el enemigo.

Los voluntarios recibieron una capacitación intensiva en el manejo del altamente letal virus del ébola en el mundialmente reconocido Instituto de Medicina Tropical Pedro Kourí en Cuba. Los primeros grupos de médicos salieron rumbo a las zonas de crisis en cuestión de semanas.

La pequeña nación isleña de Cuba proporcionó lo que más falta hacía, y lo que ningún otro país siquiera intentó aportar: centenares de médicos, enfermeros, técnicos y especialistas de salud pública *en el terreno, atendiendo a miles de seres humanos desesperadamente enfermos y a sus familias y comunidades traumatizadas por la mortífera enfermedad.*

Para el pueblo cubano y su dirección comunista esta respuesta no era nada nuevo. Era solo un ejemplo más de la trayectoria política iniciada con el triunfo en enero de 1959 de una revolución que llevó al poder un gobierno que representa al pueblo trabajador. Un gobierno de los humildes, por los humildes y para los humildes, como lo describen a menudo. Esa trayectoria —seguida en Cuba y en otros países— se basa en la solidaridad y no en la caridad. Desde Asia y África hasta América Latina y el Caribe, se han comprometido a compartir las adversidades y luchas de otros que buscan la soberanía nacional y la independencia.

Para dar solo un ejemplo, en los primeros años de la

transformación revolucionaria de Cuba, el nuevo gobierno no solo envió armas sino médicos para ayudar al Frente de Liberación Nacional de Argelia, que estaba enfrascado en una guerra por la independencia contra Francia. Y en los barcos que regresaron a la isla, los cubanos trajeron a huérfanos de guerra y a combatientes heridos para recibir cuidado médico y educación.

El envío de médicos a Argelia a principios de los años 60 "era como un mendigo ofreciendo ayuda", dijo el entonces ministro de salud pública José Ramón Machado Ventura unos 30 años después. "Pero sabíamos que el pueblo argelino la necesitaba incluso más que nosotros y que la merecía". No hay mejor palabras para captar el internacionalismo de la Revolución Cubana.

Este historial sin igual explica por qué la presentación de la edición cubana de *Zona Roja*, en la Feria Internacional del Libro de La Habana en 2016, fue uno de los momentos notables de ese evento anual. Entre los presentes en el salón colmado había una veintena de integrantes del contingente voluntario cubano que había librado esta lucha.

En el salón se sentía el ambiente de compañerismo entre los médicos y enfermeros que habían acudido al llamado de ayuda. Era palpable su sentido de orgullo colectivo de haber participado en esta batalla, y, entre los demás presentes, el respeto y admiración que sentíamos hacia estos voluntarios internacionalistas.

Hablaron los jefes de las brigadas médicas cubanas en Sierra Leona, Guinea y Liberia, junto con el autor así como Abel Prieto, ministro de cultura por muchos años y actual director de la Oficina del Programa Martiano en La Habana. Prieto rindió homenaje a la "abnegación, los principios y las convicciones" de los voluntarios cubanos. Los calificó como "portadores ejemplares de los más puros ideales de la Revolución Cubana".

Él recordó a los presentes las palabras de Fidel Castro, dirigente histórico de la Revolución Cubana, al inicio de la misión del ébola en octubre de 2014: "El personal médico que marcha a cualquier punto para salvar vidas, aun a riesgo de perder la suya, es el mayor ejemplo de solidaridad que puede ofrecer el ser humano, sobre todo cuando no está movido por interés material alguno".

La disciplina, el valor, el sentido del humor y gozo de estos voluntarios cubanos cobran vida en una página tras otra de este relato. La trayectoria política y los valores morales que encarnan sus acciones son una expresión de las relaciones sociales que solo una revolución auténticamente socialista puede producir. Dan constancia de las conquistas económicas, sociales y políticas que el pueblo trabajador de Cuba ha logrado desde que liberó a su país del dominio imperialista norteamericano y tomó el poder de manos de los capitalistas y hacendados nacionales y extranjeros.

Muchos se han preguntado, "¿Por qué ningún otro país del mundo respondió a la epidemia del ébola de la forma que lo hizo Cuba? ¿No pueden otros países emular el sistema médico y las misiones internacionalistas de Cuba?" La respuesta no es un secreto. El internacionalismo proletario de Cuba es producto de una revolución socialista. No puede ser injertado en otras naciones, ni puede ser reproducido por hombres y mujeres que no se han visto transformados por una lucha de clases revolucionaria de este tipo.

∽

La primera edición de *Zona Roja* fue publicada por la Casa Editora Abril, editorial de la Unión de Jóvenes Comunistas de Cuba.

Estas nuevas ediciones de Pathfinder —*Red Zone* en inglés, *Zona Roja* en español— se suman al arsenal de libros y folletos que dicen la verdad sobre la Revolución Cubana a las nuevas generaciones de trabajadores, agricultores y jóvenes en Estados Unidos y todo el mundo. Estas obras ofrecen lecciones políticas que pueden ser estudiadas y ejemplos que pueden ser emulados por trabajadores y jóvenes en todas partes. Por quienes luchan por mejores condiciones de salud y seguridad y trato digno en el trabajo. En contra de las sangrientas e incesantes guerras del imperialismo y sus ataques a la soberanía nacional. Por el fin de la discriminación y brutalidades que enfrentan cotidianamente los africano-americanos, las mujeres, los inmigrantes y otras capas oprimidas. En contra de la esclavitud de deudas, las ejecuciones hipotecarias de fincas y la destrucción de nuestro ambiente natural por el capitalismo. Y en contra de todos los demás estragos causados por las relaciones de propiedad capitalistas.

La obra que los internacionalistas cubanos narran aquí nos ayuda a comprender lo que es una revolución socialista. La erradicación de la explotación no solo cambia las circunstancias en las que vivimos y trabajamos. Empieza a cambiar lo que según nos enseña el capitalismo es la "inmutable" naturaleza humana. El ejemplo de Cuba nos muestra las fuerzas sociales que pueden y podrán hacer posible que los trabajadores nos transformemos de manera fundamental a medida que transformamos las condiciones sociales.

∽

Zona Roja también brinda una refutación convincente de las calumnias del gobierno norteamericano contra la cooperación médica internacionalista de Cuba.

Es precisamente porque el ejemplo de esta cooperación

es tan poderoso y tan bien recibido por trabajadores en todas partes del mundo que Washington ha intensificado su propagación de la mentira de que los médicos, enfermeros y técnicos cubanos que se prestan como voluntarios para estas misiones son víctimas de "prácticas laborales explotadoras y coercitivas", "tráfico humano" ¡y hasta "esclavitud moderna"! Ante todo, los gobernantes norteamericanos pretenden seducir a los médicos cubanos con el canto de sirena de los opulentos ingresos que, según le han enseñado a la mayoría de los médicos en Estados Unidos y otros países capitalistas, supuestamente deben recibir como remuneración "justa" por la hoja sellada de papel que cuelga en la pared de sus oficinas.

La campaña difamatoria de Washington es simplemente otro frente en la guerra económica que las administraciones tanto demócratas como republicanas han librado durante seis décadas para tratar de aislar y de estrangular económicamente al pueblo cubano. Estas medidas, intensificadas nuevamente desde el 2017, tienen el objetivo final de volver a poner el control de la tierra, la mano de obra, las fábricas y los recursos naturales cubanos en manos de capitalistas, de las cuales fueron arrebatadas por el pueblo trabajador en los primeros años de la revolución.

No hay una mejor réplica a los intentos del gobierno norteamericano de manchar el internacionalismo médico de la Revolución Cubana que la respuesta de miles de cubanos en 2014 a la solicitud de ayuda en la lucha contra el ébola. Una vez que la brigada ya estaba en el terreno, millones de cubanos siguieron con atención las noticias de lo que ocurría allí. A pesar de las inquietudes por el bienestar de los voluntarios y por el riesgo de que la enfermedad se introdujera a Cuba, el ejemplo que brindaron los voluntarios en África Occidental fue sumamente popular en la isla.

El sistema de atención primaria y tratamiento médico en Cuba, sin costo alguno para los individuos y sus familias, es una conquista de la revolución de la que el pueblo cubano se siente justificadamente orgulloso. No es una mercancía que se compra y vende para sacar ganancias. Su punto de partida es salvar vidas, el derecho de toda persona a la atención médica y la solidaridad humana elemental, tanto en Cuba como en el exterior.

Además de la victoria en la batalla contra el ébola, los lectores de *Zona Roja* aprenderán acerca de las brigadas médicas cubanas que ayudaron a combatir la mortal epidemia de cólera en Haití en 2010. Acerca de las misiones internacionalistas que han brindado asistencia médica y otro apoyo apremiante frente a desastres en países desde Centro y Sudamérica y el Caribe hasta Pakistán, las islas del Pacífico y otras regiones. Aprenderán que, cuando brotó la epidemia del ébola, ya había personal médico cubano trabajando en 32 países africanos.

~

La conducta ejemplar de los voluntarios cubanos se ganó la admiración de otro personal médico con quien compartieron trincheras, tanto los trabajadores de la salud de los tres países de África Occidental como los de otros países. Ubieta también describe el proceso, a veces más sinuoso que otros, por el cual los voluntarios se ganaron la confianza de los pacientes y sus familiares, muchos de los cuales terminaban pidiendo que ellos o sus seres queridos fueran tratados por los médicos y enfermeros cubanos.

Los voluntarios cubanos mantuvieron los más rigurosos procedimientos sanitarios, especialmente en la "zona roja", el área en cada centro de tratamiento con el mayor nivel de contaminación por ser donde se aislaba a los pacientes. Un solo cubano contrajo la enfermedad; se recuperó y dos meses después regresó a las primeras filas de la batalla.

A pesar de los "trajes espaciales" y otras medidas sanitarias necesarias, los cubanos trataron a los pacientes y sus familiares como seres humanos y no como un peligro biológico. Lucharon por la vida de cada paciente, aun cuando no era "económico" hacerlo, ya que la persona parecía tener pocas posibilidades de sobrevivir. Si un paciente iba a morir, lo haría con dignidad, insistían los médicos y enfermeros cubanos. Y sus familias sabrían que ellos hicieron todo lo posible para curarlos.

Los voluntarios mostraban interés en los pacientes. Les preguntaban sobre su trabajo y su familia. Llamaban a los pacientes por su nombre y no por el número de cama. En los centros de tratamiento, frecuentemente abarrotados, nunca le pedían a un paciente acostado en el piso que se pusiera de pie para ser examinado. Estas eran las actitudes sociales que los pacientes llegaron a reconocer entre los médicos y enfermeros cubanos, aun cuando estos estaban enfundados en sus herméticos trajes y máscaras de "astronauta".

~

Los voluntarios cubanos en África Occidental formaban parte del Contingente Internacional Henry Reeve, creado en septiembre de 2005. Ese año el presidente Fidel Castro inició el contingente en respuesta al ciclón Katrina. Existía la esperanza de que se les permitiría brindar ayuda a los residentes de Nueva Orleans y las pantanosas zonas aledañas de Louisiana arrasadas por el ciclón. Sin embargo, el gobierno de Estados Unidos rechazó tajantemente la oferta cubana de enviar a 1500 médicos. Abandonó brutalmente a su suerte a las masas trabajadoras de esa región, sabiendo perfectamente que había una terrible escasez de atención médica, alimentos y agua.

Este desprecio hacia la vida y el bienestar de los trabajadores por parte de las acaudaladas familias capitalistas de Estados Unidos —y del gobierno y los partidos políticos gemelos mediante los cuales ejercen su explotación y dominio de clase— se ha manifestado repetidas veces, antes y después de Katrina. En los últimos años hemos visto la catástrofe social tras el huracán María en Puerto Rico en 2017, la devastación en Florida y las Carolinas en 2019, y el sinnúmero de inundaciones, incendios forestales y otros desastres en Texas, California y todo Estados Unidos. *Y en todo el mundo.*

Si bien muchos de estos fenómenos son de origen natural, las catastróficas *consecuencias sociales* para decenas y cientos de millones de personas son producto del capitalismo.

Mientras se finalizaba la edición de este libro a finales de 2019, un nuevo brote del ébola en el Congo —superado solo por la epidemia de África Occidental— cumplía un año, y aún amenaza con propagarse. Una vez más, la respuesta de los mercaderes de ganancias —de sus gobiernos e instituciones "benéficas"— no ha ido mucho más allá de declaraciones de "una emergencia de salud pública de preocupación internacional". Entretanto, los dueños capitalistas de las gigantescas empresas farmacéuticas norteamericanas y multinacionales compiten por cuotas de mercado para sus nuevas vacunas y tratamientos para el ébola.

El "ejército de batas blancas" de Cuba, según los llamó acertadamente Fidel Castro en 2014, actúa en marcado contraste con la "medicina" capitalista. Estos voluntarios, quienes prestan servicio en 64 países, en muchos casos trabajan y viven en las regiones rurales más remotas y los barrios obreros urbanos más empobrecidos. Son las zonas de las cuales los hospitales y conglomerados "de salud", en busca de máximas ganancias, se mantienen lo más lejos posible. Al igual que la mayoría de los doctores que se gradúan de escuelas de medicina en el mundo capitalista, convencidos de que su diploma les da el derecho a jugosos salarios y a las mejores comodidades que sus privilegios de clase les pueden ofrecer.

La cooperación internacionalista cubana no solo se propone aportar personal médico a lugares donde actualmente no hay. El gobierno cubano también trata de contribuir, cuando es posible, a la creación de una infraestructura médica en estos países. Ayuda a establecer escuelas de medicina en algunos países; trae a estudiantes a Cuba para formarlos como médicos, sin cobrar o a un costo mínimo; ayuda en el desarrollo de redes de clínicas de atención primaria.

Por otra parte, el gobierno revolucionario de Cuba ha brindado ayuda médica a países con los que no tiene relaciones diplomáticas. Así ocurrió, por ejemplo, en 2005 cuando 2 400 médicos y enfermeros fueron a la región montañosa de Cachemira en Pakistán, tras el terremoto de 7.6 grados que mató a 80 mil personas. Los voluntarios cubanos pusieron 30 hospitales de campaña, que luego donaron al gobierno pakistaní. Otorgaron mil becas a estudiantes de las regiones afectadas para estudiar en la Escuela Latinoamericana de Medicina en Cuba.

Al igual que otras misiones internacionales, la lucha contra el ébola fue un aprendizaje para el personal médico que participó. Sobre todo lo fue para los brigadistas más jóvenes. Ellos nunca han vivido o trabajado (como tampoco, con el paso del tiempo, lo han hecho sus padres o incluso sus abuelos) bajo las relaciones sociales de "sálvese quien pueda" engendradas por la explotación capitalista y magnificadas de manera aún más brutal por la opresión imperialista.

En *Zona Roja*, dijo Ubieta en el lanzamiento del libro

en 2016, "escribo sobre las semillas que vamos sembrando en el exterior y en el interior de nosotros mismos. Porque cada vez que un médico cubano sale a una misión en el extranjero, vuelve a rehacerse como revolucionario".

Hay quienes dicen "que los momentos épicos de la Revolución Cubana son algo del pasado", señaló Ubieta, y "que los cubanos solo debemos ocuparnos de los asuntos personales y los trámites habituales de la cotidianidad, que son a veces angustiosos.

"Y de repente suena la corneta a degüello en alguna parte, como la solicitud de ayuda que recibimos. Y aparecen miles ofreciéndose para ir. Esas fuerzas vivas de la solidaridad existen en el pueblo cubano".

7 de diciembre de 2019

"Hay quienes dicen que solo debemos ocuparnos de nuestros problemas cotidianos. Pero cada vez que un médico cubano sale a una misión como la de África Occidental, vuelve a rehacerse como revolucionario".
—Enrique Ubieta
febrero 2016

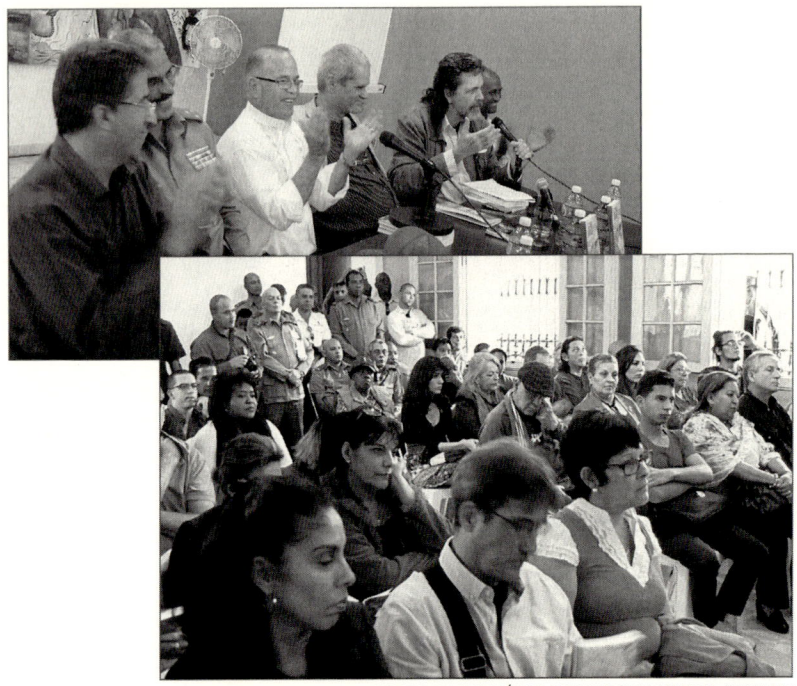

FOTOS DE LUIS PÉREZ BORRERO/JUVENTUD REBELDE

La Habana, febrero 2016. Lanzamiento de la edición cubana de *Zona Roja* en la Feria Internacional del Libro.

Arriba: Panel en el evento (de izq. a der.): los doctores Juan Carlos Dupuy, Carlos Castro y Jorge Delgado; Enrique Ubieta, el autor; Abel Prieto, ex ministro de cultura; y Javier Dueñas, director de Casa Editora Abril, que publicó la primera edición en español. Dupuy, Castro y Delgado encabezaron las brigadas médicas cubanas en Liberia, Guinea y Sierra Leona durante la lucha contra el ébola.

Abajo: En el público había muchos médicos y enfermeras que habían participado en la misión voluntaria en África Occidental. En la primer fila, izquierda: Maité Rivero, quien como embajadora cubana en Guinea trabajó de cerca con la brigada médica.

PREÁMBULO

Enrique Ubieta Gómez

En 1959 Cuba tenía 6 286 médicos, y emigraron de golpe alrededor de 3 mil, ante las tentadoras facilidades de trabajo ofrecidas por el gobierno de los Estados Unidos, que intentaba por diferentes vías paralizar la sostenibilidad económica y social de la recién triunfante Revolución Cubana.

Sin embargo, a pesar de la baja cifra con la que contaba Cuba, en 1963 partió hacia Argelia su primera brigada médica internacionalista de carácter permanente.

Hoy Cuba tiene 85 mil, lo que significa que dispone de 7.7 médicos por cada mil habitantes, el mayor per cápita del mundo.

La batalla contra el ébola en África Occidental en los años 2014 y 2015 es un breve pero heroico episodio de una ya larga tradición solidaria de la revolución. La repercusión mediática que tuvo el papel de Cuba, el peligro real al que se expusieron los protagonistas en esta batalla —un filovirus del que se conocía y aún se conoce poco, extremadamente contagioso y con altísimos índices de letalidad— y el contexto político internacional en el que se insertó, marcado por el inicio del proceso de restablecimiento de relaciones diplomáticas entre los gobiernos de Cuba y los Estados Unidos, lo hicieron aparecer como un evento fuera de lo habitual.

Con el envío de 256 médicos y enfermeros a los países afectados con la epidemia del ébola en África Occidental, sin embargo, se daba continuidad a una tradición de más de cinco décadas.

Tuve el privilegio de escribir sobre dos experiencias internacionalistas anteriores. Entre los años 1999 y 2000 recorrí tres países centroamericanos y uno caribeño —Nicaragua, Honduras, Guatemala y Haití—, después del paso de los huracanes Mitch y George, con los brigadistas médicos cubanos.

Era una época en la que muchos habían renunciado de manera vergonzosa a los ideales de justicia social que antes habían enarbolado. Si la doctrina revolucionaria evidenciaba la necesidad de nuevas interpretaciones, los pobres, los humildes o —como los llamara el papa Francisco al visitar La Habana en 2015— los frágiles, seguían esperando por la acción justiciera.

Dos años después publiqué un libro sobre la revitalización del internacionalismo revolucionario, que el genio consecuente de Fidel había enarbolado a contrapelo de tendencias y olvidos, que se llamó *La utopía rearmada: Historias de un viaje al Nuevo Mundo* (2002). En ese libro narraba la vida y la historia de esos "frágiles" y la creación por Cuba del Programa Integral de Salud, aplicado primero en Centroamérica y el Caribe, y con posterioridad en muchos otros países.

Unos años después, entre 2005 y 2006, caminé todo el territorio venezolano —sus ciudades y ciudadelas, sus costas, sus llanos, sus montañas, sus selvas— tras los médicos y enfermeros que hicieron (y hacen) posible la Misión Barrio Adentro. De esa segunda experiencia surgió el libro *Venezuela rebelde: Solidaridad vs. dinero* (2006).

Durante aquel recorrido, vi cómo regresaban algunos de los mejores especialistas para fundar en La Habana el Contingente Internacional de Médicos Especializados en Situaciones de Desastres y Graves Epidemias "Henry

Reeve". Integrantes de ese contingente enfrentarían, a partir de octubre de 2014, la epidemia del ébola en África Occidental.

En marzo de 2015, muchos meses después de iniciada esa gesta, fue comisionado un pequeño equipo de prensa, al que me integré como jefe, que partió hacia esos países. Era más tarde de lo deseado por centenares de periodistas que habían pedido y ansiaban cubrir las peripecias del combate contra el ébola, cuando ya la misión concluía en Liberia y en Sierra Leona, y restaba poco tiempo para que concluyese en Guinea, aunque la epidemia, algo más controlada, permanecía activa en los tres estados, sobre todo en Sierra Leona y Guinea.

Hasta entonces, las únicas ventanas propias por las que los cubanos mirábamos hacia el interior de aquella misión las aportaban los médicos y enfermeros que mantenían activas sus páginas de Facebook. Sobresalieron en esa tarea voluntaria y muy personal el doctor Ronald Hernández Torres, en Liberia, y los doctores Enmanuel Vigil Fonseca y Luis Quiñones Aguilar, en Sierra Leona. Tuve la suerte de que me acompañasen dos periodistas muy diferentes en edad y carácter, ambos muy profesionales: Tomasito "El Cangrejo" Oliveros, un camarógrafo de la vieja guardia, veterano de mil batallas, y Yordanis Rodríguez Laurencio, un joven con talento y deseos de crecer, los dos de la televisión cubana. En realidad, representábamos a tres generaciones de periodistas.

He pretendido darle a este libro la forma de un reportaje de investigación. El lector encontrará la visión personal del autor sobre los países, los protagonistas descritos y los hechos narrados. Pero la columna vertebral de la narración se sostiene en los testimonios de los médicos y enfermeros, científicos, funcionarios y autoridades gubernamentales de los países visitados y de Cuba, así como de los organismos internacionales que se involucraron.

El orden de los sucesos y de los testimonios no es estrictamente lineal. Se encuentra en función de los temas que cada capítulo aborda. Las citas que no remiten a otras publicaciones son transcripciones literales de conversaciones o entrevistas grabadas. No era posible que presentara un perfil de cada uno de los colaboradores; por eso seleccioné a nueve de ellos, de manera que el lector se acercase a la diversidad de personalidades que la misión reunió en un fin común.

El lector encontrará también referencias a textos —de carácter más periodístico o de intenciones científicas— aparecidos en medios de prensa y revistas nacionales o extranjeros, y en libros, publicados o no, sobre temas de interés. Las películas de ficción y los documentales que reflejan de manera directa o indirecta el tema de las epidemias, en particular del ébola y que pude ver, aportan al libro algunos diálogos o expresiones que tomé del guion, con la referencia y el comentario personal.

El libro no pretende ser un testimonio científico, aunque se ajusta a los hechos, tal como la ciencia los concibe hoy. Es un testimonio humano y político. Estoy seguro de que esos otros libros de carácter científico aparecerán y están siendo escritos por los protagonistas de esta epopeya, sin menoscabo de que surjan otras versiones personales de quienes vivieron cada momento de la historia que aquí se narra.

He incluido un número considerable de fotos. No soy ni pretendo ser fotógrafo profesional, a pesar de que el azar y la buena voluntad de la Unidad Central de Cooperación Médica me permitieron exponer esas fotos en el prestigioso Memorial José Martí en La Habana. Pero llevaba una buena cámara y estaba en el lugar preciso.

No son fotos de la enfermedad. En ellas aparecen, sobre

todo, los médicos y enfermeros del Contingente Henry Reeve. Sin trajes especiales son indiferenciables del resto de los mortales. Tocan la muerte con las manos, pero llegan haciendo chistes que distienden el ánimo propio, el de enfermos y colegas de otras nacionalidades. Sienten miedo, pero se sobreponen a él, hasta que lo olvidan y se tornan temerarios.

Fuera de la "zona roja" ellos registran las estadísticas, preparan los medicamentos, estudian. La zona roja es el área de mayor contaminación, donde el enfermo sintomático es aislado hasta su curación o muerte. Los médicos y enfermeros acceden en trajes especiales herméticos, y al salir, deben ser desinfectados cuidadosamente. El traje usado se incinera. Entrar a la zona roja es el instante de consagración, donde se realiza el acto médico, y se verifican las virtudes humanas de los brigadistas.

África Occidental, en específico los tres países en los que se propagó la epidemia, se convirtió para las aduanas del mundo en una inmensa zona roja. Pero los internacionalistas cubanos entraron, salieron, curaron, se entregaron. El color rojo se transformaba así en símbolo de una tradición revolucionaria.

Los médicos y enfermeros cubanos llegaron a Monrovia, Liberia; a Freetown, Sierra Leona; y a Conakry, Guinea, para pelear contra el ébola. Por eso retratamos también a los habitantes de esas ciudades. No para recoger o mostrar la pobreza o el dolor, estereotipos de una prensa descomprometida o sensacionalista. Los médicos fueron a dar vida, a devolver la esperanza, a refrendar la dignidad humana de los pueblos del África. Nuestro equipo de prensa, a testimoniarla.

Cuando arribamos a Monrovia y a Freetown, ya los médicos y enfermeros cubanos habían concluido su labor. Recogimos sus testimonios, y los de las autoridades y los especialistas con quienes trabajaron en esos países, tanto nacionales como extranjeros, pero no tuvimos la vivencia de verlos actuar en sus centros médicos.

Solo en Conakry encontramos a la brigada cubana todavía inmersa en su rutina de trabajo diaria. Pudimos acompañarla hasta el límite que nos era permitido —según las estrictas normas de bioseguridad— observar y fotografiar sus dinámicas de trabajo, compartir el buen humor y la hermandad que el peligro y la tensión creaban, como reacción positiva, entre ellos. Por esa razón, la mayoría de las fotos son de la Unidad de Tratamiento al Ébola de Coyah, en Guinea. Con ellas queremos homenajearlos a todos.

∽

La lista de personas e instituciones a las que debo agradecimiento es grande. En primer lugar a Rolando Alfonso Borges, que confió, una vez más, en mí, y a Roberto Montesino, que apoyó de inmediato la misión encomendada. A los departamentos Ideológico y de Relaciones Internacionales del Partido Comunista de Cuba, que respaldaron de conjunto este proyecto. Al Ministerio de Salud Pública y a la Unidad Central de Cooperación Médica, así como al Ministerio de Relaciones Exteriores de Cuba.

En lo personal, debo agradecer a los amigos y compañeros de trabajo Alpidio Alonso Grau y Yuliat Danay Acosta, que asumieron mis funciones laborales cotidianas, además de las suyas, mientras estuve en África y luego, inmerso en la búsqueda de información y en la redacción de este libro, y me apoyaron en la revisión del manuscrito y en la selección de las fotos, respectivamente. A la joven periodista Rosa Elena Encinas, que, recién llegada a la publicación digital cubana *La Calle del Medio*, asumió su pertenencia con devoción y responsabilidad. A los expertos en temas internacionales Julio César Sánchez Martínez e Idalmis Brooks.

Agradezco a los doctores Regla Angulo Pardo, directora, e Iván Mora, vicedirector general, de la Unidad Central de Cooperación Médica. Al doctor Lorenzo Somarriba y a su equipo del Centro de Dirección para la Vigilancia Epidemiológica del Ministerio de Salud Pública. A los doctores Jorge Pérez Ávila y Salomé Castillo García, ambos del Instituto de Medicina Tropical Pedro Kourí (IPK). El primero, su director, es un reconocido científico especializado en SIDA y ébola. Castillo García fue proveedor de textos y consejos científicos sobre el ébola, y mi primer interlocutor, antes de la partida y después, durante los días de cuarentena en La Habana.

A Víctor Dreke, protagonista de la historia, compañero del Che en la toma de Santa Clara en diciembre de 1958 y luego en el Congo en 1965, y jefe de los instructores y médicos militares cubanos en las fuerzas del Partido Africano para la Independencia de Guinea y Cabo Verde (PAIGC) de Amílcar Cabral a fines de los 60. A Oscar Oramas, quien fuera embajador de Cuba en Conakry en aquellos años gloriosos. A Clara Pulido Escandell, jefa del equipo que atiende África en el Comité Central del Partido Comunista de Cuba. A los embajadores Maité Rivero Torres, Jorge Lefebre, Pedro Luis Despaigne y Antonio Pubillones: guías, consejeros y traductores, todos especialistas y amantes de África; los dos últimos eran entonces los encargados de negocios en Liberia y Sierra Leona, respectivamente. A Daffne Ernesto Mirabal García, tercer secretario de la embajada cubana en Guinea.

Gracias a los jefes de las tres brigadas: doctores Jorge Delgado Bustillo (Sierra Leona), Juan Carlos Dupuy Núñez (Liberia) y Carlos Manuel Castro Baras (Guinea), así como a sus suplentes, los doctores Luis Escalona Gutiérrez, Pablo Raventós Vaquer y Graciliano Díaz Bartolo.

Y a todos los protagonistas de esta gesta. A las traductoras de algunos de los textos que utilicé en una bibliografía mínima e imprescindible, Inalvys Campo Lazo y Melvis Rojas Soris, del equipo de *Panorama Mundial* del Comité Central del Partido. A la mexicana Cristina Híjar, que me envió un libro muy útil recién aparecido en su país sobre el tema del ébola. A Mónica Orges Robaina, editora y amiga. Y a Daynet Rodríguez Sotomayor, mi esposa, que sufrió cada minuto de mi recorrido por el epicentro del ébola, y me alentó y apoyó, como primera lectora e interlocutora, en el proceso de preparación y redacción de este libro.

ÁFRICA

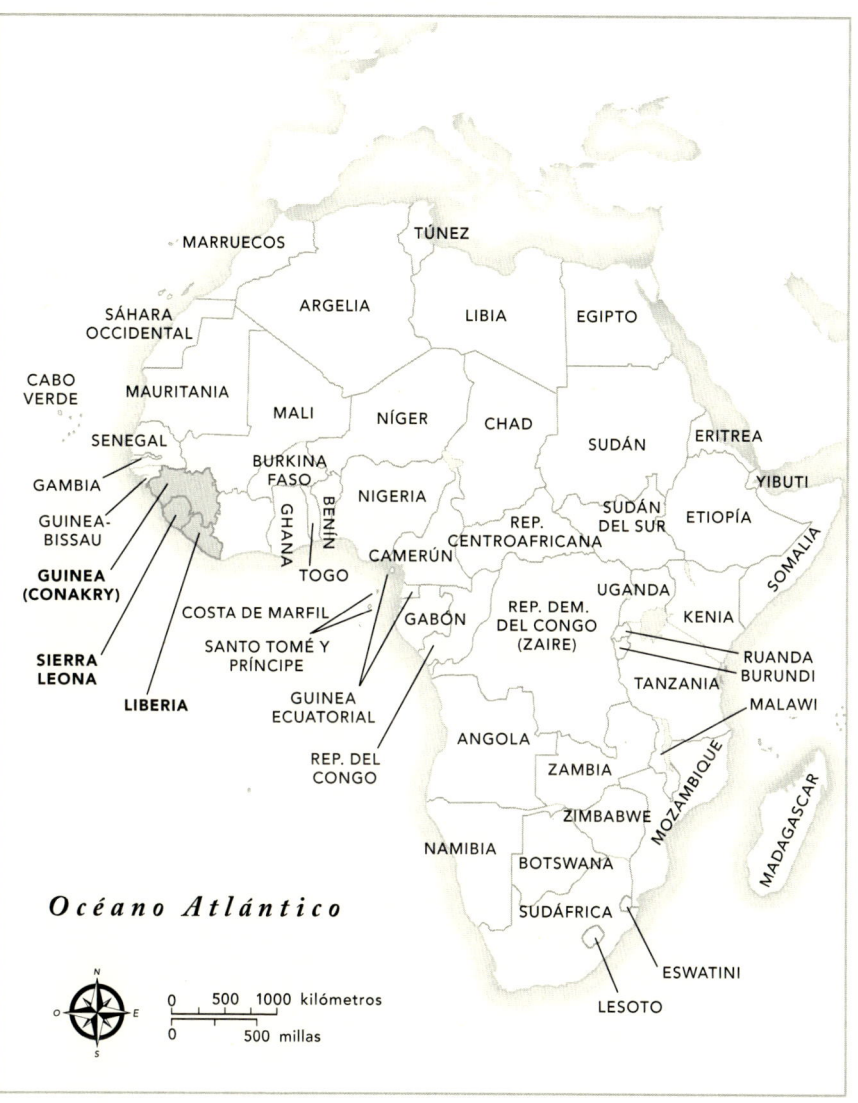

ÁFRICA OCCIDENTAL

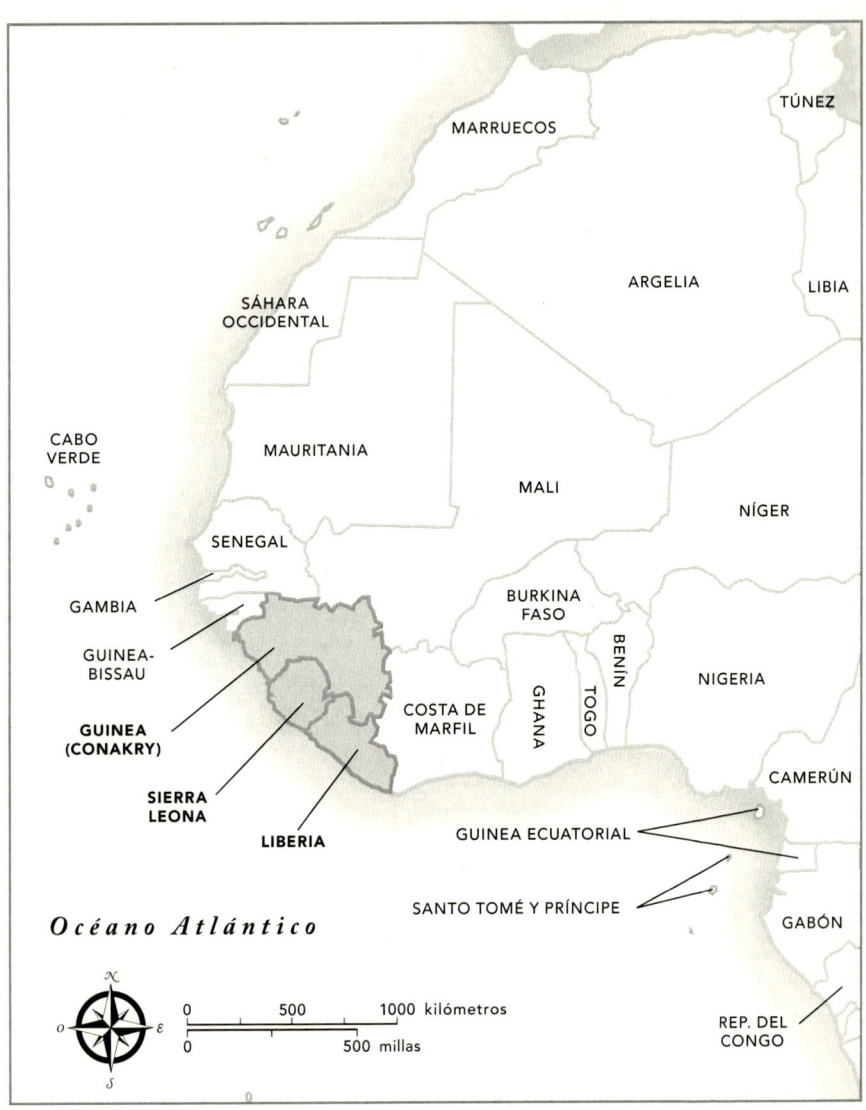

GUINEA, SIERRA LEONA, LIBERIA

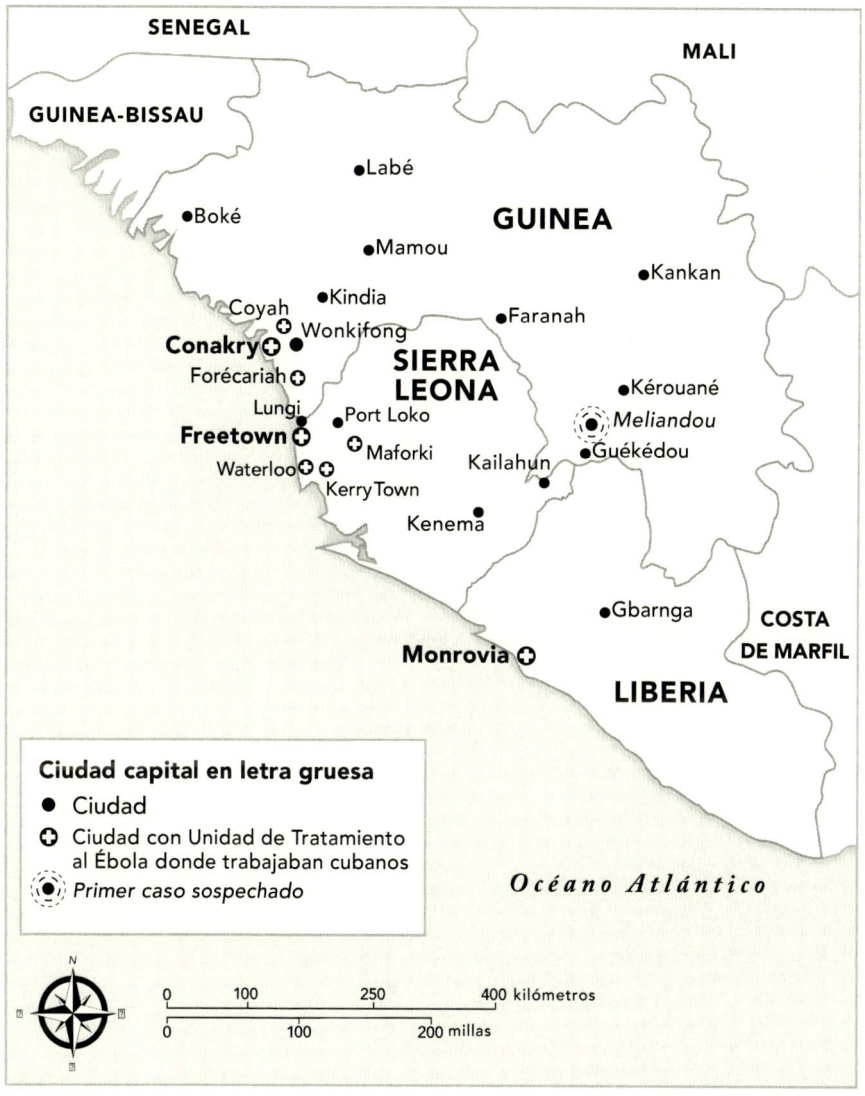

El pequeño asesino regresa

La epidemia amenazaba con extenderse.

El secretario general de la Organización de las Naciones Unidas, Ban Ki-moon, comprendió que no sería suficiente un llamado a los países miembros que no tuviese destinatarios concretos. El 9 de septiembre de 2014 tomó el teléfono y llamó personalmente a los presidentes de las tres naciones ricas que en el pasado habían colonizado o neocolonizado a los países afectados de África: Estados Unidos, Gran Bretaña y Francia. También llamó al presidente de un pequeño país que había peleado junto a los africanos por su independencia en la segunda mitad del siglo xx: Cuba.

Un despacho de la agencia noticiosa EFE reportaba desde la sede de Naciones Unidas:

> El secretario general de la ONU telefoneó en las últimas horas a varios líderes mundiales para solicitar ayuda para los países africanos afectados por el brote de ébola, in-

formó este martes su portavoz. El jefe de la ONU habló, entre otros, con el presidente cubano Raúl Castro, con el de Estados Unidos, Barack Obama, y el de Francia, François Hollande; así como con el primer ministro británico, David Cameron, y con el presidente del Consejo Europeo, Herman Van Rompuy.

En esas llamadas, el diplomático coreano agradeció a los líderes su ayuda contra el ébola y "subrayó la necesidad urgente de aumentar el apoyo, incluyendo más equipos médicos, transportes y financiación para asistir a las comunidades afectadas por la epidemia", dijo en una conferencia de prensa su portavoz, Stéphane Dujarric, según EFE.

Ban se comunicó también con la presidenta de Médicos Sin Fronteras, Joanne Liu, a quien agradeció el trabajo de la organización y con la que discutió fórmulas para que la comunidad internacional siga apoyando sus esfuerzos en África Occidental.

Muchos meses después, el profesor Alpha Condé, presidente de la República de Guinea y docente de varias universidades francesas durante los muchos años que vivió exiliado en Francia, le comentaría a nuestro pequeño equipo de prensa: "Se dijo que Francia ayudaría a Guinea, Gran Bretaña a Sierra Leona y los Estados Unidos a Liberia. Pero nosotros siempre exigimos o pedimos una respuesta global". La distribución por países habría reproducido los nexos coloniales históricos.

¿Y por qué Cuba? La razón por la que Ban Ki-moon, Margaret Chan, directora general de la Organización Mundial de la Salud (OMS), y los presidentes de los tres países afectados solicitaban también el apoyo de Cuba era evidente: la solidaridad médica cubana había llegado, a partir de 1963, a casi todos los países del continente africano. En el instante en que irrumpió la epidemia del ébola, 4 048 colaboradores cubanos, incluidos 2 269 médicos, trabajaban en 32 países de África —ya existían 23 colaboradores en Sierra Leona y 15 en Guinea— en tareas vinculadas con la salud comunitaria y hospitalaria. La pequeña isla del Caribe, en ese momento, sostenía una fuerza de 50 mil trabajadores de la salud en 66 países del mundo.[1]

Diez años atrás, Cuba había creado el Contingente Internacional de Médicos Especializados en Situaciones de Desastres y Graves Epidemias "Henry Reeve", que había actuado con efectividad en países tan disímiles y distantes como Guatemala y Pakistán, entre otros, y era una de las pocas naciones en el mundo que podía movilizar masivamente a especialistas con una alta calificación.

Durante aquella entrevista en el palacio presidencial de Conakry, Alpha Condé apuntó: "Si hubiésemos tenido en el país los sofisticados laboratorios necesarios para la detección del ébola, la enfermedad no se habría propagado". Pero en sus inicios, dijo, nadie sabía con certeza de qué se trataba. Hasta que, tres meses después, un laboratorio del Instituto Pasteur de Dakar, Senegal, corroboró el diagnóstico de un paciente. Se desconoce el origen exacto del primer contagio. El antropólogo mexicano Miguel Ángel Adame Cerón recoge la versión más aceptada de los hechos:

> Según algunas fuentes, el brote actual inició en la aldea Meliandou, en Guéckédou de Guinea (zona cero), en diciembre de 2013, siendo los primeros afectados los miembros de una familia (niño de 2 años, niña de 3 años, madre y abuela) que sucumbieron rápidamente en diciembre y enero de 2014.

---

1. Datos ofrecidos por el Ministerio de Salud Pública de Cuba.

Respecto a ese niño, llamado Émile Ouamouno, de acuerdo con un estudio del Instituto Epidemiológico Alemán Robert Koch, que realizó una investigación en noviembre de 2014, se tiene la hipótesis —según Fabian Leendertz, líder de la investigación— que se contagió por murciélagos de la especie *Mops condylurus,* considerados huéspedes naturales de la fiebre hemorrágica en epidemias anteriores y que pueden sobrevivir al virus. Esto porque "los niños de la aldea solían jugar en el tronco hueco de un árbol donde habita esta especie de murciélagos". El niño, cuyos síntomas fueron fiebre, heces negras y vómito, murió a los dos días de contagiado; el siguiente deceso fue el de su hermanita mayor de 3 años llamada Philomène.[2]

Nadie conocía a Émile. ¿Acaso un niño de dos años en una aldea guineana podía ser la primera piedra rodante, la que crecería en el camino hasta convertirse en una bola-mundo? ¿Acaso la aldea Meliandou, en la selva guineana, sin bancos ni bolsas de valores, sin Internet, podría condicionar la historia del planeta? Si la hipotética e imprudente enfermera de Émile y Philomène no se hubiese trasladado en enero de 2014 hasta esta aldea en Guéckédou —casi en la frontera tripartita— e iniciado la cadena de contagios, ¿esta historia no sería, este libro no se hubiese escrito? Ellos no contaban, no existían. La investigación sobre sus últimos días se hizo casi un año después de que fallecieran: los pueblos "civilizados" necesitaban un primer nombre, una primera víctima oscura, y un primer victimario.

El 23 de marzo de 2014, la OMS hacía oficial el brote de ébola en Guinea, y una semana después confirmaba la

---

2. Miguel Ángel Adame Cerón: *Ébola y la mundialización epidémica* (México: Ediciones Navarra, 2014), pp. 168–69.

existencia de un enfermo en Liberia. Había transcurrido mucho tiempo desde que Émile y Philomène enfermaran y fallecieran. Pero el itinerario oficial no involucraba a Sierra Leona, que anunciaría su "primer caso" el 25 de mayo. Para entonces, los médicos cubanos del Programa Integral de Salud que trabajaban en comunidades intrincadas de ese país —algunos en Kenema, un distrito cercano a la frontera, duramente castigado por la epidemia— sabían, sin embargo, que los enfermos y fallecidos en Sierra Leona eran muchos más.

En la prevalencia de la enfermedad y su transformación en epidemia incidieron, al parecer, factores de índole cultural. Esto me lo explicó la farmacéutica y antropóloga guineana Saran Daraba Kaba, secretaria general de la Unión del Río Mano, organización regional que integra a cuatro países de África Occidental: los tres afectados por la epidemia, más Costa de Marfil. La presidencia de la organización recaía por entonces en el gobierno guineano.

Kaba me dijo que el nudo fronterizo entre Guinea, Liberia y Sierra Leona se encuentra habitado por el grupo étnico kissi, que tiene su lengua propia —no importa si la considerada como oficial en cada estado sea el francés o el inglés— y sus costumbres. Más aún, los alcaldes y sus esposas en los distritos limítrofes están emparentados, constituyendo un clan. Son doblemente familia: por la pertenencia a una misma tribu y por la sangre. Es el punto cero de una etnia: un origen sanguíneo común, un mito de procedencia compartido.

La hipótesis es por tanto verosímil. Bastaba con que una persona se infectara en Guinea para que a los pocos días, con naturalidad, apareciese el virus en Sierra Leona o en Liberia. El enfermo asintomático se movía. En términos étnicos, no salía de su nación, ni siquiera de su entorno familiar. "La epidemia —insistía Kaba— debe enfrentarse como un problema común de los tres países".

Liberia y Sierra Leona, sin embargo, no estaban preparadas para recibir semejante invasión viral. Después de más de 10 años de guerra civil, los dos países tenían devastados sus precarios sistemas de salud. Por eso, aunque los primeros casos, al parecer, ocurrieron en Guinea, en los meses siguientes la epidemia se desplazó hacia los estados vecinos, y provocó en ellos más muertes.

Al inicio, murieron líderes locales de la oposición; eran de partidos políticos que, como es común en África, se constituyen sobre bases étnicas. Algunos dijeron que el gobierno se escudaba en una enfermedad inexistente para asesinar selectivamente a sus opositores. Pero los hechos desarticularon esa tesis: el virus no era nada selectivo.

Hasta entonces, los brotes más mortíferos habían sido los primeros, ocurridos en 1976, en estados también limítrofes, a partir de cepas diferentes designadas con los nombres de esos países: "Zaire", que era el de la actual República Democrática del Congo, y "Sudán". El virus adoptó sin embargo un nombre genérico, que los especialistas tomaron de un río, el Ébola, en cuyos márgenes fue detectado. Era la primera vez que la ciencia registraba la presencia de este filovirus en seres humanos. Muchos médicos y enfermeros murieron porque desconocían su alcance, y actuaron por instinto.

Según afirma el doctor Jorge Pérez Ávila, director del Instituto de Medicina Tropical Pedro Kourí de La Habana, en sus apariciones iniciales el virus apareció como:

> una enfermedad selvática localizada en comunidades muy pequeñas. Los medios de comunicación en aquel momento no eran los de hoy, por lo tanto, muchas veces esas poblaciones se aniquilaban. Eran 100 o 200 personas que

se morían todas. Hay una película norteamericana que lo cuenta: llegan allí y ya todo el mundo se murió.

Se trata de *Epidemia* (*Outbreak* en inglés, filmada en 1995 bajo la dirección de Wolfgang Petersen y las actuaciones de una constelación de estrellas: Dustin Hoffman, Rene Russo, Morgan Freeman, Kevin Spacey, Cuba Gooding Jr. y Donald Sutherland), de la que hablaremos más adelante. Precisamente en esa película, el personaje "malo" se siente confiado en que el virus nunca alcanzará a los ciudadanos del Primer Mundo, porque "la rapidez es lo que trabaja a nuestro favor. Los infectados no viven lo suficiente como para transmitir el virus".

En aquella primera ocasión, se registraron 602 casos y 431 muertes, sumando las que se produjeron en Congo (Zaire) y Sudán, de cepas diferentes. Desde entonces, el virus aparecería casi todos los años en países vecinos, pero a pequeña escala. Se han identificado cinco cepas, con niveles mayores o menores de agresividad. Hasta 2014 ocurrieron cerca de 30 brotes, que han afectado a Sudán, al Congo, Gabón y Uganda. El pequeño asesino, como muchos lo llaman, vivía agazapado en esa zona del África Central (Adame Cerón, pp. 67-70).

En 1979 se produjo un brote en monos que habían sido importados a los Estados Unidos desde Filipinas, pero de una cepa "nueva" —letal para los animales pero inocua para los seres humanos— que recibió el nombre de Reston, la pequeña ciudad cercana a Washington, D.C., donde fue detectado.

Sin embargo, en 2013 irrumpió de improviso en África Occidental. Afectó no solo a los tres países mencionados —Guinea, Sierra Leona y Liberia— sino además, en un inicio, a Mali (ocho casos, siete confirmados, y seis muertes), Senegal (20 casos, 19 confirmados, y ocho muertes) y

Nigeria (un solo caso confirmado y salvado). Aunque no se extendió por esos países, anunció su presencia.

El embajador concurrente de Cuba en Liberia y Sierra Leona, Jorge Lefebre, me contaba:

> Yo estuve en junio de 2014 en estos dos países, como parte de mis recorridos habituales de concurrencia. Ya entonces estábamos preocupados. Había una epidemia que estaba causando cada vez más muertos, aunque en aquel entonces eran unas pocas decenas. Pero conociendo la experiencia anterior del ébola en el Congo, nos parecía que podía convertirse en lo que después fue.
>
> En ese momento las autoridades habían subvalorado el alcance de la epidemia. No recibían ayuda, y morían africanos en regiones remotas. Eso no llegaba a la ciudad, y pensaron que la podían controlar. Eso fue en junio. Sin embargo en julio, estando yo en Cuba de vacaciones, se desata la epidemia: los números aquellos espeluznantes, las cifras de muertos. La prensa internacional también contribuyó a crear un estado de pánico de catástrofe humanitaria.

La ferocidad de este nuevo brote de la cepa Zaire, la más destructiva para el ser humano, puede constatarse en el triángulo de los pequeños estados costeros. Según un mapa cronológico de la enfermedad publicado en Internet por los Centros para el Control y la Prevención de Enfermedades (CDC, siglas en inglés), con sede en Atlanta, en febrero de 2015, a poco más de un año de su detección en Guinea, existían ya 13 855 casos confirmados y 9 004 fallecidos. La cifra en ambos acápites continuaba en ascenso, a pesar de la notoria reducción de incidencias.

Al finalizar el mes de agosto de 2015, según datos de la propia OMS, se habían reportado 11 352 fallecidos. Pero este brote acarreó una nueva circunstancia. Por primera vez el filovirus (la cepa Zaire) se trasladó a Europa —a España, Italia y Gran Bretaña (un caso confirmado y salvado en cada país)— y también a los Estados Unidos (cuatro casos confirmados y un fallecido), tomando desprevenidos y confiados a los sistemas nacionales de vigilancia epidemiológica de frontera.

Esta vez era diferente, y surgió el pánico. Los medios redimensionaron, con tintes sensacionalistas, su peligrosidad. Porque el ébola es, sin dudas, un virus "caliente", de los que pueden reventar el organismo de cualquier ser vivo en apenas unos días, y emigrar de un cuerpo a otro por cualquiera de sus fluidos vitales. Algunos autores afirman que el daño que el SIDA ocasiona en los enfermos después de años de padecimiento lo produce el ébola en una semana.

Cuba responde

Ocho meses después de su aparición en Guinea, el 8 de agosto de 2014, la Organización Mundial de la Salud emitió una Declaración de Emergencia Pública Internacional con respecto a la epidemia de ébola en África Occidental. Unos días antes, Margaret Chan, directora general de la OMS, había contactado con las autoridades cubanas a través de su representante en La Habana. El 13 de agosto la ONU pedía una respuesta global ante la crisis.

El 29 de agosto, el gobierno de Cuba recibía la solicitud oficial de ayuda del doctor Ernest Bai Koroma, presidente de la República de Sierra Leona, en carta dirigida a Raúl Castro:

> …Es con tristeza, ansiedad y desesperación que me dirijo a usted para hablarle sobre el brote sin precedente del terri-

ble virus del ébola que está devastando nuestra subregión y reclamando la vida de muchos de nuestros ciudadanos, que incluyen los trabajadores de salud de primera línea. Este terrible flagelo ha creado una crisis de salud de aterradoras proporciones que amenaza la paz, la seguridad y la estabilidad en Sierra Leona…

Es de amplio conocimiento que a través del Programa Internacionalista de Salud cubano con que cuenta su país, envían personal médico capacitado al exterior para prestar servicios de atención médica. De hecho, para nuestra satisfacción, Sierra Leona se ha beneficiado de este tipo de colaboración. Tengo entendido que es posible que especialistas cubanos vengan a Sierra Leona a colaborar con las pruebas de diagnóstico y con los servicios clínicos requeridos para combatir la enfermedad.

Como a un verdadero amigo de Sierra Leona, me dirijo a usted en este momento de aflicción para que nos preste ayuda con los especialistas y técnicos necesarios que harán uso de su experiencia para combatir esta grave crisis de salud.

Cuba respondió de inmediato a las solicitudes del presidente sierraleonés y de la doctora Margaret Chan. Cuando se produjo la llamada telefónica del secretario general de la ONU el 9 de septiembre, ya había reunido a 300 de sus especialistas en La Habana y los preparaba en las instalaciones de la Unidad Central de Cooperación Médica y del Instituto de Medicina Tropical Pedro Kourí (IPK), donde se había construido la maqueta completa de una Unidad de Tratamiento al Ébola. El entrenamiento —con especialistas cubanos y de la OMS— incluía una rotación por salas de cuidados intensivos de los hospitales cubanos y la simulación de condiciones análogas a las de los hospitales de campaña, así como el aprendizaje del uso del traje especial.

El entrenamiento lo recibían no solo los que se trasladarían a la región afectada, sino también un grupo de especialistas que atendería, de ser necesario, a los enfermos que apareciesen en Cuba. Según el criterio de los colaboradores cubanos en Sierra Leona, en el IPK recibieron el conocimiento básico que aplicarían después, porque los entrenadores que debían instruirlos en Freetown no aportaron mucho más. Eran, dijo uno de ellos, usando una metáfora deportiva, "karatecas cinta negra, quinto Dan, que nunca habían entrado a un tatami, o que acaso habían entrado solo una o dos veces".

El 10 de septiembre viajaba una delegación a Ginebra para reunirse con Margaret Chan y su equipo. Estaba integrada por el ministro de salud, doctor Roberto Morales Ojeda, el director de relaciones internacionales de ese ministerio, doctor Néstor Marimón Torres, el doctor Jorge Pérez Ávila, director del Instituto de Medicina Tropical Pedro Kourí, y el doctor Jorge Delgado Bustillo, vicedirector de la Unidad Central de Cooperación Médica de Cuba, ya designado como jefe de la brigada de Sierra Leona.

La propuesta cubana se adelantaba a la de cualquier otro país y sobrepasaba lo que podría esperarse de uno pequeño y pobre: 165 cooperantes, 62 médicos y 103 enfermeros.

A ese grupo se habían incorporado algunos médicos militares que deseaban ser parte de la epopeya. Del total final de 256 especialistas que se distribuirían en los tres países, 23 procedían de las Fuerzas Armadas Revolucionarias. Ningún militar fue en cumplimiento de una orden. La participación de esos médicos —muchos de los cuales integraban el Contingente Henry Reeve desde su creación— fue de carácter voluntario y en funciones civiles. El teniente coronel doctor Luis Escalona lo ratifica cuando me narra lo azaroso de su elección:

Al hospital le dieron dos plazas, y alguien sugiere mi nombre. Me dan un número de teléfono para que me comunique con el jefe de la dirección de servicios médicos. Cuando me comunico, este me dice, "Estamos buscando personas que estén dispuestas a ir a África a combatir el ébola".

Yo le respondo, "Póngame ahí".

Él me dice, "Te puedes morir en África".

Vuelvo a repetirle, "Póngame ahí".

Entonces añade, "Si mueres, tus restos se quedarán cinco años en África y tu familia no podrá verte".

Le dije, "Bueno, si me muero, ya qué importa dónde esté".

Entonces se rió y me dijo, "No esperaba menos de ti".

Cuba se comprometía, además, a mantener las 32 brigadas que ya se encontraban en países de África. La directora general de la OMS instó a aprender de la experiencia cubana en el tratamiento de casos de emergencia y agradeció al presidente Raúl Castro por ser Cuba el primer estado en ofrecer una respuesta al llamado internacional. El 13 de septiembre se realizó la conferencia de prensa conjunta del ministro Morales y la directora general Chan de la OMS, donde el primero expuso públicamente la decisión de su país.

Al anuncio de la colaboración con Sierra Leona le siguieron otras dos solicitudes. Desde Monrovia se recibió una carta de la presidenta liberiana con fecha 15 de septiembre dirigida al presidente cubano. En Conakry, el canciller, el ministro de cooperación internacional y el propio presidente de la República de Guinea contactaron a la embajadora cubana, Maité Rivero Torres, y solicitaron la presencia de una brigada en Guinea.

Cito algunos fragmentos de la carta de la señora Ellen

Johnson Sirleaf, presidenta de la República de Liberia, al presidente cubano Raúl Castro:

> El virus se propaga a un ritmo exponencial y contamos con un tiempo limitado para detenerlo. Más del 40 por ciento de los casos en total aparecieron en las tres últimas semanas... Para romper la cadena de transmisión, necesitamos aislar al enfermo de las familias y comunidades, pero esto es imposible porque no hay ningún sitio donde tenerlos. Estamos obligados a hacer retroceder la enfermedad. Los estamos enviando a casa donde representan un riesgo para sus familias y comunidades. A este ritmo, señor presidente, nunca romperemos la cadena de transmisión y el virus nos vencerá...
>
> En un país que apenas salió de un período de 30 años de inestabilidad política y civil, con la presencia de una población grandemente joven (desempleada en su mayoría) —algunos de ellos fueron niños soldados—, esta emergencia de salud amenaza el orden civil. Lo que es aún más desgarrador es que no somos capaces de reabrir nuestras instalaciones básicas y secundarias de salud porque los trabajadores del sector, aterrados, que han presenciado la muerte de sus colegas, tienen miedo de regresar al trabajo.
>
> Hasta la fecha se han infectado aproximadamente 153 trabajadores de la salud y 79 han muerto. Ahora hay una recurrencia de muerte de niños por malaria porque sus madres no pudieron encontrar una instalación de salud que los admitiera. Enfermedades que fueron tratadas con relativa serenidad antes del ébola ahora toman fuerza debido al paño mortuorio que el ébola ha echado sobre nuestro sistema de salud.

La presidenta liberiana le pedía a Cuba colectivos médicos de respuesta ante desastres para ayudar a dirigir las

Unidades de Tratamiento al Ébola (ETU, según sus siglas en inglés) y personal médico para restablecer los servicios de salud regulares básicos y secundarios en al menos 10 hospitales del país.

Terminaba su carta con estas palabras: "Una vez más, querido hermano, en nombre del pueblo de Liberia, quiero expresar nuestra más sincera gratitud por la amistad y generosidad del pueblo cubano".

El embajador Lefebre cuenta que vivió momentos muy intensos como diplomático.

> Paralelamente yo recibía, estando aquí, notas oficiales de ambos gobiernos, Sierra Leona y Liberia, pidiéndonos por favor que ayudáramos, que nosotros teníamos un capital médico preparado y que ellos se estaban muriendo.
>
> Y ahí es donde nuestro presidente toma una decisión heroica, una decisión que tuvo que ser valorada, me imagino, hasta el último minuto con todas las aristas, porque involucraba muchas cosas. Porque esto era una guerra, era mandar médicos a un combate, no contra balas sino contra una enfermedad que era mortal y que estaba causando más bajas incluso que un conflicto de baja intensidad.
>
> Raúl, con una valentía y una decisión realmente fiel al legado de nuestra revolución de ayuda a los pueblos de África, no vaciló y dijo, "Sí, vamos a ayudar a África".
>
> Para mí fue muy emocionante, muy emotiva la noche en que me llamó y me dijo, "Hemos valorado todo y vamos a ayudar a África y necesitamos que te comuniques con los presidentes de los dos países, porque mañana vamos a hacer pública nuestra decisión. Pero queremos que antes se lo comuniques a los gobiernos, que vamos a responder a su llamado". Esa noche fue muy emotiva.
>
> Logré, con la ayuda de algunos amigos, hablar con los presidentes. La reacción, sobre todo la del presidente de

Sierra Leona, fue muy emotiva. Me dijo, "Yo sabía que Cuba no nos iba a dejar solos. Ustedes son fieles a su estirpe, a sus raíces africanas. Eso es lo que Fidel les ha enseñado a ustedes. Yo sabía que ustedes siguen siendo amigos de África. Dile a Raúl, dile al pueblo de Cuba, que eso nunca lo vamos a olvidar". Porque en aquel momento era tétrica la situación. Te estoy hablando de la segunda quincena de septiembre, y el 2 de octubre estaba aterrizando el primer avión en Sierra Leona.

El gobierno de Cuba respondió el 16 de septiembre con el anuncio de que enviaría —además de los 165 cooperantes a Sierra Leona— otros 53 a Liberia y 38 a Guinea, país este último con el que Cuba ya mantenía una larga tradición de colaboración. En total, Cuba enviaba al combate contra el ébola a 256 profesionales de la salud.

Todavía ningún país, como gobierno, se había decidido a dar una ayuda masiva por el ébola —recuerda Lefebre— porque todo el mundo tenía miedo. Aquí estaban los equipos médicos de las organizaciones no gubernamentales, unos pocos médicos, unas pocas decenas, algunos médicos chinos que estaban presentes en el hospital que China había construido en Sierra Leona. Pero ningún país había dado una respuesta masiva como la que dio Cuba, y sobre todo, tan rápido.

En conversación telefónica con el ministro cubano, Margaret Chan agradecía a Cuba porque su respuesta había estimulado a que otros países se sumaran. A partir de ese momento, China incrementaría su equipo médico y donaría otro laboratorio a Sierra Leona. Los países europeos se reunirían para acordar un aumento financiero de la ayuda (no el envío de hombres). Y el presidente Barack

Obama anunciaría públicamente el traslado a Liberia de 500 soldados que tendrían la misión de construir hospitales y otras facilidades.

Como país, solo Cuba enviaba personal médico.

"La locomotora de ese esfuerzo internacional fue Cuba", me insistía Lefebre. "Realmente la presencia de los médicos cubanos fue la que haló el resto del esfuerzo internacional".

El 2 de octubre Fidel publicaba en la prensa cubana un extenso análisis titulado "Los héroes de nuestra época", en el que decía:

> El envío de la primera brigada médica a Sierra Leona, señalado como uno de los puntos de mayor presencia de la cruel epidemia de ébola, es un ejemplo del cual un país puede enorgullecerse, pues no es posible alcanzar en este instante un sitial de mayor honor y gloria. Si nadie tuvo la menor duda de que los cientos de miles de combatientes [cubanos] que fueron a Angola y a otros países de África o América, prestaron a la humanidad un ejemplo que no podrá borrarse nunca de la historia humana, menos dudaría que la acción heroica del ejército de batas blancas ocupará un altísimo lugar de honor en esa historia.
>
> No serán los fabricantes de armas letales los que alcancen merecido honor. Ojalá el ejemplo de los cubanos que marchan al África prenda también en la mente y el corazón de otros médicos en el mundo, especialmente de aquellos que poseen más recursos, practiquen una religión u otra, o la convicción más profunda del deber de la solidaridad humana.
>
> Es dura la tarea de los que marchan al combate contra el ébola y por la supervivencia de otros seres humanos, aun al riesgo de su propia vida. No por ello debemos dejar de hacer lo imposible por garantizarle, a los que tales de-

beres cumplan, el máximo de seguridad en las tareas que desempeñen y en las medidas a tomar para protegerlos a ellos y a nuestro propio pueblo de esta u otras enfermedades y epidemias.

El personal que marcha al África nos está protegiendo también a los que aquí quedamos, porque lo peor que puede ocurrir es que tal epidemia u otras peores se extiendan por nuestro continente, o en el seno del pueblo de cualquier país del mundo, donde un niño, una madre o un ser humano pueda morir. Hay suficientes médicos en el planeta para que nadie tenga que morir por falta de asistencia. Es lo que deseo expresar.

¡Honor y gloria para nuestros valerosos combatientes por la salud y la vida!

El 19 de septiembre partirían hacia Freetown los directivos de la brigada de Sierra Leona. El primero de octubre saldrían los de Liberia y Guinea, en el mismo vuelo que conducía a los 165 colaboradores de Sierra Leona. Los médicos y enfermeros que completaban los colectivos de los otros dos países viajarían finalmente el martes 21 de octubre.

Una apuesta: la vida o la muerte

La llamada telefónica del secretario general de la ONU a cuatro líderes mundiales, entre ellos al presidente cubano, y la respuesta casi inmediata de Cuba a la solicitud del presidente sierraleonés y luego a la de la presidenta liberiana y a la del gobierno guineano, conmocionó a los cubanos, que sabían del riesgo personal que afrontarían los voluntarios. Cientos de médicos y enfermeros se ofrecieron de manera espontánea. Se seleccionaron los más competentes, después del imprescindible chequeo médico, y la población adoptó a aquellos hombres como hijos, hermanos y padres.

No puedo decir qué piensa o siente un médico cubano, intensivista, con varias misiones cumplidas, cuando alguien aparece en su casa, el día de su descanso y le pregunta sin miramientos: "¿Partirías mañana para Liberia, o para Guinea o para Sierra Leona, a combatir el ébola, la epidemia más letal que enfrenta hoy la humanidad? ¿Pondrías en riesgo tu vida por esa causa?"

Pero puedo contar lo que a veces sucede: el médico acepta y en tres horas empaca y se despide de padres, esposa e hijos. Se une en La Habana a otros que también han aceptado.

Uno de esos médicos comentaba que algunos miembros de su familia y vecinos lo tildaron de loco, "¡Estás loco! ¡Puedes morir!" Pero cuando supo cuántos habían aceptado en su provincia, sonrió; eran muchos los locos. Y cuando llegó a La Habana se dijo, "Bueno, Cuba es un país de locos".

La prensa de la contrarrevolución, la que cotidianamente reproduce los valores de la insolidaridad, intentaba atemorizar a los familiares de los voluntarios y en general a los cubanos: esa mediocre prensa cuyo sentido de vida es el desmantelamiento de la solidaridad cubana en específico, la interna y la externa, y elogia o dice comprender la actitud de los que por dinero creen que es lícito hacer cualquier cosa. Esa prensa insinuaba sin pudor que los médicos y enfermeros internacionalistas viajaban forzados por "necesidades de índole material". Para los cínicos era una respuesta tranquilizadora; la actitud heroica y la visión épica de la vida les pone los pelos de punta.

Como no puedo decir qué piensa o siente un médico

cubano que decide arriesgar su vida, reproduzco la respuesta del doctor Iván Rodríguez Terrero —quien viajaría con posterioridad a Guinea— en una entrevista que le hiciera la periodista Yuliat D. Acosta para *La Calle del Medio*, cuando se encontraba en el período de entrenamiento en el Instituto Pedro Kourí:

> Soy consciente de que es una misión a la que sabemos que vamos, pero de la que no podemos garantizar el retorno. Tus hijos están dolidos, pero se sienten orgullosos. Tu esposa está triste porque te vas y a veces las misiones traen miles de dificultades, pero a la vez se siente orgullosa. Y que mis hijos digan: ¡mi papá fue a cumplir una misión arriesgada, tuvo el valor de ir!, sirve de estímulo también para tu familia.
>
> Cuando a nosotros nos dijeron del ébola, nadie preguntó: ¿nos van a pagar? Nunca me ha preocupado eso. Mira, si me hubiese interesado el dinero hubiese dicho: no, espérate, no voy. Yo tengo ya un poco de misiones de riesgo, tengo derecho a cumplir una misión compensada con mejores condiciones. Te digo más, yo estaba de certificado, tengo un dedo del pie fracturado, eso aquí no lo sabe nadie, y me dije: ¡yo voy! ("Actos de fe", *La Calle del Medio*, no. 78, octubre de 2014)

O la respuesta del licenciado en enfermería Eduardo Almora Rodríguez, de 42 años de edad, a quien entrevisté en Monrovia:

> Bueno, la misión era muy riesgosa. Las noticias lo decían. La familia lo supo porque las noticias se divulgaban mucho y bueno, mi mamá se puso terrible cuando me oyó decir que venía. Se puso a llorar, triste; me repetía, "Por favor cuídate". Pero en ningún momento dijo, "No, no vayas".

Como otras personas que me dijeron, "No, tú estás loco, ustedes están locos, se van a matar". Mi mamá no, siempre estuvo ahí, apoyándome.

Mis niños, principalmente el mayor (de 12 años), me dijo, "Papá cuídate, regresa, sabes que vas pa' la muerte". Así mismo me dijo, ¡me erizo! Veníamos y no sabíamos si regresábamos. Porque no es como que te estén tirando un tiro y tú te escondes y ya. No, ¡no sabíamos dónde estaba la bala! Conocíamos los riesgos, y necesitábamos ese apoyo.

Esa prensa contrarrevolucionaria hizo dos grandes apuestas y se mantuvo atizando los miedos, en espera del resultado:

1. Todas las misiones extranjeras, pertenecientes a organizaciones no gubernamentales, e integradas por una o dos decenas de colaboradores que nunca permanecían por más de seis semanas, habían sufrido bajas por muerte. Hasta el 14 de octubre de 2014, por ejemplo, habían muerto 9 de 16 trabajadores de la ONG Médicos sin Fronteras contagiados por el virus, según anota el antropólogo mexicano Adame Cerón en su libro (p. 176). Por tanto, se suponía que un grupo tan numeroso de colaboradores, dispuesto a contactar con el paciente durante seis meses, tendría que afrontar necesariamente la pérdida de muchos de sus integrantes.

Los voluntarios habían aceptado la premisa sanitaria de que si se enfermaban, serían atendidos en los mejores centros disponibles, y si fallecían, sus cuerpos reposarían cinco años en África antes de ser repatriados. Esos medios intentaron crear la sensación en los familiares de que la muerte arrebataría a sus seres queridos doblemente.

2. Los medios suponían que la presencia de tantos cubanos en África Occidental y el trasiego normal de pasajeros hacia Cuba, entre los que hay estudiantes universitarios,

oriundos o procedentes de esa región, acabarían por introducir la enfermedad en el país.

Cuba apostó al resultado inverso, que parecía el más improbable: que la disciplina y la profesionalidad de los especialistas cubanos en el cumplimiento del protocolo de trabajo en la zona roja, y en general en los países afectados, así como el riguroso control de frontera en la isla, evitarían ambos hechos. Los propios cooperantes comentaban con jocosidad sobre esos controles, pero los cumplieron sin excepciones.

El 18 de octubre de 2014, el líder histórico de la revolución reflexionaba en los medios de prensa del país, en un artículo titulado "La hora del deber". Fidel escribió:

> Cualquier persona consciente sabe que las decisiones políticas que entrañan riesgos para el personal altamente calificado implican un alto nivel de responsabilidad por parte de quienes los exhortan a cumplir una peligrosa tarea. Es incluso más duro todavía que la de enviar soldados a combatir e incluso morir por una causa política justa, quienes también lo hicieron siempre como un deber.
>
> El personal médico que marcha a cualquier punto para salvar vidas, aun a riesgo de perder la suya, es el mayor ejemplo de solidaridad que puede ofrecer el ser humano, sobre todo cuando no está movido por interés material alguno. Sus familiares más allegados también aportan a tal misión una parte de lo más querido y admirado por ellos. Un país curtido por largos años de heroica lucha puede comprender bien lo que aquí se expresa.

Para impedir la entrada del virus en la isla, garantizar la preparación de los médicos y enfermeros cubanos que irían a pelear contra el ébola en África Occidental y analizar la información disponible sobre la epidemia, fue creado un Grupo Central en el Ministerio de Salud Pública de Cuba, presidido por el ministro, doctor Roberto Morales. Este grupo permanente creó a su vez uno temporal de vigilancia epidemiológica, de carácter más técnico, con tres equipos, cada uno de cinco miembros: un epidemiólogo, un bioestadístico, un geógrafo, un informático y un representante de la Unidad Central de Cooperación Médica. La presencia de este último se debía a que en dos de los países infectados se encontraban colaboradores cubanos del Programa Integral de Salud. Cuba había declarado que no retiraría a su personal médico de ninguno de los países africanos.

Se estableció un régimen de trabajo de epidemia, de 24 horas consecutivas para cada equipo y 48 de descanso. El doctor Lorenzo Somarriba, un epidemiólogo de experiencia que había coordinado en 2010 la brigada cubana del Contingente Henry Reeve que enfrentó el cólera en Haití, fue designado como jefe. El segundo jefe fue el joven doctor Héctor Corratjé. Con ellos intercambiarían datos, informaciones, consultas y orientaciones los jefes de las tres brigadas que viajarían a los países costeros del África Occidental. El doctor Somarriba recuerda:

> Teníamos pocas horas de descanso, porque no podía haber ninguna fisura, no podíamos permitirnos un error. Era un problema de seguridad nacional.
>
> Identificamos las principales fuentes de información: la hoja de ruta de la OMS (SOS International), los Centros para el Control y la Prevención de Enfermedades (CDC) en Atlanta y el CDC Europeo.
>
> Utilizábamos el sitio web de los gobiernos de los tres países con transmisión, y el sitio de los ministerios de salud de esos países. Instalamos en el Centro un sistema de los más importantes canales de televisión: CNN en

inglés, TVE, Canal de Sudáfrica, otros canales africanos, Russia Today y teleSUR. Teníamos el monitoreo de esos medios las 24 horas, más los mecanismos de colaboración con los organismos centrales de la administración del estado cubano que tenían que ver con la vigilancia en frontera.

A los pasajeros que llegaban a Cuba se les revisaba el itinerario de viaje de los 30 días anteriores para detectar su paso por países afectados. "Teníamos un contacto permanente con el centro de enlace de la OPS [Organización Panamericana de la Salud] y OMS. Ellos nos daban información y viceversa", me confesó Somarriba.

Los momentos de tensión se vivían al unísono entre La Habana y cada una de las tres capitales africanas afectadas por la epidemia. Los jefes de las respectivas brigadas informaban cada incidencia al instante, sin importar la hora en uno u otro punto geográfico. El doctor Somarriba recuerda con angustia el timbre del teléfono de su cuarto, durante las madrugadas:

> Hubo momentos muy tensos. El más tenso, generalmente de noche, y muchas veces de madrugada, era cuando llamaban para decirte que un compañero en África estaba con fiebre. Si tenía fiebre, había que hacerle la prueba del ébola y se lo aislaba. También se aislaba a los que habían tenido contacto con él, en un sistema de vigilancia aparte. Desde que se detectaba la fiebre, se hacía la prueba y llegaban los resultados, transcurrían horas de agonía.
>
> En algunos casos tuvimos que esperar más de un día. Un joven de Ciego de Ávila, a quien yo conocía y que se encontraba aislado con fiebre, llamó por teléfono para pedirme que su familia no se enterara. Si daba positivo, él me diría qué hacer. Eso fue cumplido.

Del lado de allá, en África, la tensión era aún mayor. El doctor Delgado Bustillo, jefe de la brigada en Sierra Leona, me comentó cuando ya faltaban pocos días para el regreso: "Te puedo decir que cuando yo recibía una llamada después de las 10 de la noche, me asustaba. Entonces cambié el método: entre las 10 y las 11 era yo el que llamaba a todo el mundo. Tuvimos siete casos de malaria. Hoy llevamos 67 días sin que un cubano tenga fiebre aquí".

Liberia

El aeropuerto de Monrovia es pequeño, y la sala donde se recoge el equipaje, un hervidero de pasajeros impacientes. Rolando Vergara, encargado de la logística, nos recibe antes de pasar el registro migratorio y nos ayuda a identificar el equipaje personal. Afuera nos espera también Pedro Luis Despaigne, el encargado de negocios interino de Cuba, quien viajó junto a los médicos y enfermeros cubanos para abrir una oficina diplomática. A partir de ese momento él será la persona encargada de ponernos en contacto con el mundo político de la capital liberiana, y nos servirá de traductor. Aunque existían relaciones entre Cuba y Liberia, desde los años 90 los embajadores cubanos residían en Accra, Ghana, y estaban acreditados en ambos países.

Traemos una carta de aceptación, pero el visado nos lo colocan en el pasaporte al entrar. Antes habíamos pasado por el aeropuerto Charles de Gaulle en París, lleno de luces, pasillos eléctricos, trenes interiores, restaurantes y tiendas que se abren como plantas carnívoras. Después por el aeropuerto de Casablanca, en Marruecos, un calidoscopio humano, porque en ningún otro lugar son tan diversas y diferentes las vestimentas de los pasajeros y sus destinos. Tres mundos, como mínimo, se entrecruzan allí: europeos, árabes y africanos subsaharianos. Y tres pasajeros latinoamericanos, caribeños (entre otros posibles no identificados), que desandaban impacientes el amplio salón de espera. Algunas vallas del aeropuerto mostraban la ciudad que no visitaríamos, más hermosa y compleja que la imagen hollywoodense de estudio que condujo los sueños románticos de nuestros abuelos.

Pero Monrovia es la capital de un pequeño estado. Su nombre honra al presidente estadounidense James Monroe, el mismo de la doctrina que declaraba que América entera era para los (norte)americanos. Liberia es un territorio —en parte comprado y en parte usurpado por la fuerza— que fue colonizado para la "repatriación" de esclavos liberados como una solución de compromiso al cada vez mayor número de negros libres en la sociedad racista norteamericana de inicios del siglo XIX.

No hay que olvidar que, aunque se conformó un estado independiente en lo formal en 1847, los africanos o descendientes de africanos que llegaban de Estados Unidos a Liberia no procedían necesariamente de esa zona, por lo que su presencia allí era también una imposición con respecto a las etnias originarias del lugar. De esta manera los Estados Unidos imitaban a los británicos, que reinsertaban en Sierra Leona a los africanos que sus naves rescataban en alta mar de los barcos negreros de España y Portugal. Esa es la razón por la que la capital sierraleonesa se llama Freetown.

Los llamados américo-liberianos y sus descendientes, aculturados y angloparlantes desde su arribo en el siglo XIX, con orígenes étnicos africanos diferentes y lazos culturales mediatizados por aspiraciones y costumbres adquiridas en el Nuevo Mundo, constituyen una poderosa minoría en Liberia. Durante las primeras décadas reprodujeron en el nuevo estado africano las costumbres señoriales del Sur estadounidense, ahora en el papel de señores. Todavía hoy los hijos de los más pudientes suelen estudiar en universidades de los Estados Unidos. Representan alrededor del cinco por ciento de la población total, con niveles superiores de escolaridad y el control de las ganancias que proporcionan los recursos fundamentales del país.

Durante décadas los américo-liberianos han ejercido el dominio económico y político, después de que los administradores de la Sociedad Americana de Colonización se retiraran en 1847 y dejaran el país en sus manos. Los pueblos autóctonos se rebelaron muchas veces, pero solo en 1980, mediante un golpe de estado, pudo alcanzar la presidencia el representante de una etnia local, lo que no significa que gobernara mejor.

"Pronto se evidenció —ha escrito la experta y diplomática cubana Clara Pulido Escandell— que el móvil del golpe era acceder al control del poder: en medio del caos generalizado que siguió a la asonada, afloraron las condiciones propicias para los abusos de poder y el pillaje del tesoro nacional, que pronto se regularizaron".* En 1989 estalló una sangrienta guerra civil, en dos períodos interconectados, que sacudió por más de una década a Liberia, hasta principios del siglo XXI.

Poco tiempo después de iniciada la contienda, el gobierno del vecino país de Sierra Leona ofreció algunas

---

* *Revista de África y Medio Oriente*, No. 1, 1996. Ver lista de referencias al final de este libro.

facilidades a las fuerzas militares conjuntas del Grupo de Verificación de la Comunidad Económica de los Estados de África Occidental (ECOMOG) que combatían en Liberia al señor de la guerra américo-liberiano Charles Taylor. Este respondió haciendo cruzar sus soldados al otro lado de la frontera, con el propósito de "neutralizar a Sierra Leona como base logística de las tropas subregionales y aprovisionar sus efectivos con los recursos diamantíferos del país vecino", como apunta el experto cubano en relaciones internacionales Julio César Sánchez Martínez. Apenas se acercó la llama a suelo sierraleonés, un enorme incendio se propagó. Por eso, Sánchez Martínez precisa:

> Con la entrada a fines de marzo de 1991 en Sierra Leona de un grupo armado procedente de Liberia, comenzó una guerra civil que culminó en 2002. Pero, si bien la entrada de esos efectivos por el sudeste del país actuó como un catalizador de las contradicciones, no podemos considerar que su presencia haya sido la causa principal de su estallido.

Siguiendo el criterio de un historiador sierraleonés, Sánchez Martínez enumera causas más hondas: la injusticia política y social, la mala administración, la sobrecentralización de los poderes y los recursos, la pobreza y el analfabetismo. La ausencia de expectativas para la mayoría de los jóvenes —sin estudios y sin trabajo— alimentó en ambos países una confrontación desideologizada que rápidamente olvidó las motivaciones iniciales o los pretextos de partida, instauró la violencia como un modo de vida y usó el factor étnico a conveniencia. Se convirtió en una despiadada lucha de sus líderes por el control del comercio ilegal de diamantes. Los grupos de confrontación se transformaron en verdaderas bandas criminales que saqueaban y exterminaban a los habitantes pacíficos de las aldeas tomadas. Cuando el ébola llegó con su carga de muerte, ya la guerra había finalizado, pero las estructuras sanitarias de ambos países habían sido destruidas y desarticuladas.

Una calle larga atraviesa la zona urbana de Monrovia; alrededor de ella se expande la ciudad. Edificios gubernamentales quemados o semiderruidos y construcciones sin terminar testimonian los años de guerra. Pero la epidemia infundía más miedo que la guerra. Cuando arribaron los colaboradores cubanos hallaron una ciudad fantasma. El doctor Juan Carlos Dupuy Núñez, jefe de la brigada en Liberia, lo describe así:

> Llegamos el día 4 de octubre y nos encontramos con una ciudad prácticamente paralizada, con muy poco movimiento y el constante sonar de las sirenas de las ambulancias que trasladaban pacientes para las unidades hospitalarias o para las pocas unidades de tratamiento de ébola que existían de Médicos sin Fronteras, abarrotadas de pacientes. Había una situación peculiar y dramática en la ciudad de Monrovia.

El doctor Leonardo Fernández compara aquellos primeros días con el que nos toca presenciar a nosotros:

> Encontramos una ciudad desierta. No había casi autos en las calles, ni personas; no se veía a nadie. Incluso en el hotel donde almorzábamos y cenábamos, solo se veían cubanos y tres funcionarios de la ONU. Y ahora, lo veníamos comentando, señores, ¡qué diferencia! Entonces, uno se va con ese orgullito: yo puse algo para que esta ciudad estuviera otra vez llena de gente.

También el señor Augustine Kpehe Ngafuan, ministro de relaciones exteriores de Liberia, en la conversación que sostendría con nuestro equipo de prensa se referiría a esa primera etapa:

> En los meses de septiembre y octubre Liberia parecía un infierno. Era como si el cielo hubiera caído sobre nuestras cabezas, porque nuestra gente moría masivamente y ninguno de nosotros sabía qué hacer para sobrevivir. Cuba no podía enviarnos dinero como hicieron otros, pero nos envió a su personal médico y ellos compartieron ese riesgo con nosotros. Sus vidas estuvieron potencialmente en peligro, pero no les importó el riesgo. Decían que eran hermanos que venían desde el otro lado del océano para ayudarnos.
>
> Ahora están regresando a Cuba en momentos en que por más de 22 días no hemos registrado ningún nuevo caso. Si continuamos así, Liberia sería el primero de los tres países más afectados en ser declarado libre de ébola.
>
> Pero cuando se cuente la historia de cómo logramos vencer esta enfermedad, un capítulo importante estará dedicado a Cuba y al papel de los médicos cubanos. Esto es lo que quedará en la historia. Esas acciones por parte de Cuba son las que nos hacen sentirnos más cercanos entre los dos países, y es lo que nos hace sentir ese amor por la isla.

El gobierno espera ansioso a que pasen los días establecidos por la OMS sin que aparezcan nuevos casos para declarar el territorio libre del filovirus. Los hoteles vuelven a llenarse, las calles bullen de transeúntes y las clases retornan a la normalidad.

¿Por qué Liberia lograba recuperarse más rápidamente que sus vecinos, Sierra Leona y Guinea? Algunos expertos aducen que en Liberia las instituciones religiosas no son tan influyentes como en otros países, por lo que el estado regula, entre otros asuntos, las costumbres funerarias de sus ciudadanos. El estado organizó un programa de entierros seguros que fue respaldado por la población.

Como explica el doctor Pablo Raventós Vaquer, segundo jefe de la brigada cubana en Liberia, un entierro seguro o inseguro depende de la capacidad económica de cada familia. Cavar una tumba de una profundidad de entre dos y cuatro metros requiere de instrumentos adecuados. Por eso muchos cadáveres eran enterrados muy en la superficie, lo que permitía que la lluvia los desenterrara y que cualquier animal, doméstico o no, saciara su hambre en ellos. Si era un muerto de ébola, el animal se convertía de inmediato en un misil biológico en movimiento.

Se creó un sistema para la cremación de los cadáveres infectados. Un artículo del *New York Times*, publicado el 9 de diciembre de 2015, recoge, sin embargo, la zozobra en la que vivían los jóvenes que trabajaban en esos crematorios, odiados y despreciados por la comunidad:

> Para entender cómo la cremación es vista por los liberianos, primero hay que considerar que en este país existe una fiesta nacional —Día de la Decoración— dedicada exclusivamente a la limpieza de las tumbas de sus seres queridos. Cada año, durante el Día de la Decoración, cientos de liberianos marchan a los cementerios y lotes de todo el país con escobas, cloro, jabón y agua... Muchos liberianos creen que si los muertos no están enterrados adecuadamente, van a volverse en contra de los vivos.

Dicen también que el ejército nacional, con el apoyo del estadounidense, aisló en un inicio de manera forzosa a las comunidades infectadas. Esta política fue suprimida con posterioridad.

Me asomo al balcón trasero del apartamento donde los médicos y enfermeros cubanos gentilmente me hospedan y puedo ver el mar. Hay playa en la costa, pero la arena es gruesa y el océano se arremolina con furia a pocos metros de distancia. Dicen mis anfitriones que han visto jugar a las ballenas desde este balcón, y me acodo en espera de un milagro que no sucede. En el condominio hay tres edificios rodeados por altos muros con alambres de púas en su parte superior, algo que se repite en casi todas las casas y edificios confortables de la ciudad. Son apartamentos de lujo, pensados para huéspedes de paso, en su mayoría estadounidenses, abrigados por ONGs solventes u organismos internacionales.

Pero entre el mar y el condominio hay dos o tres cuadras de techos de zinc enmohecido, bajo los que late otra vida apenas entrevista. Cuando anochece, las casuchas se indiferencian, se unifican entre uno y otro farol distante. A un costado, sin embargo, pueden verse los edificios de un hospital privado, el John F. Kennedy, que funciona a medias por falta de personal y porque la guerra civil interrumpió la construcción de una de sus alas.

Cuando estalló la epidemia de ébola y empezaron a llegar personas en estado grave, el hospital colapsó. Muchos médicos y enfermeros murieron contagiados; otros se marcharon. La epidemia sembró el terror entre los especialistas de la salud, a los que tomó desprevenidos y sin preparación. El doctor Pablo Raventós recuerda:

> Un hombre había llegado manejando hasta la entrada del hospital Kennedy y había fallecido dentro del carro. Y ahí estuvo tres días. La gente lo miraba pero no se atrevía a tocarlo. La cabeza sobre el timón. Nosotros lo vimos de lejos. Cuando llegamos, los muertos estaban en la calle. Los fumigaban pero nos decían, "No toquen, no auxilien a nadie. Sabemos cómo son ustedes los cubanos. No auxilien a nadie. Y al menor contacto, usen el 'arma', el *sanitizer*. Échense sin miseria". Nosotros salíamos y preguntábamos, "¿Traen el arma?" Y si se nos quedaba, dábamos marcha atrás a buscarla.

El semanario estadounidense *New Yorker* relataba el 25 de agosto de 2014: "Los hospitales de Monrovia, la capital, están sobrecargados con pacientes de ébola y rechazan aceptar más gente... En las calles se acumulan los cadáveres infectados: la epidemia está en camino de adquirir tintes medievales". Pero Adame Cerón rectifica: la epidemia, dijo, había adquirido en realidad tintes neoliberales.

Si me asomo al balcón de enfrente, el paisaje es otro: confortables casas y condominios similares al que ocupamos, todos rodeados de muros y alambradas. Sus dueños son libaneses.

> El alojamiento fue directamente negociado con libaneses —me explica el doctor Pablo— con abogados de por medio, y nosotros no estamos acostumbrados a eso. Pensábamos que íbamos a llegar a una instalación y nos iban a decir, "Ustedes van a dormir y a comer aquí". No, tuvimos que hacer negocios, con abogados y un representante de la OMS. Fuimos a visitar muchas instalaciones de alojamiento hasta que definitivamente encontramos las tres que necesitábamos.

Sin embargo, dos veces al día se produce el inevitable corte de luz, muy breve en estas viviendas porque enseguida arranca la planta eléctrica. Hay otro problema: el agua en la ciudad. El habitante común se levanta cada mañana muy temprano para recogerla en pozos cercanos.

Recorremos algunas calles del barrio para identificar la casa que ocupaba la embajada de Cuba antes de estallar el conflicto armado. Parece ser una casona de dos plantas, con amplios jardines. Nos la imaginamos tal como debió ser, pero lo que vemos es una casa semiderruida y quemada, quién sabe si por obuses extraviados o por saqueadores ocasionales.

Traspaso la puerta de un muro perimetral que ya no

existe y descubro que dentro hay personas. En la acera de enfrente, unos hombres nos increpan. Mis acompañantes se acercan y explican. Esos restos de casa, evidentemente, acogen a familias que las han hecho suyas. La vivienda era la embajada de otro país, nos aclara presuroso un ocupante. Varias cuadras más adelante ubicamos otra residencia, que puede ser la que buscamos. Esta al parecer corrió mejor suerte, aunque los muros no nos dejan ver. Es actualmente la sede de una ONG estadounidense y los custodios no consienten en que nos asomemos.

Me cuido de juzgar. Vivimos cargados de imágenes falsas que la televisión y el cine, y más recientemente la Internet, introducen de contrabando en nuestra retina y predeterminan lo que miramos. No es que sean falsas del todo, es que conforman estereotipos infranqueables. Cuando, cámara en mano, buscamos la imagen preconcebida, estamos mirando sin ver. Quiero dar con los seres humanos que habitan la ciudad. Para entender al médico, hay que entender al paciente.

En las calles, muchos protestan airados si intentamos sacar la cámara. Al africano le molestan los fotógrafos impertinentes, los extranjeros que vienen a retratar la pobreza y convierten en paisaje a los seres humanos que habitan su continente, una y otra vez saqueado y humillado. Están cansados de ser objetos exóticos para viajeros indiferentes.

Unidad de Tratamiento al Ébola/ Ministerio de Defensa

La Unidad de Tratamiento al Ébola en la que trabajaron los cubanos ya no está activa cuando arribamos a Monrovia. Se encuentra frente a un edificio a medio construir y quemado, originalmente concebido para albergar al Ministerio de Defensa, una donación no concluida del gobierno libio de Ghadafi. Nos asomamos a la UTE, donde un grupo de liberianos ensaya el protocolo de ponerse y quitarse el traje especial, proceso de bioseguridad determinante para acceder a la zona roja. Hoy, lamentablemente, fue anunciado un nuevo caso confirmado de ébola en la ciudad. Las fronteras con los estados vecinos infectados son porosas.

El Centro es un hospital de campaña, con un diseño parecido a cualquier otro pero también con sus especificidades. Por lo general, estas instalaciones tienen los pabellones de lona, aunque el que construyeron los chinos en Liberia es un pequeño hospital, con la última tecnología, y un sistema de monitoreo de los pacientes por televisión. En Liberia los cubanos participaron en la construcción del Centro en el que trabajaron y le hicieron adecuaciones al proyecto original. El doctor Pablo Raventós Vaquer me explica:

> Visitamos varias Unidades de Tratamiento y ninguna era igual. Nadie sabía cuál era la unidad ideal de tratamiento al ébola, entonces cada cual tenía su propia concepción. La ONG Médicos sin Fronteras había hecho una, los norteamericanos otra y los chinos otra.

Meses después de esa visita, corroboro en La Habana, frente a un mapa del Centro en Liberia, las diferencias con el de Coyah, en Guinea, al que sí tuvimos acceso. En la UTE de Monrovia, aún en pleno funcionamiento, no hubiésemos podido fotografiar o filmar desde la zona verde los avatares interiores de la roja. Un pasillo central, ya en la zona de acceso prohibido, separaba dos mitades que repetían como en un espejo las mismas naves de hospitalización, aunque solo entró en servicio una mitad. Las puertas de entrada a la zona roja daban hacia el pasillo interior y no hacia la zona verde. Por demás, los pabellones estaban divididos internamente en pequeños cubículos de hospitalización.

El grupo de la avanzada —los doctores Dupuy y Raventós, el economista Andrés Marrero y Rolando Vergara, encargado de la logística— llegó a Monrovia el 4 de octubre. El día 6 visitaron por primera vez el Centro, ya en pleno auge constructivo. El doctor Pablo y luego los epidemiólogos hicieron sugerencias sobre la estructura y el flujo de pacientes y especialistas, que fueron aceptadas.

"Trabajar con los liberianos y los médicos de la Unión Africana fue una experiencia muy positiva —me dijo Dupuy—. La nuestra fue una Unidad de Tratamiento donde la solidaridad y el trabajo conjunto fueron ejemplares". El entrenamiento previo, que había comenzado en Cuba, en el Instituto Pedro Kourí, resultó meticuloso en todas sus fases. "Los profesores allá nos prepararon muy bien", me había reiterado el licenciado Eduardo Almora Rodríguez. Pero según cuenta Almora, en Monrovia el entrenamiento con pacientes ocurrió en el propio Centro:

> La fase tres fue muy importante aquí, porque la hicimos en la UTE con pacientes. Tuve el honor de haber sido el mentor de los cubanos por parte de la enfermería, conjuntamente con el doctor Osmany que fue el mentor por parte de los médicos, y nos tocó preparar a todo el colectivo. Fue una experiencia bonita, porque fue trabajando directamente con el paciente de ébola. El primer día, suave, pero como somos los cubanos, ya queríamos al segundo día coger una vena. Y yo les decía, "Suavecito, vamos a cogerla después". Fuimos por pasos. Nos preparamos bien.

Los testimonios de los enfermeros son elocuentes. Reinaldo Hernández Fuentes, de 41 años, oriundo de Santiago de Cuba, recuerda:

> En los primeros días había 42, 43 pacientes. Al entrar en la Unidad de Tratamiento veías que la sala estaba llena. Era muy duro saber que algunos, en un momento determinado, iban a morir, que no se podían salvar. Verlos pedir por sus vidas y no poder dar más de lo que dabas. Yo llegaba y quería pasar corriendo a la sala de confirmados, para ver cómo estaba el niño o la muchacha que había atendido en el turno anterior. Porque cuando lograbas que el paciente rebasara el quinto, el sexto día, las posibilidades de sobrevivencia eran de un 70, un 80 por ciento. Y ver a un niño de siete años, a una niña de 12, a una muchacha de 18 que se salvan, te produce una inmensa alegría.
>
> Tengo fotos ahí guardadas. Había un niño que perdió a la madre, al padre y al hermano; se quedó solo. La muchacha de 18 que lo cuidaba en la sala también se salvó, y se hizo cargo de él.

Era una pelea desigual, desesperanzadora. Los enfermeros y los médicos trabajaban duro, y estaban preparados para jornadas intensas. La recompensa de una vida salvada, sin embargo, no siempre llegaba. Era lo peor que podía sucederles a estos hombres dispuestos al sacrificio: la sensación de que trabajaban en vano. Los primeros recuerdos del enfermero Ricardo Zamora Álvarez de la Campa, oriundo de Pinar del Río, eran tristes:

> Llegaba ese niño en un estado avanzado de la enfermedad, y prácticamente ya no podías hacer casi nada. Igual, entrabas a la Unidad de Tratamiento y ya te lo encontrabas fallecido. Eran impactos muy fuertes y lo que siempre

nos venía a la mente eran nuestros hijos, prácticamente de la misma edad, cuatro, cinco años. Salvamos a muchos, pero fallecieron muchos también. Es una experiencia muy negativa que siempre va a quedar en la mente y en el recuerdo de esta misión.

Los enfermeros fueron los héroes de esta historia. Leonardo Fernández lo reconoce:

> A quienes yo admiré por su valentía fue a los enfermeros. Había una serie de tabúes escritos en los libros sobre lo que no se podía hacer, lo que no se podía tocar. No se podía poner un levin (sonda). No te podías acercar al paciente si estaba sangrando. Y los primeros que rompieron esa barrera fueron los enfermeros cubanos.

El doctor Somarriba, que estaba al frente en La Habana del Grupo Temporal de Trabajo del Ministerio de Salud Pública para la vigilancia al ébola, me hacía un cuento simpático sobre el tipo de atención médica que requieren las fiebres hemorrágicas:

> El ébola es una fiebre hemorrágica, y los cubanos tenemos experiencia en tratar fiebres hemorrágicas. No el ébola, pero el dengue lo es, y la letalidad por dengue en Cuba es súper baja. Sabemos tratarla. No hay tratamiento específico para estas enfermedades; es de sostén. Al enfermo hay que tocarlo. El profesor Armando Caballero, uno de nuestros mejores intensivistas, un día me dijo: "El tratamiento del dengue es encimático".
>
> Y yo le digo, "¿Enzimático? Hábleme de eso, yo no sé nada de eso".
>
> "Encimático con 'c'", me responde. "Hay que estar encima del paciente".

En el Centro había un árbol de la vida, un árbol donde se colgaban cintas negras cada vez que alguien fallecía, y cintas de colores por cada persona salvada, una práctica también empleada en el Centro de Maforki–Port Loko, de Sierra Leona. El doctor Fernández recuerda: "Fue muy reconfortante ver que a medida que pasaban los días, el árbol de la vida empezaba a llenarse de cintas rojas, azules, blancas: los colores de la vida". Cuando los cubanos llegaron, la letalidad era de un 90 por ciento. Cuando se hizo el balance final, antes de la partida, la letalidad —fallecidos contra ingresos confirmados de ébola— había descendido a un 45 por ciento. El ébola casi había desaparecido del país.

Sin embargo, era difícil aseverar que "se había ido". El primero de julio de 2015 reaparecería. Para agosto de ese año se habían notificado otros seis casos confirmados y dos fallecidos. El 3 de septiembre de 2015, la OMS declaraba nuevamente a Liberia "libre de ébola". Pero el asesino andaba "suelto", agazapado, a la espera, y no tardó en volver a mostrarse. El 20 de noviembre de 2015 se registraron tres nuevos casos.

Los hombres I

Tras las huellas del Contingente Henry Reeve

DOCTOR JUAN CARLOS DUPUY NÚÑEZ

Médico especialista en laboratorio clínico y en gerencia de salud, el doctor Dupuy posee un rasgo distintivo: habla, dicen todos, un inglés "británico". Lo aprendió de manera autodidacta, porque le gusta y porque ama la música anglosajona. Ello y su pericia organizacional lo llevaron a ser el coordinador fundador del Contingente Internacional de Médicos Especializados en Situaciones de Desastres y Graves Epidemias "Henry Reeve".

El contingente fue creado por Fidel en septiembre de 2005, con la intención declarada de socorrer a los habitantes de la ciudad de Nueva Orleans, Estados Unidos, arrasada por el huracán Katrina. El nombre del contingente expresaba su intención de tender puentes de solidaridad. Henry Reeve era un valiente neoyorquino enrolado en la guerra decimonónica de independencia de los cubanos contra el colonialismo español, que había llegado a merecer los grados de general. Murió en combate a los 26 años de edad.

El doctor Dupuy había servido antes en Eritrea, en el

noreste de África, como jefe de una brigada médica integrada por 46 colaboradores, de 2001 a 2004. Allí tuvo que organizar el Programa Integral de Salud y abrir la primera Escuela de Ciencias Médicas en lengua inglesa, con profesores cubanos. Cuando en 2005 fue convocado a La Habana para la constitución del contingente de 1500 médicos y enfermeros, recibió la encomienda de coordinar la preparación intensiva que se les dio en temas epidemiológicos y de desastres. Fue un período hermoso, caracterizado por largos encuentros con Fidel.

El 19 de septiembre de 2005 quedó constituido oficialmente el Contingente Henry Reeve. Pero las autoridades estadounidenses rechazaron el ofrecimiento cubano. "Fidel nos dijo que no nos amilanáramos", dijo el doctor Dupuy. "Que regresáramos a nuestros trabajos y que estuviésemos pendientes, porque el contingente iba a entrar en acción en cualquier momento". Al mes siguiente impactó la tormenta Stan en Guatemala y afectó a 12 de los 22 estados del país. Es el momento del estreno:

> Recuerdo que partí en el segundo vuelo. Se mandaron seis con un total de 600 cooperantes de aquellos primeros 1500 fundadores del Contingente Henry Reeve. Ayudamos a los damnificados por las intensas lluvias y los deslaves. Eran muchas las víctimas, personas aisladas. Como es lógico, en situaciones de inundaciones e intensas lluvias se producían enfermedades epidémicas: de la piel, diarreicas, respiratorias agudas, etc. Tuvimos la oportunidad de apoyar, mochila en mano, con un grupo de medicamentos —porque el contingente funciona desde el inicio de forma autosostenible— para garantizar la atención primaria esencial a los damnificados.

Pero tres meses más tarde el doctor Dupuy fue llamado a La Habana. Un terremoto había sacudido de forma despiadada el territorio de Pakistán, una tierra lejana con la que existían pocos vínculos. Su pericia y su dominio de la lengua inglesa determinaron que fuese escogido nuevamente para esa misión.

> La experiencia de Pakistán fue muy bonita desde el punto de vista del trabajo médico, profesional. Ahí estábamos inicialmente en Islamabad, y después fuimos a Abbottabad, porque se desplegaron 44 posiciones, de ellas 32 hospitales de campaña, y se decidió trasladar el puesto de dirección de la capital a Abbottabad, que estaba más cerca del epicentro. Teníamos un hospital de campaña bien importante en Muzaffarabat. Había otro en Mansehra y uno en Abbottabad. Eran tres grandes hospitales referenciales y, ya le digo, éramos 2 474 miembros en total. Creció en número el Contingente Henry Reeve, creció en experiencia.
>
> Allí estuve como coordinador siete meses, desde el inicio hasta el final. Tuvimos la oportunidad de atender más de 1 800 000 pacientes, con una cantidad importante de cirugías, partos, atenciones pediátricas. Y se enviaron a Cuba un número seleccionado de amputados para garantizarle las prótesis.

En 2006 el doctor Dupuy regresa a Cuba. Al año siguiente se produce el terremoto en Pisco, Perú. Es enviado por su experiencia en el despliegue de hospitales de campaña, con la misión de abrir los nuestros en la zona del desastre y después regresar. Pero su estancia se prolonga por cuatro meses. En Nigeria trabaja sin embargo de 2008 a 2011, al frente de un pequeño grupo que rediseña y construye un centro oftalmológico.

Cuando le pregunto cómo lo contactan para integrar la brigada que enfrentaría al ébola en Liberia, sonríe. Se encontraba a punto de partir hacia Arabia Saudita, en una misión de las que llaman "compensadas", cuando recibe una llamada de la Unidad Central de Cooperación Médica: "¿Estás dispuesto a sumarte a la epopeya del ébola?"

Yo aprendí a valorar la revolución fuera de Cuba

DOCTOR LEONARDO FERNÁNDEZ

Con sus 63 años, es uno de los especialistas de más edad en la misión y un referente para los jóvenes. Su apariencia circunspecta no ofrece indicios del muchacho que fue, de pelo largo y rebeldía rockera. Pero algo lo delata, quizás su sonrisa, o esos ojos pícaros que se achican al hablar.

> En Nicaragua fue donde me hice revolucionario. Cuando tenía 17 años, no se podía oír una canción de los Beatles, ni ir a un bar o estar en la calle hasta tarde en la noche. Y a pesar de que mi familia había pertenecido al Movimiento 26 de Julio, que mi papá y mi hermana estuvieron en la Sierra [Maestra], yo era un rebelde. No entendía. Me gustaba el rock y tenía el pelo largo. Pero me había educado en los principios de la revolución y un día me dijeron: "Hay esta situación". Levanté mi mano y arranqué. Y aprendí a valorar a Cuba. Yo aprendí a valorar la revolución estando fuera de Cuba.

Fue su primera misión, en 1979, a un mes del triunfo de la revolución sandinista. El dirigente sandinista Daniel Ortega lo comisionó como médico personal de Steadman

Fagoth Müller, posteriormente líder de los contras, y se radicó en Puerto Cabezas hasta 1981.

Recordé, cuando me lo contaba, que en 1999 yo entrevisté a Fagoth en su hacienda del río Coco, y me habló de los médicos cubanos: del que lo trató gratis y bien en Nicaragua, y del que lo operó en los Estados Unidos y le cobró 18 mil dólares.*

Después, en Cuba, el doctor Fernández hizo las especialidades de terapia intensiva y medicina interna. No volvió a salir de inmediato. "Nunca me anoté en aquellas bolsas de colaboradores [listas de voluntarios para futuras misiones internacionalistas]. Me parecía un absurdo. Hasta que Fidel hizo un llamado a los médicos para ir a los Estados Unidos, cuando el huracán Katrina. Fuimos seleccionados entre los primeros 150. Después creció hasta 1500 la brigada". No olvida el encuentro con Fidel en el coliseo de la Ciudad Deportiva de La Habana.

Sin embargo, el gobierno norteamericano no aceptó el ofrecimiento. Pero el terremoto en Pakistán y las inundaciones en México y Guatemala, también en 2005, hicieron que el contingente se dividiera en tres:

> A mí me tocó salir para Pakistán con un primer grupo, en su mayoría de médicos militares y algunos civiles con cierta experiencia en eventos de este tipo.
>
> Estando allá, [el entonces vicecanciller cubano] Bruno Rodríguez pidió nuestra disposición para seguir directo hacia Timor-Leste [en el Pacífico]. Fui de los que dijeron que sí. Levanté la mano pensando en que no iría, porque ya regresaba a Cuba, pero me seleccionaron. En Timor-Leste estuve dos años.

---

* Enrique Ubieta Gómez: *La utopía rearmada: Historias de un viaje al Nuevo Mundo*, Casa Editora Abril, La Habana, 2002, pp. 66–67.

Después vino el terremoto de Haití [en 2010] y pidieron voluntarios. Cuando hablan de voluntarios, levanto mi mano y después pregunto para qué. Allí inauguré la terapia intensiva en campaña.

Todavía le alcanza el tiempo para cumplir una misión "normal" en Mozambique, por dos años. Pero la prueba más difícil vendría con la epidemia del ébola. Sin embargo, le resta importancia:

Mira, el impacto mediático de esta misión —la propaganda que se ha diseminado por Facebook, por Internet— ha hecho que algunos de nosotros pensemos que hemos hecho algo extraordinario, que nos asumamos como héroes. Yo pienso que nosotros hemos cumplido con un deber, con una ética revolucionaria y con una ética médica.

¿Qué diferencia hay con nuestros compañeros que están en la selva de Brasil? ¿Qué diferencia hay con los que están en la selva de Venezuela, que están solos en comunidades indígenas durante meses? ¿Qué diferencia hay con los que están en aldeas de África?

Yo tengo la suerte de haber conocido parte de África. Yo viví, por ejemplo, en la capital de Mozambique; trabajaba en una terapia intensiva provincial. Pero había compañeros que vivían en la frontera, en la selva, con temperaturas de 48 grados [centígrados, o 118 grados Fahrenheit]…

¿Cuál es la diferencia? La diferencia es que esta fue una misión internacional muy conocida, mediática, a la que se le daba la importancia que tiene. Porque de verdad que hay que tener pantalones para decir "Voy" y enfrentarlo; es innegable. Pero era una tarea más.

Yo había oído hablar del ébola. Conozco el África. Había atacado fiebres hemorrágicas en Mozambique. Levanté la mano, y acá estoy. Nada del otro mundo. Es la vida. Mientras tenga fuerzas y me acepten, voy a donde tenga que ir.

La vida no tiene dobles historias

DOCTOR ÁNGEL ENRIQUE BETANCOURT CASANOVA

Nació en Centro Habana, pero su familia se mudó al barrio de San Isidro, en Habana Vieja, de donde era Yarini, el mítico proxeneta de principios del siglo XX. Ahora el doctor Betancourt vive cerca de la calle Obispo. Tiene su manera de hablar, y yo diría que su manera de vivir, porque es un hombre del barrio, de su barrio. Pero yo también viví en Centro Habana, y no me resultan extraños sus giros y maneras.

Que nadie se confunda: con 37 años es médico y especialista en pediatría. Tiene un hijo de seis años. Y tiene un padre que no está, pero siempre lo acompaña. Lo invoco, y antes de responder, precisa: "¿Cómo le hablo, en español o en centrohabanero?" "Como quieras", le digo.

> Mi papá: una de las personas que más respeto yo. Inclusive estando muerto. ¿Por qué? Por el ejemplo. Porque además, estando en Liberia, vengo yo y me encuentro que uno de los que están en la Comisión Médica fue alumno de mi papá. Mi papá era médico de Samora Machel, el presidente de Mozambique. Le hicieron un atentado al avión en que viajaba Samora Machel [en octubre de 1986] y se murió mi papá. Ya. Mi papá, buena

persona. Mi papá, buen médico. ¿Qué más le vas a pedir a la vida? Tenía 42 años.

Enrique, mi tocayo, estuvo en Angola de 2010 a 2012, en el Hospital General de Luanda, como pediatra. "Es complicado", me dice. "Mucha gente pobre que necesita de nosotros, mucha gente rica que se aprovecha de nosotros. ¿Angola? Dinero no había. Lo que se le queda a uno por dentro es la necesidad que tiene esa gente y la cantidad de cosas que nosotros podemos hacer por ellos".

Indago, quiero saber cómo se enroló en esta guerra contra el ébola:

> Me llamaron y entonces mi esposa me dijo que no dijera que sí. Todo el mundo lo sabía, pero yo tenía una historia, yo tengo mis cosas. Si mi papá se murió en aquel momento, por qué no voy a poder ir. Yo tengo que cumplir. Yo soy loco, yo no me parezco a nadie. Mi mujer no se quedó conforme, mi mamá no se quedó conforme, todos los días de este mundo han estado llorando.
>
> Esta es una misión suicida. Ustedes llegaron ahora y ya no tienen preocupaciones. Cuando se vayan para Sierra Leona, ustedes se van a dar cuenta del grado de preocupación y de estrés que van a tener. El grupo que tenemos es increíble; usted se siente seguro si sabe que tiene a dos o tres hermanos aquí. Es lo más importante. Lo demás es aprender a vivir con este panorama de la enfermedad.

El coronel doctor Pablo Raventós, su jefe —en Cuba es el director del Hospital Naval de La Habana, donde trabaja Betancourt—, cuenta la historia desde su perspectiva.

> Kike, Enriquito, es trabajador civil de las FAR [Fuerzas Armadas Revolucionarias de Cuba]. Lo mando a buscar.

Le digo, "Te estoy llamando, fíjate, no para que tú vayas al ébola, sino para irnos juntos. Ahora ya te puedo decir que si aceptas, nos vamos juntos". Y me dice, "Déjeme buscar las maletas". Y le digo, "No, espérate, espérate. Esto no es tan rápido, lleva un chequeo". Y vuelve a repetirme, "Yo voy a buscar la maleta para irme con usted". Así, tan rápido como eso.

Y de ahí se montó. Y con tanta suerte que la vida nos puso juntos en Liberia. Él era el único pediatra de la brigada. Y niños con ébola había muchos. Incluso, estableció las pautas de tratamiento de ébola en el niño, que las escribimos, las imprimimos y las pusimos a disposición de todos los grupos. Ese fue Kike. Con su forma centrohabanera, pero uno no imagina lo que es.

Aprovecho que Kike ha hecho una pausa, y lo provoco. Digo que hay personas que afirman que los médicos cubanos han venido por dinero. Me mira en silencio unos segundos.

Cuando a mí me llamaron —que de hecho me llamó mi director, Pablo, que además es mi compañero, y ojalá y ahora llegue a ser amigo mío— yo estaba de guardia ese día. No sé por qué la gente se mete a decir esas cosas, por qué se mete en esa candela, realmente. Estaba de guardia ese día, y me dijo, "Oye, Liberia, ébola, ¿qué es lo que vas a hacer?" Y le dije, "Yo no tengo problema, me voy pa'l ébola". Y eso fue sin saber lo que iba a ganar. Estuvimos casi dos meses en la UCCM [Unidad Central de Cooperación Médica].

El que quiera escuchar, que escuche. ¿Tú sabes cuándo yo vine a saber qué era lo que iba a ganar? Aquí en Liberia, cuando me pagaron el estipendio, a los 21 días. ¿Y entonces, quién es el que está desacreditándonos? ¿Quién está hablando de eso?

"En unos años tendrás la edad que tenía tu padre al morir", le digo.
"Sí, ahorita. ¿Y? La vida no tiene dobles historias. La vida es una sola", responde.

Sierra Leona

El aeropuerto internacional de la capital sierraleonesa de Freetown está ubicado en el distrito de Port Loko, en la ribera superior de una amplia bahía de bolsa. En la orilla opuesta, sin que pueda vislumbrarse por la distancia, espera la ciudad. Para llegar a Freetown hay que bordear la bahía, por caminos a veces asfaltados, a veces no, pero siempre colmados de vehículos. El recorrido puede durar, en dependencia del tráfico, entre tres y cuatro horas. Hay otra opción: cruzar por mar.

El ferry aún no está disponible cuando llegamos. La epidemia del ébola hizo que interrumpiera el servicio. No debe ser el mismo que abordara Fidel junto al entonces presidente Siaka Stevens el 7 de mayo de 1972, en una rápida visita al país, recién establecidas las relaciones diplomáticas. Pero hay una lancha, relativamente cómoda, aunque cara (el pasaje cuesta 40 dólares por persona, solo en una dirección), que nos traslada en 25 minutos.

En el muelle nos recibe Antonio Pubillones Izaguirre, el

encargado de negocios interino de Cuba. Al igual que en Monrovia, él había abierto, con la llegada de los médicos, una oficina diplomática en el país, atendida desde Accra por el embajador concurrente. Nos servirá de intermediario y lazarillo en el escenario político sierraleonés, y también de traductor.

En la ciudad se mezclan las viviendas confortables y las de barro o zinc, las calles asfaltadas y los terraplenes de polvo o fango, según la época. También los muchos autos y los aún más numerosos vendedores ambulantes, con sus cestas, jabas, cubos o bandejas en la cabeza, llenas de las más disímiles mercancías. Las camionetas del transporte público pasan atestadas de pasajeros, indiferentes al peligro del contacto personal con algún portador del virus. Todo es más pequeño, más concentrado acaso, y en el centro, algunas construcciones exhiben cierto aire de "trópico británico".

Nos hospedamos en un hostal, frente al mar, cuyo nombre es Leisure Lodge Hotel. Un terraplén estrecho que se asoma a la calle, curvo como un garfio, flanqueado al inicio de viviendas paupérrimas que nada bueno auguran, nos lleva hasta el portón del hotelito de dos plantas, al que anteceden, inexplicablemente, dos casas particulares casi de lujo.

En la habitación, ubicada en el segundo piso, un enorme mosquitero cuelga del techo sobre la cama, aunque el viejo aparato de aire acondicionado funciona. En sentido opuesto a la puerta del cuarto hay un balconcito con vista al mar y a un solar yermo. Pero no me animo a abrirlo; los mosquitos acechan y son enemigos peligrosos. En este hotelito estuvieron, recién llegados, algunos médicos y enfermeros cubanos.

La ciudad no se amilana, no se recoge, a pesar de que la epidemia marca todavía, como promedio, a siete personas

"Estamos seguros de que voluntarios no faltarán. De que se van a ofrecer más, como expresión del espíritu de solidaridad de nuestro pueblo con un pueblo amigo que está peor que nosotros".
—Fidel Castro, 1962

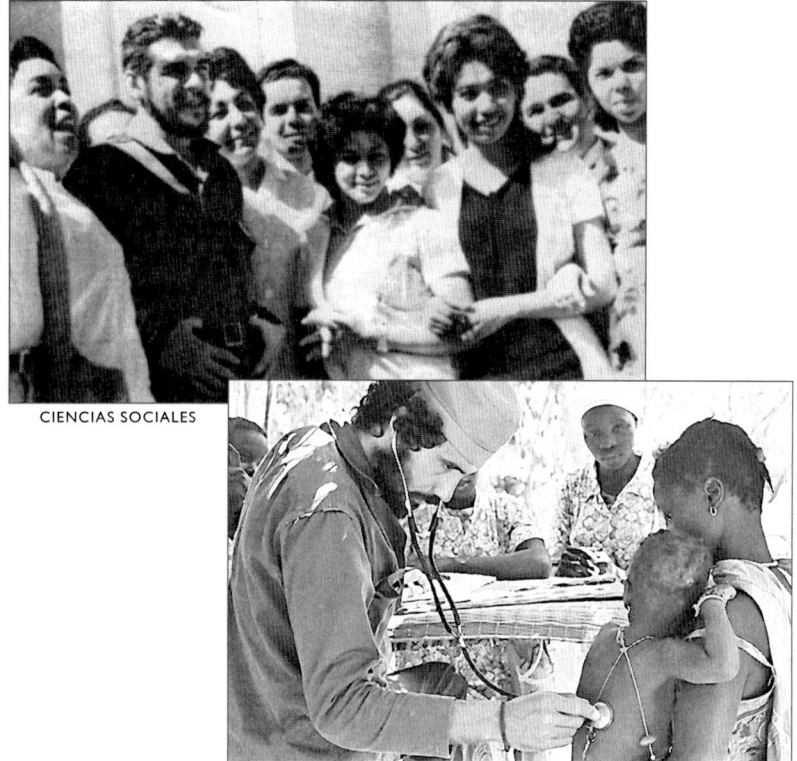

CIENCIAS SOCIALES

"Es difícil encontrar un país africano que no haya recibido ayuda de nuestra pequeña isla", dice Enrique Ubieta.

Arriba: Ernesto Che Guevara (segundo de la izq.) con voluntarios cubanos en Argelia, 1964, en la primera misión médica internacionalista cubana. Hoy unos 50 mil voluntarios médicos cubanos trabajan en más de 60 países.

Abajo: Médico cubano entrena a estudiantes mientras atiende a pacientes durante lucha de liberación en Guinea-Bissau, nación que se independizó del coloniaje portugués en 1974.

"La aplastante victoria del pueblo cubano en 1959 se convirtió en ejemplo de lo que una pequeña nación, luchando por sí misma, puede hacer también por los demás". — Fidel Castro, 2014

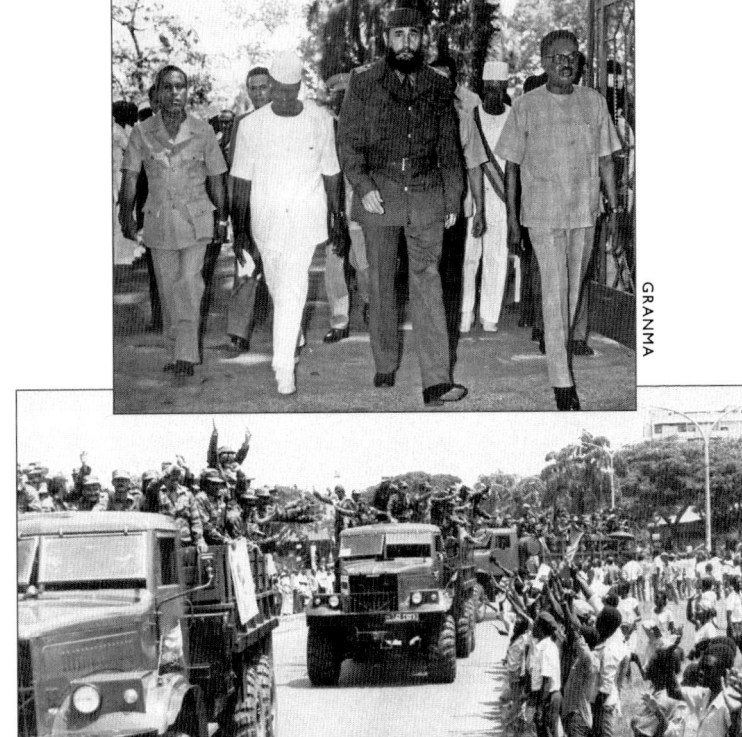

Arriba: Conakry, Guinea, marzo 1976. Fidel Castro con dirigentes africanos cuando fuerzas angolanas y cubanas derrotaban invasión de Angola por régimen sudafricano del apartheid. De der. a izq.: Agostinho Neto, presidente de Angola; Fidel Castro; Ahmed Sékou Touré, presidente de Guinea; Luis Cabral, presidente de Guinea-Bissau.

Abajo: Luanda, Angola, enero 1989. Multitudes se despiden de combatientes internacionalistas que regresan a Cuba. De 1975 a 1991, unos 425 mil voluntarios cubanos respondieron a solicitud del gobierno angolano para defender el país de repetidas invasiones sudafricanas.

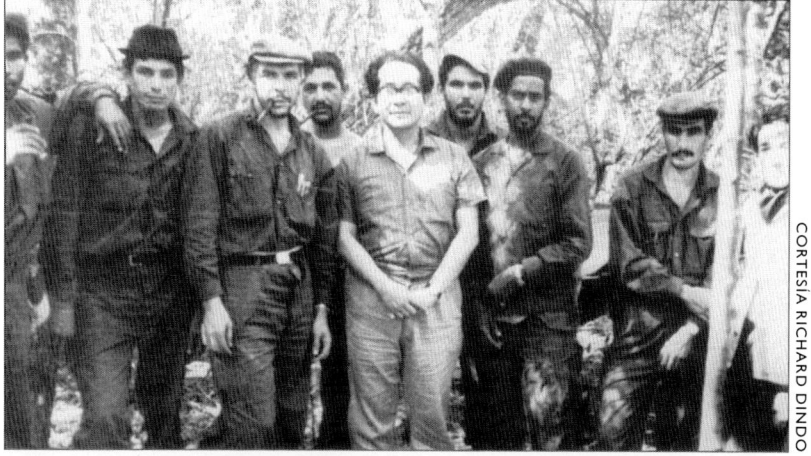

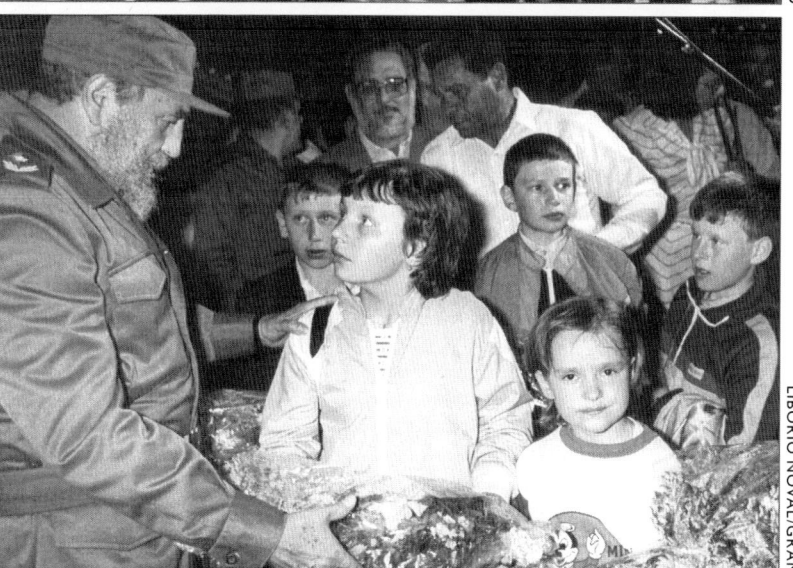

Arriba: Sur de Bolivia, diciembre 1966. Ernesto Che Guevara (3ro. de la izq.) con parte de la guerrilla que buscaba forjar un movimiento combativo de trabajadores y campesinos para iniciar la revolución socialista en Sudamérica.

Abajo: La Habana, marzo 1990. El presidente cubano Fidel Castro recibe a niños víctimas del desastre nuclear de 1986 en Chernobil, Ucrania, a su llegada a Cuba. A lo largo de 20 años, trabajadores médicos cubanos atendieron a 25 mil niños y otros afectados por la explosión radiactiva.

"**Precisamente porque tenemos el poder revolucionario, se brinda atención médica a todos**".
—Enrique Ubieta

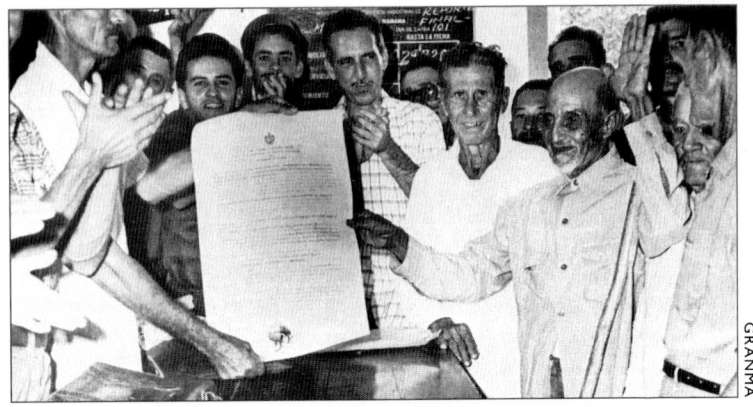

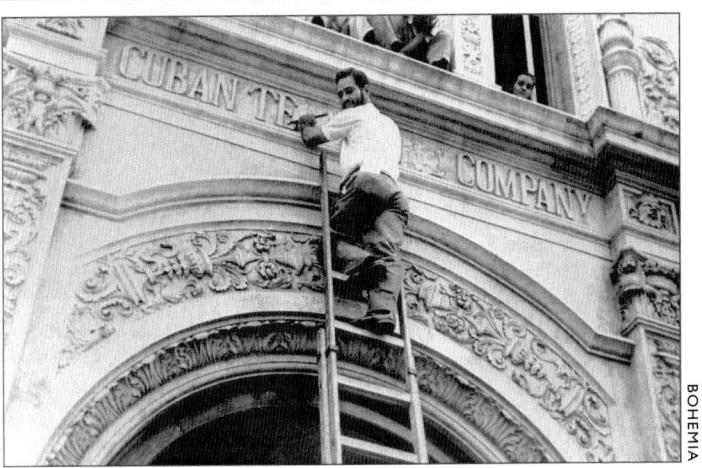

En Cuba el pueblo trabajador hizo una revolución socialista. Tomó el poder estatal, derrocó el dominio y la propiedad capitalista, y edificó nuevas relaciones sociales. Millones se transformaron en ese proceso.

Arriba: Campesino recibe título de la tierra que trabaja, bajo la nueva ley de reforma agraria de mayo de 1959.

Abajo: Obrero telefónico quita nombre de la sede de ex empresa norteamericana Cuban Telephone Company, agosto 1960, tras nacionalización de industrias imperialistas en Cuba por el pueblo trabajador cubano y su gobierno.

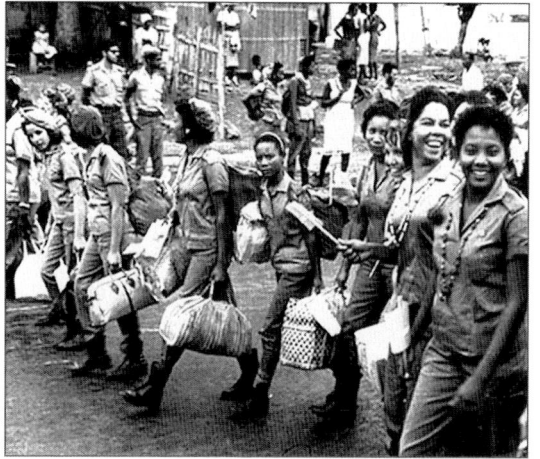

Izquierda: Alfabetizadores voluntarios cubanos van rumbo a zonas rurales, 1961. Cientos de miles aprendieron a leer y escribir. Al cabo de un año, prácticamente se erradicó el analfabetismo en Cuba.

GRANMA

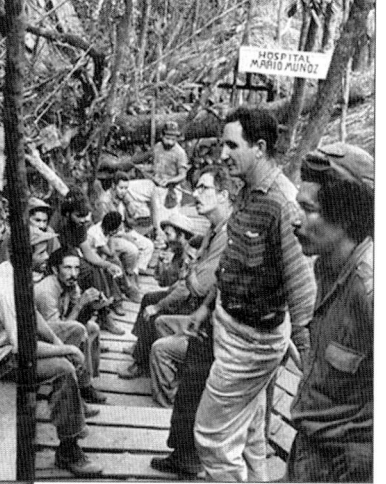

Derecha: Hospital de campaña en territorio liberado por fuerzas revolucionarias dirigidas por Fidel Castro, Cuba oriental, fines de 1958. Durante la lucha contra la dictadura de Batista, clínicas del Ejército Rebelde atendieron a campesinos y combatientes sin distinción, incluso a soldados del gobierno heridos.

UNIVERSIDAD YALE

Izquierda: Birán, Cuba oriental, 2016. Médico de la familia hace chequeo durante una visita a hogares rurales. Todos los cubanos tienen acceso a una atención médica de calidad, sin costo al paciente, gracias a la revolución socialista cubana.

En EEUU, las relaciones capitalistas de "sálvese quien pueda" obligan a familias a responsabilizarse de necesidades sociales como la atención médica, que decenas de millones no pueden costear.

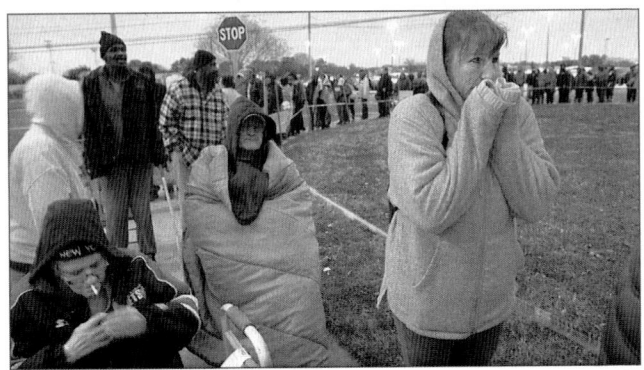

LINDA DAVIDSON/GETTY IMAGES

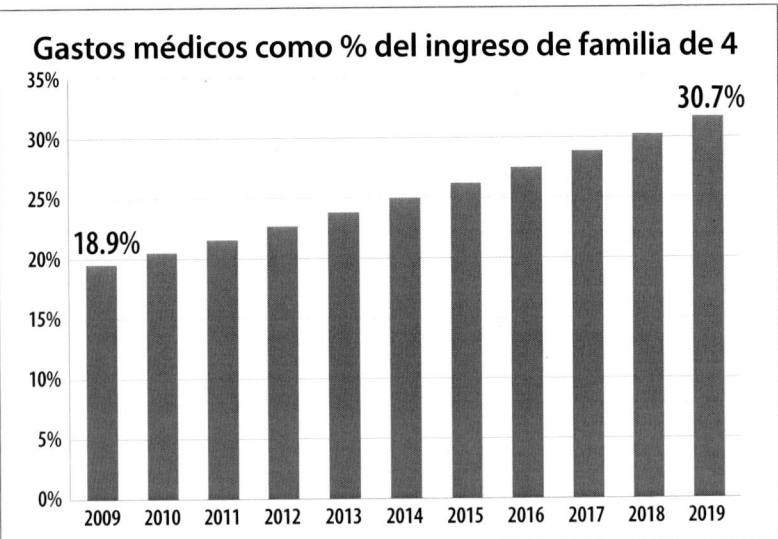

FUENTES: MILLIMAN MEDICAL INDEX, CENTER FOR AMERICAN PROGRESS

Arriba: Salisbury, Maryland, 2017. Cientos hacen cola antes del amanecer para recibir atención dental en una clínica gratuita de dos días. Muchos como Dee Matello (al frente) no habían visto a un dentista en años porque es demasiado caro.

Abajo: Los crecientes gastos médicos consumen una parte más y más grande de los ingresos del pueblo trabajador en Estados Unidos.

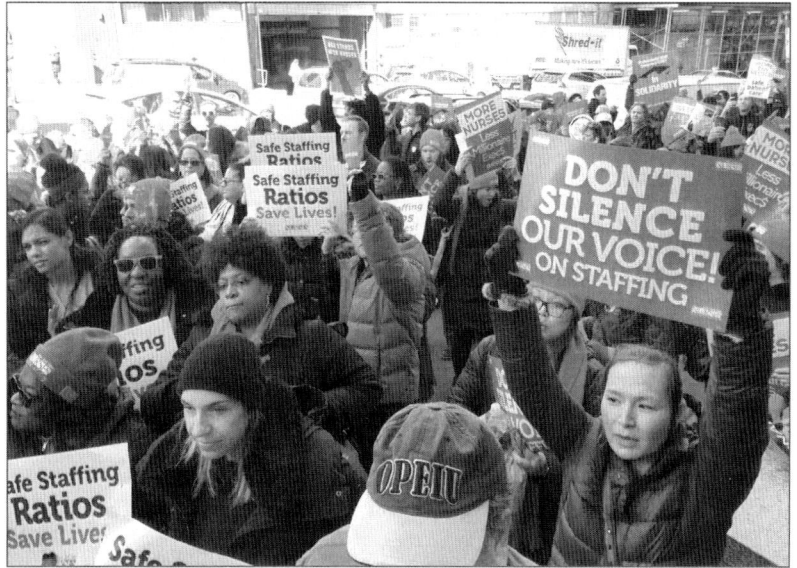

WILLIE COTTON/MILITANTE

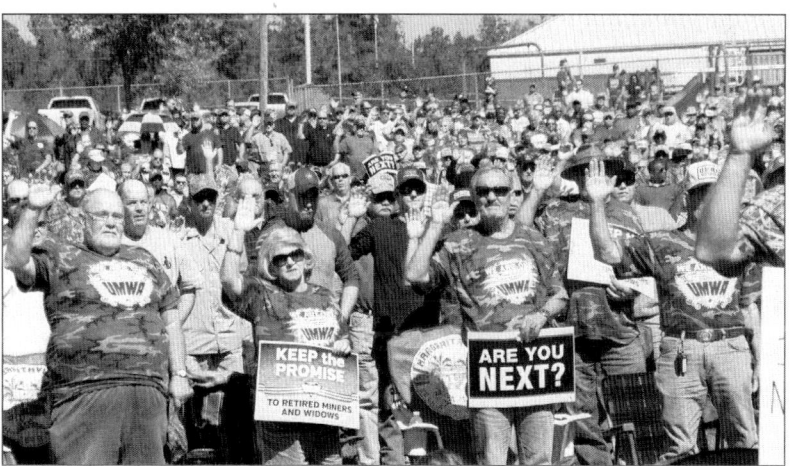

SINDICATO UNIDO DE MINEROS

Arriba: Nueva York, marzo 2019. Cientos de enfermeras se manifiestan frente al hospital Mount Sinai durante lucha por convenio. Reclamaron la contratación de más enfermeras. La falta de personal, dijeron, significa mayores ganancias para los dueños de hospitales, pero peor atención para los pacientes.

Abajo: Brookwood, Alabama, octubre 2015. Miembros y partidarios del Sindicato Unido de Mineros (UMWA) protestan contra recortes de pensiones y beneficios médicos para jubilados y viudas.

"Si los combatientes cubanos en Angola dieron un ejemplo que no podrá borrarse nunca, también la acción heroica del ejército de batas blancas ocupará un lugar de honor".

— Fidel Castro, 2014

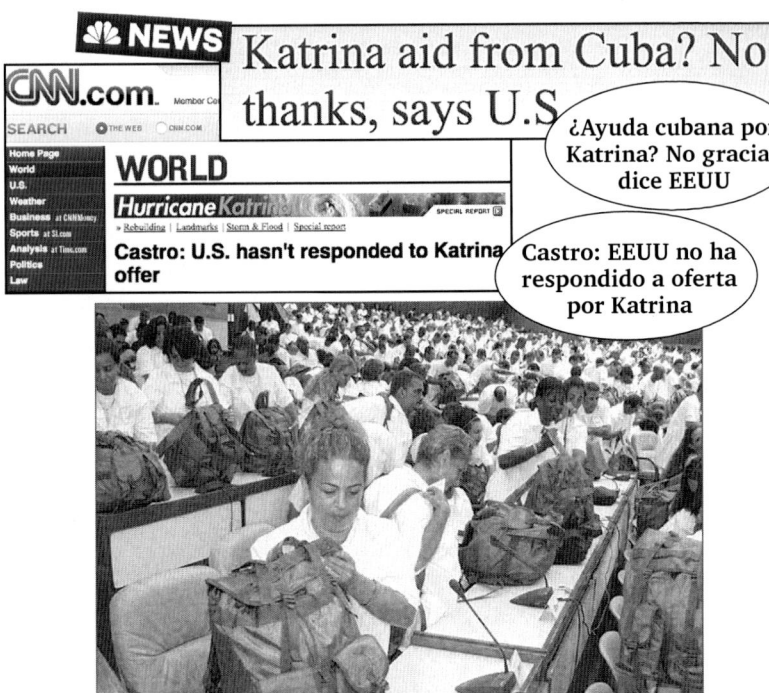

Arriba: La Habana, septiembre 2005. Unos 1500 miembros del contingente médico Henry Reeve, listos para volar a Louisiana y atender a damnificados del huracán Katrina. Washington rechazó rotundamente la oferta.

Derecha: Después de que Washington rechazara la ayuda cubana, el Contingente Henry Reeve fue a Pakistán a atender a damnificados de un terremoto. Desde entonces ha brindado atención urgente en decenas de países.

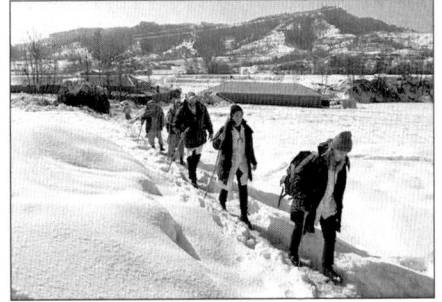

JUVENAL BALÁN/GRANMA

por día. Otras enfermedades cobran más vidas y son más antiguas. La gente no parece temerle a este juego de dados. La epidemia ha cedido, y la población retoma su vida. El doctor Jorge Delgado Bastillo, sin embargo, recuerda el impacto de los primeros días:

> Cuando llegamos, las estadísticas fluctuaban entre 100 o 200 casos por día. El 26 de septiembre [de 2014] yo entré a uno de los primeros hospitales que se abrieron aquí para el tratamiento del ébola, de la academia de la policía. Tenía 100 camas. Todas estaban ocupadas. Tenían poco personal para atenderlos. Encontré pacientes fallecidos en las camas. Otros estaban en el piso, se habían caído de la cama, o clamaban por algo.
>
> Yo entré, totalmente protegido, para mirar el ambiente en el que posteriormente vendría a trabajar mi gente. Por ese centro de tratamiento pasaron todos los cubanos vestidos con el traje, las manos recogidas, solo para una ambientación sicológica. Porque esto tiene tres fases: la teórica, la de simulación y la práctica. La de simulación la hicimos dentro de ese hospital, 15 personas por día. Pasaban, pero no tocaban nada; miraban, estaban una hora adentro y salían. Entonces chequeábamos la desinfección, las soluciones de cloro.

Fue el joven doctor Rotceh Ríos Molina, especialista en medicina interna, con apenas 29 años de edad, la persona designada para guiar a sus compañeros en las visitas de simulación al Centro que radicaba en el local de la academia de policía. Junto a los doctores Felipe Delgado, epidemiólogo y hermano gemelo de Jorge, y Manuel Seijas Gutiérrez, posteriormente designado como coordinador del equipo de Maforki–Port Loko, el doctor Rotceh había participado en la visita a dos de los tres centros de atención al ébola que existían en Freetown y conocía muy bien sus características:

> En ese momento solo existían tres Centros habilitados. Uno era con personal nativo, en la academia de policía —un local habilitado con el objetivo de atender a los pacientes de ébola—, y ya se habían enfermado dos médicos. Había otro de la ONG Médicos sin Fronteras, que era el de mejores condiciones higiénico-sanitarias y atención médica.
>
> El tercero era un *holding center*, para "almacenar" pacientes hasta que se confirmase si eran positivos o negativos. Pero se cometían muchos errores clínicos y epidemiológicos, porque ponían a los pacientes confirmados junto a los no confirmados, y cuando llegaba un resultado negativo, esa persona ya se había infectado en la sala y era enviado a la calle. Entonces se ampliaba la cadena de contactos.
>
> El *holding center* estaba en una localidad que se llamaba Newton, en el área periférica urbana, a 48 kilómetros [30 millas] de Freetown, aproximadamente. Era una escuela primaria, donde sacaron las mesas y habilitaron unas camas. Pero allí ponían a todos juntos —los positivos y los negativos— y las muestras se demoraban en regresar del laboratorio hasta siete días. Era desastroso.
>
> El Centro de Médicos sin Fronteras no lo visitamos. No establecieron relaciones con los cubanos, aunque después participamos juntos en algunas reuniones e intercambiamos experiencias.

El gobierno dicta esporádicos toques de queda, y comprueba la temperatura de choferes y pasajeros en puntos claves de la ciudad y sus alrededores. En cada establecimiento, al entrar, hay que lavarse las manos en un tanque de agua con cloro. A veces las medidas son más drásticas. Según afirma Adame Cerón:

> El 27 de noviembre Sierra Leona ordenó el cierre durante tres días de todas las tiendas y mercados (excepto las farmacias) de Freetown, su capital. Su alcalde, Sam Franklyn Gibson, pidió a la población ropa larga y evitar el contacto personal con otras personas en la mayor medida posible, esto para reducir las posibilidades de contagio del virus a través del sudor. (p. 179)

En Sierra Leona, como en Guinea, los laboratorios eran insuficientes. El resultado de los análisis de ébola podía demorar días, lo que no contribuía a la erradicación de la epidemia.

Seis meses después del arribo de los cubanos al país, todavía era insatisfactoria la situación:

> La semana pasada fluctuaba entre cuatro, cinco casos por día: días de ocho, días de cero. Pero todo dependía de la agilidad del laboratorio, que podía tener 20 muestras guardadas —se lamenta el doctor Delgado— y te daba el resultado al día siguiente. Y esas muestras positivas podían corresponder a tres, cuatro días atrás.
>
> Eso era un problema serio aquí, que se mejoró paulatinamente al contar ya con 12 laboratorios. Este mismo de Kerry Town tuvo su propio laboratorio británico, del Ministerio de Salud de Gran Bretaña. Sudáfrica tiene uno muy bueno también y los australianos montaron otro. El CDC de Atlanta también tiene uno por la zona de Kenema. Después vino la ONG GOAL, y cerquita de Port Loko hizo otro.
>
> Antes, las muestras de Port Loko viajaban hasta la capital para hacer cola y esperar por el diagnóstico. Se rom-

pían muestras. Nunca se supo el resultado de algunas. Existía un gran descontrol en eso. El país, sencillamente, no estaba preparado para la epidemia.

Freetown se reserva dos cartas de particular encanto: el litoral de playa —que en Monrovia no parece ser parte de la vida de ciudad— y las montañas, por las que suben y bajan edificaciones. Las dos capitales, Freetown y Monrovia, carecen de un sistema mínimo para la distribución de agua y de la suficiente capacidad de generación eléctrica. En los últimos años el ritmo de crecimiento de la economía en Sierra Leona fue relativamente alto, de los mayores de África, si entendemos que partía de niveles muy bajos (era considerado uno de los países más pobres del mundo). Pero el ébola lo frenó y revirtió todo. Los inversores huyeron.

El doctor Samura Kamara, canciller de Sierra Leona, nos comentó apesadumbrado:

> El ébola es la segunda crisis que tenemos en el país en los últimos años. En 2002 concluimos un período de 11 años de guerra, y cuando avanzábamos como un país normal, con actividades de desarrollo, en mayo de 2014 llegó el ébola y nos hizo mucho daño. Hemos luchado desde el primer momento y, afortunadamente para nosotros, la comunidad internacional vino a prestarnos ayuda. Tenemos que estar muy agradecidos al gobierno y al pueblo de Cuba por enviar un enorme contingente médico, que estuvo disponible desde el primer momento. Nos ha ayudado a contener el ébola en nuestro país.

Todos los proyectos económicos se paralizaron, porque la contraparte canceló los contratos. El ministro sierraleonés de finanzas, Kaifala Marah, dijo en octubre de 2014 que la crisis del ébola producía los mismos efectos que un "embargo económico". Adame Cerón precisa, "El 13 de octubre se da el siguiente reporte: en toda la zona del ébola, las tiendas se cerraron, los hoteles están vacíos, se han cancelado vuelos y se han abandonado campos de cultivo, además de que se detuvieron las inversiones". (p. 191)

Muy cerca del nuestro se encontraba el Hotel Mariam, en el que radicaba un numeroso grupo de colaboradores cubanos (era ya tradicional que los cubanos que esporádicamente llegaban a esta capital se hospedaran en ese hotel) y su "estado mayor". No es muy lujoso, pero sus trabajadores se esmeraban en la atención.

> El entrenamiento —recuerda el doctor Jorge Delgado— lo empezamos a hacer por grupos en el Hotel Mariam. Traíamos a los cooperantes del Hotel Compañero, del Barmoy, del Seaside. Pero había pocos profesores. Teresa, una profesora de Barcelona, venía al Hotel Mariam y daba sus clases por grupos de a 20, y eso dilataba el entrenamiento. Y mientras todo iba ocurriendo, seguían las gestiones con la OMS y el Ministerio [de Salud] para determinar dónde pondríamos a trabajar a la gente.
>
> No descansamos hasta que nuestros compañeros se acostumbraran a usar el PPE [*Personal Protection Equipment*, Equipo Personal de Protección] como el traje habitual de cada día. Pedimos un gran abastecimiento de trajes a la OMS. Hicimos el entrenamiento primero en frío, en cada hotel, escondidos en los cuartos para que los huéspedes de los hoteles no se asustaran. Pero había que tener el traje puesto dos horas al día, todos los días, incluso sábado y domingo. Y yo lo reportaba para Cuba, hasta que me indicaron allá que los dejara descansar los domingos. La OMS certificó con todo rigor la pericia de cada compañero en el uso del traje. A veces hacían algo

mal, se ponían nerviosos, y se repetía el ejercicio. Todos estaban conscientes del riesgo.

Las Unidades de Tratamiento al Ébola en Sierra Leona

A diferencia de Guinea y de Liberia, donde el número de colaboradores cubanos permitía su concentración en una sola unidad, en Sierra Leona los 165 voluntarios se distribuyeron en grandes grupos por varias instalaciones. Los cubanos fueron ubicados en las Unidades de Tratamiento al Ébola de Kerry Town, de Maforki–Port Loko y de ADRA en Waterloo. También trabajaron en el hospital materno infantil Ola During, en su centro de observación del ébola, un *holding center* que remitía a los pacientes confirmados de esa enfermedad a otros centros.

Tuvo que pasar un mes antes de que se inaugurase la unidad británica de tratamiento al ébola de Kerry Town, en un barrio rural cerca del área de Waterloo, con 80 camas para la población. Fue gestionado por una ONG de aquel país llamada Save the Children (Salvar a los Niños), al frente de la cual se encontraba un coronel retirado. La instalación incluía, fuera de su jurisdicción, una sección hospitalaria de la armada británica con 20 camas para sus profesionales y militares enfermos. En ese segmento también serían atendidos enfermos cubanos con fiebre, según indicaba el protocolo. "Sufrieron el estrés de estar allí, hasta que sus resultados de ébola dieron negativo", me dijo Delgado. Allí estuvieron Reinaldo Villafranca Lantigua y Félix Báez Sarria.

La ONG Save the Children solicitó de manera expresa, a

pesar de ciertos reparos iniciales, la colaboración del personal médico cubano. El doctor Delgado recuerda:

> Ellos sabían por referencias o por experiencias vividas, no sé, que el trabajo cubano iba a ser bueno. Quizás la comunicación en inglés no tanto, pero sí la pericia médica. Nosotros les dimos las listas, ellos seleccionaron a las personas y estas pasaron el entrenamiento allí. Hay que decir que aprendieron a la misma vez que nosotros, pues tienen gran experiencia de trabajo en el terreno con los niños, pero no en este tipo de actividad.

Las dos unidades de mejor trabajo, por el número de pacientes atendidos y salvados, fueron sin dudas Kerry Town y Port Loko: la primera con mejores condiciones quizás; la segunda, en el foco caliente de la epidemia. "Kerry Town era el buque insignia, porque se trabajaba 24 horas continuas. Así fue hasta el 9 de marzo [de 2015], en rotaciones de seis horas. En los otros tres lugares, por decisión de las autoridades, nosotros cubríamos los turnos de ocho de la mañana a ocho de la noche", me dijo el doctor Delgado.

El 4 de noviembre fue la inauguración oficial de la unidad de Kerry Town, con la presencia del presidente del país y de las más altas autoridades de la OMS en Sierra Leona, de la ONG Save the Children y del embajador concurrente de Cuba. Nuestra bandera ondeó desde entonces en la instalación, junto a la británica y a la sierraleonesa. El grupo que trabajó en ese centro fue coordinado por el doctor Ramiro Guedes Díaz, el brigadista cubano que más veces accedió a la zona roja de un hospital de ébola.

Visitamos la unidad de Kerry Town y entrevistamos al apesadumbrado —ante la ya inminente partida de los cubanos— Andy Mason, el director británico:

Cuando se trabaja con el ébola todo es difícil, especialmente si no lo has hecho antes. Y lo que hicimos fue traer a diferentes grupos para hacerlo con efectividad. Aquí estuvimos Save the Children, la brigada cubana, el ministerio británico de salud, que eran todos los que trabajaban en el laboratorio del gobierno británico, y luego también los hermanos y hermanas de Sierra Leona. Pero la parte central de esta capacidad de respuesta era la brigada cubana. Ese era el corazón de la respuesta aquí.

No creo que decir una cifra de cuántos han sido salvados, de cuántos sobrevivieron o cuántos murieron, sea la manera más apropiada para hablar de la lucha contra el ébola. Pero en mi humilde opinión, este es el mejor Centro de Tratamiento al Ébola en todo el mundo. Tengo la confianza —y no soy médico ni epidemiólogo— de que nuestras cifras van a demostrar eso, cómo ha bajado la mortalidad. Eso no hubiese sido posible sin un tratamiento, sin un cuidado esmerado de los pacientes. Y nuestros colegas cubanos fueron fundamentales en ese cuidado.

Ante la pregunta final, formulada para la televisión cubana, de qué mensaje deseaba transmitirles a los cubanos, Mason fue enfático: "Lo primero que les diría a los cubanos es gracias por habernos permitido contar con los buenísimos enfermeros y médicos que hemos tenido. Lo segundo es que, por favor, si es posible para el futuro, permitan que estos médicos y enfermeros puedan trabajar nuevamente con Save the Children en cualquier lugar del mundo".

En Maforki-Port Loko se ubicaron 42 brigadistas: 25 enfermeros y 17 médicos. La Unidad de Tratamiento al Ébola disponía de 106 camas. Durante la estadía de los cubanos se atendieron a 499 pacientes (con un por ciento elevado de confirmados de ébola) y se salvaron 132 vidas. "Más de tres vidas salvadas por colaborador", me dijo con orgullo el doctor Manuel Seijas González, coordinador del equipo cubano en esa unidad.

El distrito de Port Loko es un área muy pobre, una zona rural de escasa infraestructura y pocas fuentes de empleo. La electricidad es un bien de la modernidad que solo existe para aquellos que tienen poder adquisitivo y han instalado plantas o grupos electrógenos que garantizan, al menos, el horario de la noche. Antes de que apareciese el ébola, se construía una hidroeléctrica en el río, pero la inversión quedó paralizada. Las minas de hierro fueron abandonadas. No existen mecanismos para el tratamiento del agua. El río que atraviesa el pueblo y algunos pozos son las únicas fuentes. Pero tener un pozo es también un lujo. La mayoría de las casas son de ladrillos de adobe. El doctor Seijas se siente satisfecho de haber estado al frente del equipo cubano en ese distrito:

> Antes de que llegáramos a Port Loko, la letalidad estaba en un 90 por ciento. Los pacientes pensaban que ir a un centro de tratamiento era ir a morir. Esto se revirtió con nuestra presencia. Más o menos al mes, logramos disminuir a casi la mitad las muertes, y los pacientes empezaron a pedir ser atendidos allí donde estaban los cubanos.
>
> Nos convertimos en el centro de referencia, con la tasa de letalidad más baja entre todos los que existían en el distrito. En eso influyó el trabajo desarrollado por cada uno de los compañeros nuestros. El grupo se cohesionó muy rápido, mantuvo una gran disciplina y una gran consagración al trabajo.

Seijas fue uno de los tres médicos —junto a los doctores Felipe Delgado y Rotceh Ríos— que evaluaron previamente los Centros que se encontraban en funcionamiento para determinar dónde se insertarían los brigadistas. "La primera vez que entras, es un momento tenso. Te estás enfrentando a una actividad desconocida; estás frente a un virus de muy alta letalidad, un enemigo que no puedes ver… uno miraba hacia los lados diciéndose, '¿Dónde está?'", afirma y sonríe.

También en este Centro hubo un árbol de la vida. El licenciado en enfermería Carlos Reyes recordaba, momentos antes de su regreso a Cuba: "Nuestro árbol, una plantica de mango, estaba al frente del Centro. Cada vez que se producía un egreso, sobre todo de un niño, se ataba una cinta de cualquier color a una rama. Dejamos el árbol casi completamente lleno de cintas de vida, hasta en sus ramas exteriores".

La Unidad de Tratamiento al Ébola de ADRA en Waterloo se hallaba en una pequeña comunidad rural. El nombre alude a una importante victoria militar, más recordada por la envergadura del derrotado: Napoleón. Nada que ver con la historia de África. Waterloo ADRA no podría recordarse como el lugar de una derrota: la muerte fue cercada, tratada de tú a tú, y las estadísticas adquirieron rostro. La pelea empezaba y terminaba en cada paciente. El licenciado en enfermería Juan Carlos Curbelo rememora un hecho que se repitió en otras instalaciones:

> Este era un Centro del gobierno, la disponibilidad de recursos era mínima; nada comparable a la de Kerry Town. En el *holding center* de pacientes sin confirmar había una embarazada con diagnóstico de ébola. Necesitaba una transfusión y el hospital no contaba con los recursos para comprar las bolsas de sangre. El doctor Rotceh nos convocó a una "ponina": que cada cual diera lo que tuviese en ese momento, 10 mil, 20 mil leones. Cada bolsa costaba 40,

45 dólares, y un dólar eran 5 mil leones. Entre todos reunimos el dinero, compramos las dos bolsas y la transfundimos. La jefa de enfermeras del hospital nos decía que aquello era inútil, que de todos modos se iba a morir. Pero no podíamos dejar de hacer lo posible por salvarla. Al cabo de los días la mujer falleció, pero estábamos tranquilos con nuestra conciencia.

Salvar una vida, una sola, era importante. El Centro tenía una característica: había sido designado para atender a las pacientes embarazadas con ébola y siete de las camas estaban destinadas a ese propósito. La instalación era un hospital de la iglesia adventista, o más bien un policlínico, según los conceptos cubanos, con servicios de cirugía menor, de laboratorio e imaginología. El gobierno lo rentó cuando empezó la epidemia. Tenía 66 camas: 10 en dos casas de campaña (cinco y cinco) para sospechosos y probables, y 56 para pacientes confirmados, en la sala de hospitalización. Incluso esta área se dividía en dos: la de los más graves y la de los convalecientes.

Allí se produjo el primer parto institucional de Sierra Leona a una paciente con ébola, a cargo del doctor Elionis Escobar Rojas, cirujano del hospital Finlay en La Habana, y del doctor Juan Andrés Morells, un ginecólogo de Santiago de Cuba. Aunque el parto fue exitoso, la paciente y el bebé fallecieron después por complicaciones propias del ébola. El doctor Rotceh Ríos Molina, responsable del equipo médico cubano en ese Centro, recuerda:

> Cuando llegamos, el Centro estaba cerrado, faltaban insumos. Éramos 37 compañeros y yo, 38 en total (12 médicos y 26 enfermeros). Encontramos a dos médicos nacionales, más el director del Centro, y 12 enfermeros. Nos pusimos de acuerdo en los horarios y en los métodos de trabajo.

Hicimos algunas sugerencias sobre la estructura epidemiológica del Centro. Corregimos el itinerario de entrada y de salida, que tiene que ser en una sola dirección.

El 20 de diciembre comenzamos a trabajar, en turnos de seis horas, uno de ocho de la mañana a dos de la tarde y otro de dos de la tarde a ocho de la noche, y recibimos a los primeros cinco pacientes. Un médico de jefe de Centro y un médico en cada turno. Dos médicos cubanos con tres enfermeros en cada ocasión. Seis enfermeros cada día. La gente por la rotación descansaba 72 horas. Los cubanos nos echamos arriba el grueso del trabajo. Los enfermeros sierraleoneses se regían por lo que los médicos cubanos indicaran.

Los cubanos también les enseñaron muchos procedimientos a los de Sierra Leona. Allí pasamos tubos levin y canalizamos venas. Cuando los pacientes estaban muy deshidratados canalizábamos dos vías venosas. Pusimos enemas, hicimos el tacto rectal a pacientes obstruidos... Ahí establecimos una cosa que se siguió en toda Sierra Leona: que no había diferencias entre el médico y el enfermero. Que todo el mundo tenía que canalizar venas, limpiar fondillos y recoger vómitos. Y la verdad que se cumplió al pie de la letra.

El hospital materno infantil Ola During —el único que existía en el país—, ubicado en la propia ciudad de Freetown, recibía los casos sospechosos y mantenía un *holding center*. Allí los pacientes aguardaban por el resultado del laboratorio, para ser clasificados y reubicados en otros Centros. Los cubanos trabajaban en equipos de cuatro miembros: dos médicos, dos enfermeros. Un día sí, otro no. Al principio los turnos fueron de 12 horas. Después los redujeron a ocho. El coordinador de los cubanos en ese hospital era el doctor Luis Darío Castro Basulto.

El licenciado en enfermería Víctor Lázaro Guerra Viera, el brigadista cubano más joven en los tres países —tenía al llegar 25 años de edad y cumplió en Sierra Leona los 26— fue ubicado en ese centro hospitalario. El Niño, como le decían sus compañeros, trabajaba en Cuba como enfermero pediatra. "El *team* mío era especial. Éramos dos pinareños, un matancero y un habanero, y nos dábamos tremendo chucho con la pelota. A los cuatro nos gustaba la pelota", bromeaba.

En un tono más serio contaba:

> Cerrarle los ojos a un niño es muy difícil, y más cuando uno tiene hijos. Pero lo importante era que sintieran que aún en ese momento crítico de la enfermedad, tenían a alguien al lado, dándole apoyo, y eso fue lo que hicimos. Nosotros les regalábamos jugueticos, peluches, para que no se sintieran desamparados. Doy gracias por la misión, porque fue muy importante.
>
> En una ocasión me llamaron para que atendiera a un niño que necesitaba una canalización de vena urgente y había que transfundirlo. Ningún familiar quería donar la sangre para el niño, y la familia no tenía dinero para pagar la transfusión. Entonces nosotros reunimos un dinerito, lo pagamos en el hospital y buscamos la bolsa de sangre. A ese paciente lo ayudamos. Todavía no sabíamos si tenía ébola. Se le canalizó la vena.
>
> Cuando llegué al hotel de residencia, me dijeron que había dado positivo de ébola, pero gracias a lo que hicimos en ese momento se salvó. Cuando volví a los dos días a trabajar, ya estaba riéndose, y me reconoció. Fue una experiencia muy linda. Cuando salió de allí nos abrazamos y hasta tengo una foto con él. Ese fue un caso muy especial.
>
> Y el otro para mí fue muy impactante: un niño de siete días de nacido, deshidratado, y a la madre la habían tras-

ladado porque tenía ébola. Imagínense ustedes, de siete días. En Cuba, los neonatólogos son los únicos especialistas autorizados para canalizarle la vena a un niño de ese tiempo. Para mí fue una experiencia única y le pedí a Dios que me ayudara a canalizarle la vena a ese muchachito y solamente di un pinchazo. Gracias a Dios y a la canalización de la vena que le hice, se salvó.

La madre desgraciadamente murió, el padre también. No tenía familiares, así que fue enviado a un orfanato. Tan chiquitico, como tantos niños. Como un niño de siete años que yo salvé y no tenía más familia.

Nosotros a veces teníamos ingresadas a familias enteras. Salvábamos a dos o tres, pero los otros morían. O se moría la familia entera: madre, padre, hijos. Era una cosa muy difícil, para mí mucho más porque trabajaba con niños.

Unas horas en Lungi

Anoche nos despedimos en Freetown de nuestros anfitriones. En las primeras horas de la tarde abordamos de regreso la lancha hasta la orilla opuesta de una de las bahías naturales más grandes del África Occidental. Antes de partir, el doctor Delgado compra en el pequeño muelle un libro de historia de Sierra Leona en inglés y me lo obsequia. Todavía queda un largo tiempo de espera en el poblado de Lungi, en el distrito de Port Loko, donde se encuentra el aeropuerto internacional. El doctor Amaury Domínguez de Santiago de Cuba y el licenciado en enfermería Luis E. González Arias de Las Tunas, previamente avisados, nos llevan hasta su vivienda, lejos del embarcadero, del poblado y de la carretera. Eran médicos de la brigada cubana del Programa Integral de Salud.

Rodeada de un muro protector, como es costumbre, la casa, espaciosa, no tiene sin embargo todas las comodidades. La luz eléctrica es un lujo que los cubanos ahorran como si se tratara de agua, también escasa. Tienen una planta, pero debe reservarse para las horas más necesarias. Comparten, generosos, sus dos únicos ventiladores.

Luis es el encargado ese día de la cocina y se esmera en prepararnos una buena cena de despedida. Conversamos; no hay mucho que hacer. En esta zona solo se capta un canal de televisión, y han visto ya cada película grabada al menos cinco veces. Después que llegan del trabajo, la rutina se impone: hacen ejercicios, riegan el jardín, lavan la ropa, cocinan, se inventan quehaceres.

Dos hombres solos en un área rural de África, en un contexto epidemiológico adverso. Es peligroso salir. La casa tiene un custodio, es decir, dos, que se turnan los días y las noches. Y un chofer, que vive en el pueblo y acude cuando es llamado. Extrañan, eso sí, a las muchachas de la brigada del Programa Integral de Salud, que habían sido evacuadas cuando llegó el Contingente Henry Reeve.

Como ellas, estos hombres no vinieron a combatir el ébola, pero se lo toparon. Sin embargo, es la malaria la que los ha golpeado dos veces. Me cuenta el doctor Amaury que la segunda vez estuvo mal, que bajó mucho de peso, pero que ya está recuperado. Le presto mi celular —herencia del doctor Dupuy, jefe de la misión en Liberia, que me lo ha dejado por indicación de su ministerio cuando nos despedíamos en Monrovia— para que hable con su esposa en Santiago de Cuba.

No dormimos esa noche. A las tres de la mañana llega el chofer de los dos cubanos e intentamos trasladarnos en el carro en el que habitualmente lo hacen hacia el aeropuerto, pero no arranca. En la oscuridad de la noche africana, tres periodistas y dos trabajadores de la salud empujamos un carro que de ninguna manera consiente en llevarnos. El chofer, un sierraleonés de Lungi, que me ha dejado dos discos de la música que, dice, escuchan los jóvenes de su país, llama a un amigo taxista. Nos trasladamos hasta el aeropuerto en taxi.

Los hombres II

El Profe

DOCTOR JORGE DELGADO BUSTILLO

Algunos lo llamaban el Profe. Entre misiones de pocos meses y otras de años, el doctor Delgado, epidemiólogo, se ufanaba, con razón, de acumular misiones riesgosas en su cofre de recuerdos: Angola, la Nicaragua del primer gobierno sandinista, Zimbabwe, Sudáfrica, Guatemala, Honduras, Paraguay, Sierra Leona. Había participado en el combate o la prevención de epidemias en países afectados por huracanes, terremotos y guerras civiles.

Pero ahora enfrentaba al ébola, un filovirus caliente, que no necesitaba para extenderse de ninguna catástrofe natural o social de las que los medios hablaban, porque se apoyaba en una "invisible" y permanente: la pobreza.

El doctor Delgado era uno de los vicedirectores de la Unidad Central de Cooperación Médica de Cuba cuando lo comisionaron para asistir a una importante reunión del grupo de trabajo que el Ministerio de Salud Pública (MINSAP) había creado para prevenir la posible entrada al país de la epidemia. Su experiencia y su dominio del inglés —o más bien su desinhibición para comunicarse— lo convirtieron de inmediato en un candidato ideal para conducir una de las brigadas que ya se preparaban para viajar a África.

> Se valoró por la dirección del Ministerio de Salud Pública mi propuesta como jefe de la brigada que vendría, lo cual yo de inmediato acepté. Esto posibilitó que acompañara al ministro a la primera reunión en Ginebra, a la que también asistieron Néstor Marimón, director de relaciones internacionales del MINSAP, y Jorge Pérez Ávila, director del Instituto Pedro Kourí. Sostuvimos reuniones con Margaret Chan, y allí el ministro me presentó como la persona designada para venir a Sierra Leona.
> Si mal no recuerdo, llegamos a Cuba el domingo 14 de septiembre. Ese lunes ya tuvimos actividades con las brigadas que ya se estaban preparando. Participé en el chequeo médico y dental en el hospital Hermanos Ameijeiras, en la Clínica Estomatológica de Guanabacoa y en la Escuela de Estomatología. El jueves 19 de septiembre —no lo olvido— viajé a Sierra Leona junto con el doctor Rafael Corona y el licenciado Francisco Benítez, el económico.

El doctor Delgado es el de más edad entre los jefes de las brigadas cubanas en el triángulo del ébola. Su carácter sanguíneo e hiperquinético lo hacen parecer siempre en movimiento. Habla en voz alta y de manera enfática, así que es difícil no percatarse de su presencia. Es osado y seguro en las más complejas situaciones. Tiene un hermano gemelo, Felipe, también médico epidemiólogo, que emula con él en misiones internacionales de riesgo, y que vive y trabaja en Cienfuegos. Los dos viajaron a Sierra Leona.

Ellos disfrutan y juegan con su parecido físico. Felipe sustituyó a su hermano Jorge al frente de la misión en Zimbabwe, cuando este fue designado jefe del grupo que trabajaría en Sudáfrica. Como niños, se la pasaban en los primeros días de entrega sorprendiendo a las autoridades de Zimbabwe. Primero entraba Felipe, al que todos saludaban como Jorge, y enseguida aparecía este, para crear la confusión.

Pero la experiencia que estos hermanos vivieron en Sierra Leona no puede compararse a ninguna otra. Nunca antes, y quizás nunca después, Jorge había temido o temerá tanto por la vida de Felipe. Su hermano fue uno de los dos hombres que tuvieron contacto físico sin protección con el único cubano que enfermó de ébola. Jorge prefiere, sin embargo, hablar de los primeros días:

> Llegamos el 21 de septiembre. Era domingo y estaba en toque de queda esta ciudad. Nos establecimos en la casa de la colaboración médica aquí y tuvimos un intercambio con la doctora Eneida Álvarez, que entonces fungía como jefa de la brigada del PIS [Programa Integral de Salud], y ella nos dio mucha información. Yo tenía la indicación del ministro de que toda la colaboración médica se subordinara a mí, lo cual ella entendió perfectamente.
>
> Al otro día me presenté en el Ministerio de Salud Pública y fui a la OMS. Ya sabían que yo venía, y empezaron las coordinaciones para recibir a un grupo tan grande de 162 compañeros que llegaba, más nosotros tres que nos uniríamos, en los lugares de alojamiento.
>
> Tuvimos que andar muy rápido. El país estaba deprimido. Los hoteles estaban vacíos. No siempre existían las condiciones de seguridad y de confort que buscábamos,

pero lo logramos. Ya cuando nuestros compañeros llegaron el 2 de octubre, a las 10:20, teníamos adónde ir.

La bendición de Orula

LICENCIADO ORLANDO O'FARRILL MARTÍNEZ

Vive en el barrio habanero del Cerro, a tres cuadras de la Esquina de Tejas. La casa es amplia, pero necesita reparaciones. La pintura está descascarada. Cuando uno entra a la sala, percibe enseguida que allí vive un practicante de alguna religión de las llamadas afrocubanas. Orlando es licenciado en enfermería e intensivista con 25 años de experiencia. También es Ni Orunmila, un *babalawo* (que significa "padre del secreto") registrado en la Asociación Yoruba de Cuba.

Había aprobado los exámenes de inglés exigidos en algunos países que establecen acuerdos de colaboración con Cuba y que, por sus mayores recursos materiales, ofrecen a los especialistas condiciones más beneficiosas de vida y trabajo que otros países. En breve se incorporaría a la misión médica cubana en un país petrolero. Podía ser en el Golfo Arábigo-Pérsico o en el Caribe: las opciones eran, al parecer, Qatar o Trinidad y Tobago. Pero se interpuso el ébola. Recuerda bien el día y la hora: "Me llamaron por teléfono a las 11 de la noche del día 2 de septiembre, para preguntarme si aceptaba cambiar el destino". Dijo que sí.

Era una misión de la patria, pero tenía que consultar con mis *orishas* [dioses], y me dieron el permiso. Me dijeron que todo iba a salir bien. Yo te voy a ser honesto. Yo vivo con mi abuela, que tiene 102 años y con mi mamá, que tiene 75. Yo no les dije que iba para el ébola. Ellas sabían de mi decisión de partir a cumplir una misión en Qatar o en Trinidad y Tobago, pero no sabían nada del ébola. Yo me fui escondido. Ellas vienen a saber ahora la magnitud de la decisión que tomé.

Exactamente un mes después de aquella conversación telefónica, O'Farrill partiría hacia Sierra Leona. Fue seleccionado entre los 60 médicos y enfermeros que integrarían el equipo cubano de Kerry Town —los primeros en incorporarse al trabajo— por su experiencia, su dominio del inglés y su especialidad en terapia intensiva.

Pero él no solo era un sobresaliente enfermero, también era babalawo. "En todo momento pedí por la salud de nuestros compañeros —dice—, porque todos regresáramos vivos. Desafortunadamente no pudo ser; dos compañeros fallecieron [de malaria].* Pero los orishas no me abandonaron, ni yo los abandoné a ellos". Muy pronto empezaría a ser solicitado por otros cubanos. Se convirtió, sin proponérselo, en el babalawo de la brigada, de la misma manera que los británicos tenían a su capellán. Iba preparado desde Cuba, porque el orisha Orula se lo había advertido. Entre los cooperantes cubanos, como entre los europeos, había creyentes y no creyentes.

Durante el trayecto hacia el Centro de Kerry Town, el primer día, vieron con sorpresa por las ventanillas del ómnibus cómo los cubanos auxiliaban, enfundados en sus trajes especiales, a unos enfermos tirados en la cuneta. Allí estaba el doctor Félix Báez. Antes habían visto con horror a un enfermo que se arrastraba por la carretera en dirección al

---

* Ver el capítulo "Los caídos".

hospital de campaña. Vendrían días difíciles para la brigada.

Orlando hizo su trabajo, su *ebbó*, para que los doctores Luis Escalona y Felipe Delgado —que habían compartido con Félix el momento inicial de su enfermedad— no se contagiaran con el virus. "Imagínate, nosotros somos cubanos, lo llevamos en la sangre", me dice y sonríe. "Y quise ayudar por la parte religiosa. Le hice la consulta y Orula contestó bien lo que había que hacerle —que en el argot religioso nuestro llamamos el *ebbó*— para limpiar, para aclarar las cosas, para que todo saliera bien". Al parecer, resultó.

Fue llamado al lecho de Reinaldo Villafranca Lantigua, "Coqui", el compañero que enfermó de paludismo cerebral, pero su evolución fue muy rápida. De cualquier manera, el capellán de la armada británica también oró por su alma durante el entierro. Recuerdo que el licenciado en enfermería Víctor Lázaro Viera nos había dicho:

> Nosotros rezamos cuando vamos a entrar, para sentirnos un poco más protegidos si nos están observando desde allá, para que nos dé fuerzas para seguir y contener la enfermedad. Nosotros nos ayudamos los unos a los otros y estamos pendientes siempre del compañero, y rezamos por el compañero que está entrando a la zona roja y está atendiendo a pacientes, arriesgando su vida. Oramos para que todo salga bien.

Orlando me cuenta de los niños que pudo y de los que no pudo salvar. De la indiferencia o el miedo paralizante que deshumanizaba al principio el tratamiento. De cómo los especialistas sierraleoneses fueron deshaciéndose de aquellas rémoras en el trabajo diario. De las excelentes relaciones con los nacionales y con los británicos.

Entonces, más en confianza, le pregunto si entre los brigadistas no predominaba el interés material:

Somos seres humanos, y tenemos necesidades familiares. El dinero, ¿a quién no le hace falta? ¿A usted no le hace falta? A todo el mundo le hace falta. Pero desde el punto de vista profesional ningún dinero pagaba esa misión. Ningún dinero puede compensar lo que fuimos capaces de hacer. Nosotros fuimos a una misión suicida. Es verdad que muchos de nosotros, por no decir todos, resolvimos problemas materiales, pero ¿y si no hubiéramos regresado?

Yo podía haber ido a Qatar, y allí me pagaban muy bien. Estaba próximo a salir, y sin embargo, dije, "Me voy aquí". Esa historia quería vivirla. Y no me arrepiento de haberla vivido.

La gente nos tildaba de locos. La mujer mía me dijo que estaba loco. El dinero no iba a compensar lo que hicimos. Nunca, nunca. Los británicos ganaban 1 600 dólares al día, más la dieta. Y nos decían, "¿Ustedes vinieron de gratis?" Sí, de gratis, porque solo recibíamos la dieta, no el salario, al que Cuba renunció. El que diga que no le hace falta el dinero es un mentiroso. A mí me encanta.

Y uno se pone a pensar ahora y se dice, "Es verdad que yo estoy loco". Pero también piensa, "Bueno, ¿y si eso [la epidemia] hubiera brincado para acá?"

Al final mi familia aceptó lo que hice. Decían, "¿Tú fuiste capaz de hacer eso? ¿Y cómo no nos dijiste nada?" Ahora se sienten orgullosos de mí. Ahora solo queda el orgullo. Esto marcó mi vida.

Lo que hicimos fue una hombrada

CAPITÁN DOCTOR ROTCEH RÍOS MOLINA

El capitán Rotceh (Héctor al revés) es médico y especialista en medicina interna, lo que comúnmente se conoce en Cuba como clínico. Hizo la especialidad por vía directa como premio a sus resultados académicos, aunque tiene 29 años de edad. Se defiende bien con el inglés. Algo de suficiencia, una rara mezcla de aptitud y actitud aflora en él apenas se le conoce, por lo que no resulta sorprendente que lo seleccionen para tareas de mando y organización.

Entre un centenar de médicos con experiencia, el doctor Delgado lo escogió en Sierra Leona, casi desde el primer día, para conducir procesos complejos. Fue jefe del equipo médico cubano en la Unidad de Tratamiento al Ébola de ADRA en Waterloo, y tuvo que organizar el trabajo de 36 colegas mayores, casi la misma cantidad de todos los cooperantes que había en Guinea. Fue uno de los dos médicos cubanos que más veces entró a la zona roja. Pero aunque aceptó de inmediato la propuesta de viajar al infierno del ébola, demoró en decírselo a sus seres queridos:

> Con mi familia fue más compleja la cosa. Ya existían indicios por la prensa de que posiblemente Cuba mandara una brigada médica. Por supuesto, ellos habían pensado que yo podía ser seleccionado por mi especialidad y por ser joven. Estaban muy consternados con esto, y yo les había dicho que no, que no se preocuparan. Después me llamaron y acepté, pero demoré algunos días en hablar con ellos.
>
> Me citaron para la Unidad Central de Cooperación Médica, y nos concentraron allí. Todavía en los primeros cuatro o cinco días no dije nada en mi casa. Decía que estaba en un concentrado [entrenamiento] militar. Pero ya el jueves o el viernes de la semana previa a irme, tuve que sentar a toda mi familia —a mi mamá, a mi esposa— y explicarles cuál era la misión. Ellos me entendieron, pero estaban muy preocupados de que me pasara algo.
>
> Todavía no han superado el susto, tanto es así que mi mamá y mi esposa no han visto ninguna de las imáge-

nes que yo traje de allá. No las pueden ver. Cada vez que pongo un video y muestro las fotos que tomé allá, empiezan a llorar desconsoladamente. Se ponen nerviosas, y yo he decidido guardar eso en una carpeta de la computadora y no mostrarlas. Me preguntan algunas cosas muy puntuales de la misión, que les responda eso, pero que no hable más. Quieren borrarlo, como que ya pasó.

Los resultados del Centro que estuvo bajo la conducción de Rotceh fueron excepcionales. Con la ayuda de un destacado epidemiólogo de Las Tunas, René Abeleira, organizó una profilaxis en el hotel, de manera que ninguno de sus especialistas y de los trabajadores nacionales que los atendían enfermara de paludismo.

Le voy a decir lo primero que me deja esta experiencia: la gran satisfacción de haber salvado tantas vidas. Puede ser que alguien considere que son pocas, o que sean muchas. Pero yo sentí que hice mucho por la humanidad y por esas personas que cuando llegamos a darles asistencia no tenían nada. Lo más grande que tenían éramos nosotros. Y sentir ese reconocimiento es bueno.

Lo segundo fue el hecho de la competencia intelectual, de saberse un médico internacional. Porque siempre se habla, por ejemplo, de un médico de Harvard, que estudió en Harvard, no sé, o en otra universidad norteamericana, o que trabaja en una clínica inglesa. No, no le debemos nada a esa gente. Estamos al mismo nivel. Los médicos cubanos hacemos maravillas y tenemos una formación profesional que no tiene nada que envidiarle a ninguno de los médicos de esos países.

Yo soy muy competitivo, en el sentido de ser mejor profesional. Me gusta siempre ser un poquito mejor, lucir como profesional. Y tuve la oportunidad de compartir con médicos de otras nacionalidades, cumpliendo la misma misión. Y pude darme cuenta que tanto yo como mis compañeros estábamos al nivel de esas personas, sin lugar a dudas.

Y lo otro es lo que siempre me han transmitido, el espíritu de solidaridad, el compañerismo, la hermandad. Yo creo que fue lo que nos trajo a todos para acá sanos y salvos, excepto los dos que perdimos, uno en Guinea y el de nosotros en Sierra Leona.

Porque lo que hicimos los cubanos ahí fue una hombrada. Nadie quería entrar, porque veían que si iban 10 médicos británicos, se enfermaban dos o tres. Nosotros fuimos 165 y se nos enfermó uno solo. Y se salvó. Yo creo que eso fue grande.

Guinea

Un poco de historia

Hay cuatro horas de carretera entre Freetown y Conakry, capitales de Sierra Leona y Guinea, respectivamente. Son países que comparten etnias y lenguas locales, aunque en apariencia los separa las del colonizador: de un lado el inglés, del otro el francés.

Pero el itinerario aéreo es complicado, porque el vuelo de Air France, desde que el ébola se interpuso, ya no enlaza a las dos ciudades. Para llegar hay que vencer casi 20 horas de ida y vuelta a Casablanca, en Marruecos, y una larga espera de tránsito en aquel aeropuerto.

Arribamos a Conakry agotados. Pero la joven embajadora cubana Maité Rivero Torres y su esposo Daffne Ernesto Mirabal García, que han ido a recibirnos, nos reaniman con una buena noticia: esperan por nuestra llegada, de inmediato, la viuda y el hijo de Ahmed Sékou Touré, el fundador de la independencia guineana. Este 26 de marzo de 2015 se cumplió el aniversario 31 de su desaparición física.

La autopista (o autorruta: así lo traducen generalmente del francés) que nos conduce hacia el centro de la ciudad lleva, desde que Fidel visitara Guinea en mayo de 1972, un nombre tan largo como altisonante: "Fidel Castro Ruz, Autorruta Infinita de la Historia". En el trayecto hacia la casa de la familia Touré repaso los discursos, inusualmente breves, de su primera visita. Eran dos revoluciones jóvenes con idénticos enemigos: el colonialismo y el neocolonialismo. Sékou Touré, con la habitual sabiduría de los africanos, dijo en esos días, "Guinea y Cuba son los dos ojos de un mismo hombre". Fidel, en sus discursos, hablaría de un tercer país convertido en símbolo de la lucha antiimperialista: Vietnam. En Conakry esperaban a Fidel otros líderes del movimiento anticolonial.

Fidel y Sékou Touré visitaron las regiones de Kankan, Faranah, Labé y Kindia. A esta última fueron por carretera, porque Fidel sentía que el recorrido en avión lo alejaba de la gente. "Nos gusta el contacto con el hombre, porque es del hombre, del pueblo, de quien nosotros recibimos siempre nuestro aliento, nuestro estímulo y nuestras enseñanzas", dijo Fidel en un discurso en Kindia el 6 de mayo de 1972. Pero aclaró a sus anfitriones que quizás deseaban mostrar la mejor cara del país, y no la extrema pobreza de sus campos:

> Desde luego, nosotros no veníamos a ver aldeas ricas. Para ver aldeas ricas habríamos concebido un viaje a Holanda, Bélgica, Suecia, y en realidad a nosotros no nos interesan esas aldeas. Si nos interesara una aldea, es una aldea guineana. Y no nos va a sorprender encontrar pobreza, porque lo que nos habría de sorprender realmente es encontrar riqueza en una aldea guineana. Porque nosotros sabemos que los imperialistas explotan, saquean los países y no dejan ninguna riqueza, ningún bienestar. Y nosotros

sabemos que el mérito de la revolución, la razón de ser de la revolución y la causa de la revolución es precisamente esa injusticia y esa pobreza.

Las cosas de los ricos no despiertan nuestra simpatía, no despiertan nuestra solidaridad. Nuestra solidaridad y nuestra simpatía la despierta el hombre que lucha, el hombre que trabaja, el hombre que se esfuerza por superarse, el hombre que lucha con la pobreza y la lleva con dignidad. Porque no olvidaremos nunca aquello que dijo el camarada Sékou Touré, que prefería la pobreza con libertad que la opulencia con esclavitud. Desde luego que ningún esclavo será nunca opulento. Y los hombres libres también venceremos el atraso y también venceremos la pobreza.

En las primeras tres regiones —Kankan, Faranah y Labé— hay médicos y enfermeros cubanos del Programa Integral de Salud. Esta colaboración médica se inició en los primeros años de la revolución y no ha cesado, a pesar del ébola. Por el contrario, una nueva brigada de 37 hombres, integrantes del Contingente Henry Reeve, llegó para pelear contra la epidemia en octubre de 2014. Se encuentra en la Unidad de Tratamiento al Ébola de Coyah —el de mejores resultados— junto a especialistas de otros países africanos. Sus directores guineanos estudiaron medicina en Cuba.

Llegamos al hogar de este viejo amigo de Cuba y nos recibe su hijo, Mohamed Touré. La casa es cómoda y espaciosa, pero sencilla. Nos sentamos en la terraza del fondo, donde puede verse el mar. Las paredes están llenas de fotos: es la historia más reciente de África. En una, aparecen juntos Fidel y Sékou Touré. En otra, conversan Fidel y Amílcar Cabral. Dice Mohamed:

> Quiero expresar, en primer lugar, mi profunda gratitud hacia el pueblo de Cuba, y a su líder histórico, el Coman-

dante Fidel Castro, padre de la Cuba moderna. Este sentimiento lo expreso a nombre de toda África, porque el pueblo cubano ha estado siempre al lado de los pueblos africanos, de sus luchas por la liberación, por su dignidad humana. El espíritu de la Revolución Cubana es un espíritu universal.

Hadja Andrée Touré, viuda del gran fundador, es una anciana serena y dulce. Llega mientras su hijo habla, y se sienta discreta en un sofá distante, para no interrumpir. Unos minutos más tarde, nos reunimos con ella. Conversamos de aquella primera visita de Fidel:

> Muchas gracias por venir hasta aquí —dijo, como si los honrados no fuésemos nosotros—. Ustedes saben que Fidel Castro es un gran amigo de Guinea. La visita de Fidel nos unió mucho. Fue recibido por nuestro pueblo como se debía, es decir, como se recibe a un gran hombre que llega de un gran país. Cuba nos ha ayudado mucho, y los guineanos no pueden olvidar eso.
> Durante su visita, Fidel se comportó como un guineano más. Visitó el interior del país y como es un hombre sencillo se acercaba mucho al pueblo. Hay una foto en la que está sentado en una escalera junto al pueblo, con las jovencitas de protocolo, y conversa con ellas. Es un hombre muy humilde (sonríe al recordar). Cuando llegó, por un problema de seguridad, el presidente Sékou Touré le cedió su cama. Dormía en el cuarto del presidente.

Cuenta Oscar Oramas, entonces embajador cubano en Guinea, en sus interesantes memorias aún inéditas que Sékou Touré le dijo al Comandante: "Bueno, Fidel, te he traído aquí porque esta es mi casa y a partir de ahora es la tuya y aquí es donde vas a vivir. En las tradiciones de mi pueblo están el brindarle el propio techo y la cama a quien uno considera que es su mejor amigo".

Era inevitable que hablásemos de la presencia de los médicos cubanos en el combate contra el ébola. Mohamed fue tajante:

> Cuba siempre ha estado aquí, en África, en Guinea. Ha formado a miles y miles de cuadros guineanos, a centenares de médicos guineanos que, de haber estado organizados eficientemente, hubiesen podido bloquear el ébola. Lo que hace Cuba ahora es mantener una tradición.
>
> Nunca seremos lo suficientemente agradecidos con el pueblo cubano. He dado algunos ejemplos de la colaboración cubana, pero nada sobrepasa su aporte a la independencia. Soldados cubanos han muerto en el campo de batalla para liberar a África. Entonces la respuesta al ébola, para nosotros, es un paso más en la larga tradición de colaboración entre el pueblo de Cuba y los pueblos africanos.

Hadja Andrée Touré ratificó las palabras de su hijo:

> Cuba siempre ha estado cerca de nosotros. Nos ayudó a formar médicos. Los mejores médicos de Guinea fueron formados en Cuba. Que Cuba venga nuevamente a ayudarnos no es nada sorprendente. Quiero agradecer una vez más al pueblo de Cuba por toda la ayuda que nos ha brindado en todos estos años.

En Guinea acabé de comprender que si quería escribir sobre la hazaña internacionalista de los médicos cubanos en el combate contra el ébola, tendría que mencionar como antecedente el medio siglo de acciones solidarias de Cuba en África. En cada una de nuestras conversaciones con médicos, funcionarios o ministros guineanos, aparecía de fondo la larga relación entre los países del continente y la pequeña isla caribeña.

Quizás ello se deba a que los directivos guineanos de la Unidad de Tratamiento al Ébola en Coyah se habían graduado en universidades cubanas, o a que los directivos de la Coordinación Nacional de Lucha Contra el Ébola también lo habían hecho en la isla. O quizás porque, como me dijera el intelectual y diplomático guineano Elhadj Bangaly Dabo, existen coincidencias aparentemente formales que revelan la existencia de procesos históricos más profundos. Becado en Cuba en 1961 y casado con una cubana, Dabo había sido el traductor de Fidel al mandinga en Kankan durante aquella primera visita. Me explicó:

> Hay semejanzas entre la historia de Cuba y la de Guinea. En la segunda mitad del siglo XIX, Cuba está en plena lucha por la independencia, con grandes figuras militares y políticas. En Guinea en ese mismo período, Samory Touré luchaba contra los franceses.
>
> En 1953 se produjo el ataque al cuartel Moncada, y aquí la huelga de 72 días de los camioneros. Las mujeres dejaron de vender sus productos, que era de lo que vivían, durante 72 días. Los hombres no trabajaban y no se les pagaba.
>
> Guinea se liberó a finales del 58 y Cuba a principios del 59. Creo que el primer encuentro entre Fidel y Sékou Touré ocurrió en Argel en 1959.
>
> Por otra parte, cuando [en septiembre de 1960] los norteamericanos no quisieron albergar a Fidel en sus hoteles de lujo, el barrio neoyorquino de Harlem le ofreció hospitalidad, y Sékou Touré fue el primer jefe de estado africano en hacerle una visita allí. Y también fue el primer jefe de estado en visitar Cuba, el 14 de octubre de 1960. En 1961 se produjo una invasión mercenaria a Cuba [en Playa

Girón], y en 1970 a Conakry. La primera visita de Fidel a África fue a Guinea.

No eran simples lazos bilaterales, ni las coincidencias eran casuales. El Cairo de Gamal Abdel Nasser; Accra en tiempos de Nkrumah; la Argel de Boumedienne más al norte; y la Conakry de Sékou Touré eran las capitales donde se reunían y encontraban los grandes dirigentes anticoloniales de África. Pero como me dijo Mohamed Touré: "Si vamos a hablar de los grandes líderes históricos de África, tenemos entonces que empezar por Fidel Castro Ruz, quien es para nosotros un africano, un cubano, un hombre del mundo, un héroe de la lucha de liberación de África". Cuba y Guinea apoyaron de manera activa la liberación del continente.

El presidente Alpha Condé recordaba un pasaje de esa relación entrañable: "Cuando estalló la guerra en Angola y Sudáfrica intervino, hubo un encuentro en Conakry entre los presidentes Castro, Sékou Touré y Agostinho Neto, en el que se acordó que los militares cubanos que iban hacia Angola hicieran escala en Conakry antes de continuar el viaje".

Alhousseine Makanera Kaké, ministro de la comunicación de Guinea, abrió el diálogo con el equipo cubano de prensa con una afirmación, "Los guineanos conocen bien a los cubanos", pero añadió, "particularmente en mi caso, que soy de Boké". Esa coletilla no tendría sentido si no fuese porque a fines de los 60 e inicios de los 70 del siglo pasado, en el poblado de Boké —muy cerca de la frontera de Guinea con la pequeña Guinea-Bissau— residían algunos de los militares y los médicos cubanos que fungían como instructores o como sanadores de heridas de combate en las filas del Partido Africano para la Independencia de Guinea y Cabo Verde (PAIGC), que lideraba el gran Amílcar Cabral, en la lucha contra el dominio colonial portugués.

Por eso, de regreso en Cuba, aproveché mis días de obligada cuarentena para leer al italo-estadounidense Piero Gleijeses y su amena y muy documentada historia de las relaciones de Cuba con África, *Misiones en conflicto: La Habana, Washington y África, 1959-1976*. La cuarentena se exigía a todo viajero que llegaba de esos lares, una medida extrema que Cuba adoptó para impedir que la apuesta enemiga se cumpliera.

Los vínculos entre Guinea y Cuba adquirieron espesor precisamente cuando, después de una definitoria entrevista entre Amílcar Cabral y Che Guevara en Conakry, aquel visitara Cuba y conversara con Fidel. La decisión de Cuba de apoyar al movimiento de liberación de Guinea-Bissau y Cabo Verde, cuya base de operaciones se encontraba en Conakry, acercó a los dos gobiernos.

De la historia escrita por Gleijeses, salté con suerte a la historia vivida. Conocí a Víctor Dreke en un congreso de historiadores celebrado en octubre de 2015 en La Habana, donde él participaba no como historiador sino como protagonista de la historia. Accedió a que lo entrevistara. Dreke ya es un hombre de 78 años, vital y lúcido, pero su historia revolucionaria empezó a los 15. Me referiré solo a algunos momentos muy conocidos de su vínculo con el movimiento independentista africano. Fue segundo jefe, con el Che, de la guerrilla cubana en el Congo en 1965, y luego jefe de los instructores cubanos en la guerrilla de Amílcar Cabral en Guinea-Bissau:

> Nosotros llegamos a Conakry en el año 1966 al frente de la misión militar cubana de Guinea-Conakry y de Guinea-Bissau, que como tú sabes son fronterizas. Nadie sabe dónde empieza una y dónde termina la otra, aunque dicen que los divide un río. La situación económica de la

población era pésima.

Los franceses se habían ido de Guinea-Conakry después del "No" de Sékou Touré, que no debe ser olvidado por la historia.[1] Se llevaron todo, hasta los clavos, como decimos nosotros. Rompieron los semáforos y se los llevaron. El hospital Donka, que era el único en aquel momento, estaba cerrado. Una de las cosas que hicimos fue llevar un médico cubano a ese hospital, que era el único que había en la capital.

Por otra parte, el único hospital que tenía el movimiento de liberación de Guinea-Bissau y Cabo Verde estaba en Boké. Era importante saber que la primera ayuda internacionalista médica a Guinea-Bissau la dieron los médicos militares cubanos, que eran parte de la guerrilla. Además de atender a los combatientes nuestros y a los de Guinea-Bissau, atendían a toda la población, incluida la de Boké, es decir, la de Guinea-Conakry. Además, los primeros enfermeros que se formaron en Guinea-Bissau lo hicieron en el hospital de Boké, por el doctor Noroña, ya fallecido, muy famoso por aquellos lugares, y por el doctor Castillo y varios compañeros más, y por Castell, laboratorista. Ellos formaron al primer grupo de sanitarios, como les decían.

La llegada de los médicos y guerrilleros cubanos fue muy apreciada por las fuerzas de liberación de Guinea-Bissau.

---

1. Ante el ascenso de las luchas anticoloniales en África, el gobierno de Charles de Gaulle en París organizó un referéndum en septiembre de 1958 sobre la nueva constitución francesa. Los que votaban en las colonias francesas de África subsahariana tenían dos opciones: aprobar la nueva constitución y mantener el coloniaje bajo una u otra forma, o —si rechazaban la constitución— lograr la independencia. De Gaulle advirtió que si optaban por el "No", París inmediatamente cesaría su "ayuda" económica y retiraría su personal administrativo y técnico. El movimiento independentista guineano, cuyo dirigente central era Sékou Touré, libró una exitosa campaña por un voto de "No". Guinea se independizó en octubre de 1958 y Sékou Touré fue su primer presidente.

La presencia del personal médico cubano contribuía a la estabilidad sicológica de los combatientes, que sabían que no morirían ante cualquier herida o enfermedad curable.

Pero además de médicos, en la selva de la pequeña colonia había instructores militares cubanos, como describe Gleijeses en *Misiones en conflicto*:

> Para abril de 1967 había casi 60 cubanos en Guinea-Bissau, entre ellos varios que habían estado en Zaire [Congo] con el Che Guevara. El propio Dreke pasaba la mitad del tiempo en Conakry y la otra mitad en el frente. Estaba en Conakry cuando, en octubre de 1967, Guevara murió en Bolivia... Entre 1966 y 1974 hubo, como promedio, 15 o 20 médicos y enfermeros cubanos en Guinea-Bissau y en Boké. (pp. 300, 316)

Desde luego, la colaboración cubana se extendió a otros campos:

> El aumento de la ayuda cubana también se hacía evidente en el creciente número de becarios extranjeros africanos que estudiaba en Cuba. Los primeros becarios extranjeros en la Cuba de Castro fueron de Guinea, en 1961. En los 15 años que siguieron, continuaron llegando a Cuba reducidos números de africanos. En 1969, por ejemplo, había 65 del Congo, 29 de Guinea y 36 de Guinea-Bissau. Las cifras aumentaron enormemente cuando, entre 1972 y 1974, Guinea envió 400 estudiantes universitarios a La Habana. (Gleijeses, p. 359)

El doctor Sékou Keita, director adjunto de la Unidad de Tratamiento al Ébola de Coyah, fue uno de esos 400 muchachos que llegaron a la isla, con su mochila de sueños:

Yo estudié en Cuba de 1972 a 1979. Cuba me ayudó a construir mi vida, no solo por los conocimientos técnicos que recibí. Estos me ayudaron desde luego a imponerme donde estoy, porque todo el mundo me respeta por esos conocimientos, por las vidas que he salvado. Soy ginecólogo, hice un internado vertical y soy el único ginecólogo para una población de 179 mil habitantes.

La historia revolucionaria de Cuba es asombrosa; la de la lucha insurreccional primero, y después la de su pueblo, del que surgieron cientos de individualidades destacadas. La fuerza y el logro mayor de las revoluciones, contrario a lo que suele suponerse, estriba en su capacidad para transformar a las masas en colectivos de individuos que protagonizan la historia.

África fue el escenario de muchos actos individuales extraordinarios por parte de cubanos. Digamos, para empezar, que tres de los cinco héroes cubanos que permanecieron hasta 16 años presos en cárceles estadounidenses pelearon antes como soldados en Angola contra la intervención del ejército sudafricano y zairense, en dos momentos relevantes de esa contienda: René González Sehwerert (de 1977 a 1979), Fernando González Llort (de 1987 a 1989) y Gerardo Hernández Nordelo (de 1989 a 1990). La historia posterior de resistencia de estos hombres, que no se rindieron en las condiciones más duras de un largo e injusto cautiverio, tiene antecedentes precisamente en África.[2]

---

2. Gerardo Hernández, Ramón Labañino, Antonio Guerrero, Fernando González y René González, conocidos en Cuba como los Cinco Héroes y alrededor del mundo como los Cinco Cubanos, fueron arrestados en Florida en 1998 y acusados por Washington de "conspiración" y otros cargos fabricados. Habían estado informando al gobierno cubano sobre grupos contrarrevolucionarios en Estados Unidos que planeaban ataques terroristas contra Cuba. Estuvieron recluidos hasta 16 años en prisiones

Orlando Cardoso Villavicencio, joven teniente cubano, había sido herido en combate y hecho prisionero por fuerzas somalíes en Etiopía. Estuvo preso en las mazmorras de sus captores, completamente solo, durante casi 11 años. Pasaron algunos, antes de que él supiera que Cuba conocía de su existencia y que gestionaba su liberación, lo que hacía aún más heroica su resistencia.

Leyendo a Gleijeses, conocí otra historia individual, la del entonces capitán Pedro Rodríguez Peralta, instructor internacionalista en la zona sur de Guinea-Bissau, que en 1969 fue herido y capturado por paracaidistas portugueses. Me comenta Víctor Dreke, que era su jefe:

> Yo no estaba cuando cayó prisionero. Estuvo conmigo y lo dejé en el frente sur. Violó algunas indicaciones. Se le había recomendado al compañero Pedrito, muy valiente, que no podía andar solo. Hacía tiempo que los portugueses estaban intentando coger a los cubanos. Pero también hay que decir que estuvo cinco años preso y se portó como tenía que portarse, defendiendo a Cuba siempre. Esa es la historia.

Rodríguez Peralta, siguiendo lo acordado con Amílcar Cabral, negó que tuviese alguna relación oficial con su país y fue sentenciado a 10 años de cárcel. Un suceso inesperado acortó su estancia en prisión:

> El 25 de abril de 1974, un sector de los oficiales de las fuerzas armadas portuguesas, cansados de la guerra, de-

---

estadounidenses; los últimos tres fueron excarcelados en 2014. Para leer más sobre la participación anterior de Hernández, Fernando González y René González en la misión cubana en Angola, ver *Cuba y Angola: Luchando por la libertad de África y la nuestra*, publicado por la editorial Pathfinder.

rrocaron a la dictadura y pusieron fin a la locura imperial de su país. El 10 de septiembre, Portugal reconoció a la República de Guinea-Bissau. Ese mismo día, el nombre de Rodríguez Peralta apareció por primera vez en la prensa cubana, cuando *Granma* mencionó, como salido de la nada, que Lisboa había anunciado que pronto sería liberado. Otro artículo, aparecido seis días después, mencionaba que había sido capturado en 1969 en Guinea-Bissau.

Rodríguez Peralta regresó a Cuba el 16 de septiembre de 1974. En un artículo de tres columnas en primera plana, *Granma* describió su llegada al aeropuerto, donde lo esperaban Fidel Castro y altos dirigentes cubanos; habló del sufrimiento de Rodríguez Peralta a manos de sus captores, pero no dijo ni una palabra sobre la ayuda de Cuba al PAIGC. (Gleijeses, p. 331)

Trato de imaginar la Conakry de aquellos años de auge revolucionario. Leo de un tirón y con cierta envidia las memorias de Oscar Oramas, una de las últimas personas en ver con vida a Amílcar Cabral y una de las primeras en verlo abatido en una calle de la capital guineana. Escucho fascinado las anécdotas y reflexiones de Víctor Dreke, compañero del Che en el Congo y de Amílcar en Guinea, quienes compartieran el trato con importantes personalidades de la época. En aquella Conakry vivieron o transitaron grandes paladines de la epopeya anticolonialista: Sékou Touré, Amílcar, Nkrumah de Ghana, Nyerere de Tanzania, Kenneth Kaunda de Zambia, Gibo Bakary de Níger, entre otros. Y muchos jóvenes cubanos, héroes cuyos nombres apenas recoge la historia.

"¿Qué los motivaba?" pregunta Gleijeses en su libro. Ulises Estrada, uno de los combatientes cubanos, responde, "Soñábamos con la revolución. Deseábamos ser parte de ella". Y agrega Gleijeses: "Los voluntarios no recibían elogios públicos en Cuba ... No ganaron medallas ni recompensas materiales". (p. 320)

La doctora Ana Morales Valera conoció a Dreke en 1986 en Guinea-Bissau —desde entonces es su fiel compañera en la vida— después de la independencia, cuando se desempeñaba como jefa de la misión médica. En esos años recibió y cumplió la encomienda de crear la primera facultad de medicina del África subsahariana. Presente en la conversación con Dreke, me dice que están recogiendo los datos biográficos de los 130 hombres de la guerrilla del Che en el Congo. Jóvenes —la edad promedio era de 24 años—, humildes, revolucionarios, que siguieron después siendo humildes y revolucionarios. Durante 20 años guardaron el secreto y no son conocidos. Algunos ni siquiera recuerdan ya el sobrenombre de guerra que llevaron.

Varios de los médicos cubanos que se ofrecieron para combatir el ébola, por cierto, habían estado en Angola durante la guerra. El doctor Gerardo Rodríguez Ricardo de Holguín, por ejemplo, epidemiólogo y máster en enfermedades infecciosas, de 61 años, recordaba en Monrovia sus días angolanos:

> Yo tuve la oportunidad también de comprobar la valentía de los cubanos; ver gente herida y yo querer atenderla, que simplemente me decía, "Cúrame, que me voy pa'l frente". Yo le respondía, "No, estás ingresado aquí" —en una ambulancia que teníamos nosotros— y me decían, "No, no, me voy, cúrame nada más, échame timerosal, que me voy".
>
> Tuve la oportunidad esa de conocer la valentía del cubano. Aquella misión me marcó. Yo quería hacer, como usted, un libro; tengo algunos borrones en mi casa. Quería escribir algunas cosas de Angola, porque me marcó de por

vida. Cuando la Operación Tributo llegó a Cuba para llevar los restos de los combatientes caídos, me pasé un día entero en mi casa llorando. De verdad se lo digo.

Sin embargo, la solidaridad de Cuba no fue únicamente con los movimientos de liberación o con los gobiernos progresistas. Es difícil encontrar un país africano en el que no existan graduados de universidades cubanas y son muy pocos los estados que no han recibido ayuda humanitaria de la pequeña isla caribeña.

Uno de los hoteles que acogieron a los médicos y enfermeros cubanos en Freetown lleva un nombre extraño: "Compañero", así, en español. Su dueño, por supuesto, estudió en Cuba. El muro que bordea la rampa de la entrada fue embellecido con la pintura de dos imágenes de Fidel, pertenecientes a épocas diferentes de su vida, con la del presidente actual de la República de Sierra Leona y con la del dueño, naturalmente. También se pintaron las banderas de los dos países. En realidad, la fidelidad a Cuba o la simpatía hacia hombres como Fidel o el Che no significan en África, necesariamente, comunidad ideológica.

En Freetown visitamos, en compañía de Tony Pubillones, el encargado de negocios cubano, al líder opositor Sulaiman Banja Tejan-Sie, secretario general del Partido Popular. En su mesa de trabajo hay una foto de su majestad Isabel II, del Reino Unido de Gran Bretaña, pero dijo convencido: "Fidel Castro representa nuestras aspiraciones, no solo las de Cuba. El gobierno y la oposición hablan en Sierra Leona con una sola voz cuando se trata de Cuba".

La reflexión de Fidel del 2 de octubre de 2014 sobre los trabajadores de la salud que partían a la batalla contra el ébola en África se inicia, no por casualidad, con un recuento del heroísmo de los cubanos en Angola. El internacionalismo es expresión del humanismo revolucionario. "La aplastante victoria de 1959 —escribió Fidel—, podemos afirmarlo sin sombra de chovinismo, se convirtió en ejemplo de lo que una pequeña nación, luchando por sí misma, puede hacer también por los demás".

Reparos

En Guinea, tras la sorpresa del inmediato arribo de los cubanos surgieron algunos reparos. La OMS y las instituciones de los países afectados no estaban aún preparadas para recibir a tantos colaboradores. Una prestigiosa ONG obstaculizó el entrenamiento y la certificación de nuestros colaboradores, aduciendo razones superfluas. El doctor Graciliano Díaz nos comentó: "Al principio costó trabajo empezar a trabajar en el ébola. No sabemos por qué, pero nos lo imaginamos. Esos adversarios pensaron que veníamos a competir con ellos, y en realidad eso no nos interesa. Veníamos a combatir el ébola, que en definitiva a muchos de ellos les había costado la vida".

Dos fueron los reparos: primero, que los cubanos, en su mayoría, no hablaban francés. Y segundo, que nunca antes se habían relacionado con enfermos de ébola. Lo segundo era una objeción ridícula: la mayoría de los médicos y enfermeros nacionales y extranjeros que trabajaban en las Unidades de Tratamiento tampoco lo habían hecho antes. Siempre hay una primera vez, y dado el tipo de enfermedad que se enfrentaba, para casi todos los involucrados aquella lo era.

Los nuestros, en cambio, traían una preparación teórica

y práctica seria, experiencia y competencia profesional suficientes para aprender con rapidez lo necesario. El presidente Alpha Condé solucionó el conflicto. Durante una entrevista de prensa nos dijo:

> Un problema que tuvimos fueron las contradicciones. Por ejemplo, cuando los médicos cubanos vinieron hubo gente que dijo, "Cuba no tiene experiencia con el ébola", pero nosotros sabemos que los mejores médicos en África son sobre todo los cubanos. Yo estuve en Venezuela, visité las comunidades populares; los médicos y los dentistas eran cubanos. En Brasil ocurre lo mismo. Y Guinea, en 1960, fue uno de los primeros países de África en establecer relaciones con Cuba y desde entonces hemos tenido médicos cubanos. Cuando el laboratorio ruso vino, algunos dijeron que no era operacional, pero cuando hicimos el control vimos que era tan operacional como los otros.
> Las diferentes organizaciones continuaron reaccionando como tenían el hábito de reaccionar antes. Y el ébola era algo particular. Todos tenían que ponerse de acuerdo y unirse para hacer lo mismo. Tuvimos muchas dificultades para lograr una verdadera coordinación.
> La gente decía también, "Los cubanos no hablan francés". Pero se respondió que muchos guineanos habían sido formados en Cuba. Si los cubanos trabajaban con esos guineanos, no existirían problemas de idioma. Por lo tanto, todo lo que se presentó como obstáculo, no lo fue en realidad. Los médicos cubanos están haciendo un muy buen trabajo.

El doctor Sakoba Keita, coordinador nacional de la lucha contra el ébola en Guinea, es un médico graduado en Cuba. Sobre esos reparos iniciales, expresó:

Yo mismo participé en muchas discusiones, y quienes me hablaban de Cuba olvidaban que yo fui formado por los cubanos. Entonces respondía: "¿Tú tienes confianza en mí?" "No, con usted no hay problema". "Entonces no hay problema con Cuba, porque yo me pasé siete años en Cuba para adquirir los conocimientos que tengo".

En Coyah, donde está trabajando la brigada, hay dos médicos guineanos formados en Cuba conmigo. Y por eso tienen un buen resultado, gracias a ese equipo de guineanos formados en Cuba y a la brigada que vino.

Al principio, hubo gente que dijo que los cubanos no podían trabajar en una Unidad de Tratamiento al Ébola. Dos días antes de la apertura de ese Centro me dijeron que tendría que asumir la responsabilidad en caso de que surgiera algún problema. Yo respondí: "Si surge un problema de parte de un cubano o de un guineano formado en Cuba, yo renuncio a mi puesto".

Y por ahora, todo el mundo sabe que ese es el mejor Centro que tenemos. La primera visita que hacen los extranjeros que llegan a Guinea es a Coyah, para ver a la brigada cubana y al equipo que está ahí. Y de eso estoy muy contento, porque lo que he dicho se ha cumplido en el terreno.

Los más jóvenes asumían el riesgo además como un reto de la profesión, como científicos ávidos de superación. El doctor Osvaldo Miranda Gómez, de 38 años, lo entendía de manera personal, como científico cubano:

Después estaba el reto del idioma. Nosotros no sabemos mucho francés, otros sí. Y teníamos que demostrar que sí podíamos. Porque al final, ¿quién sabe de ébola? Nadie. Lo que está en los libros. ¿Y quiénes hacen los libros? Personas. ¿Quiénes son los Médicos sin Fronteras? Personas.

Médicos igual que nosotros. Ellos no nacen sabiendo. Es un problema coyuntural, político. Desde el punto de vista médico, desde que uno empieza a estudiar epidemiología, uno sueña con estar en un evento así. El epidemiólogo aspira a estar en las grandes epidemias.

Inicios

El doctor Castro Baras, jefe de la brigada en Guinea, nos narra cómo empezó todo:

Cuando llegamos a Conakry enfrentamos el hecho de que nos faltaba la fase tres de la preparación. Hicimos la segunda fase con profesores de la OMS y en un centro de tránsito en el pueblo de Forécariah, pero nos faltaba la fase tres, que es con pacientes. Con mucho trabajo logramos que dos compañeros nuestros, un médico y un enfermero, hicieran un entrenamiento con Médicos sin Fronteras en el hospital Donka de Conakry. Solamente dos, algo muy insuficiente. Continuamos haciendo gestiones y logramos que otros seis, tres médicos y tres enfermeros, hicieran un entrenamiento en Kérouané, en Guinea Forestal [en el sudeste]. Eran los únicos que habían hecho algún entrenamiento con pacientes cuando nos mudamos para Coyah.

El Centro se había comenzado a construir en octubre y fue inaugurado el 19 de diciembre, pero nos mudamos el 27, porque no estaba operativo todavía. Empezamos a crear nosotros mismos las condiciones para hacerlo operativo; a bajar los muebles, armar las camas, instalar todos los dispositivos. Nos propusimos iniciar las labores el 31 de diciembre, en saludo al aniversario de la revolución. A las 14 horas del 31 de diciembre comenzó a trabajar el primer subgrupo dirigido por el doctor Yoel Fleites, y a las 17 horas y dos minutos, exactamente, entró el primer paciente, por cierto, confirmado.

Todos teníamos temor al principio: temor al vestirnos, al entrar al área roja, temor a tocar, a caminar. Teníamos el síndrome de terror sicológico. Eso hizo que las primeras noches habláramos mucho con los colaboradores. Los higienistas que nos enviaron no tenían preparación previa, es decir que tuvimos que aprender y enseñar a la vez. Hubo que buscar un equilibrio, que en cada subgrupo hubiese especialistas guineanos y de los que se nos incorporaron de la Unión Africana. Eso sirvió para compenetrarnos mucho con los guineanos y con los africanos.

Tuvimos que superar la barrera sicológica con rapidez. Por la posición geográfica del Centro, en el epicentro de la epidemia, llegaban muchos pacientes de las prefecturas más cercanas, dentro del anillo que rodea Conakry. Teníamos que actuar con agilidad para que el Centro no colapsara, por la cantidad de pacientes que llegaba. Fue una experiencia muy bonita.

La Unidad de Tratamiento al Ébola en Coyah

La Unidad de Tratamiento al Ébola de Coyah se encuentra a unos 60 kilómetros (36 millas) de Conakry. Coyah es una prefectura en la que existe un pueblo, pequeño y polvoriento, de igual nombre. Los cubanos viven y trabajan en el poblado de Wonkifong. Transitan todos los días en una y otra dirección por un segmento de carretera asfaltada. Durante varios días, hacemos el recorrido con los médicos y enfermeros de cada turno.

La brigada se ha dividido en cuatro equipos que rotan en horarios de la mañana, la tarde y la noche. Se trabaja las 24 horas, todos los días de la semana. En cada equipo hay médicos y enfermeros guineanos y de otros países africanos. Existe otro, integrado solo por colaboradores de la Unión Africana.

Para llegar al hotelito La Hacienda, donde se hospedan los cubanos, hay que abandonar la carretera y avanzar por un terraplén. El Centro, en el otro extremo del recorrido diario, también se encuentra bien adentro en el monte. No existe otro espacio de vida para la brigada cubana: o están en el Centro o en el hotelito, una instalación agradable de pequeñas cabañas cónicas, cercada en todo su perímetro por un largo muro. Durante 12 horas al día, no siempre las mismas, hay electricidad. No obstante, el Centro es un hospital de campaña, diseñado con todos los requerimientos.

La temperatura en Guinea puede llegar en esta época del año a los 50 grados centígrados (122 grados Fahrenheit), y el traje que hay que vestir para acceder a la zona roja del hospital es casi hermético, por lo que el calor provoca fatigas.

A pesar de todo, los cubanos cuando llegan se hacen sentir con su bulla peculiar: bromas, saludos aspaventosos. No hay lugar para la añoranza; el trabajo constante y a veces tenso, y el buen humor, rompen cualquier conato de nostalgia. El doctor Carlos Castro Baras, jefe de la brigada, ha logrado la cohesión de sus 37 hombres.

Antes de entrar al Centro, se lavan las manos con agua y cloro, y se dejan fumigar las suelas de los zapatos. Impacta el encuentro con los pacientes. Al Centro de Coyah llegan de todas las regiones que circundan la capital. El epicentro de la epidemia se ha trasladado hacia esta zona y el gobierno quiere evitar que se instale en la ciudad más populosa del país.

Alrededor del 70 por ciento de los que llegan son positivos. Muchos han sido remitidos con el diagnóstico confirmado. Esto y el hecho de que la mayoría ingresa al sexto o séptimo día de contagio eleva la letalidad, que es del 52.3 por ciento. Pese a todo, por la disciplina y la profesionalidad de los cubanos y demás colaboradores del Centro, es inferior a la media del país, que alcanza el 66.5 por ciento.

Sin embargo, es difícil que los habitantes de la zona, en su mayoría analfabetos, que no leen o escuchan los mensajes públicos sobre la enfermedad, acepten de buen grado el ingreso a una instalación para ellos misteriosa, habitada por extranjeros vestidos de "astronautas". Algunos enfermos se esconden o desconocen los síntomas.

Eso nos contó Fofana, una joven guineana que contrajo el ébola junto a su hija de tres o cuatro años —ella no sabe su edad, pero por respuesta dice que tiene cuatro hijos— y fue salvada en este hospital. Su suegra había enfermado antes y no quiso internarse, por lo que falleció. Fofana contrajo el virus cuando lavaba el cuerpo de la difunta para la ceremonia fúnebre, y se lo transmitió a su pequeña hija.

"Este lugar asustaba a la gente", dice Fofana. Me traduce sus palabras un consejero de salud que habla su lengua y trata de convencerla para que se convierta en activista del Centro. "Aquí me di cuenta que todo lo que se decía era mentira. Siempre tuve buena comida y tratamiento. Estoy muy agradecida, muy contenta porque nos salvamos las dos".

Esa mañana fue particularmente hermosa, porque seis enfermos de ébola recibieron el alta médica. El gobierno acaba de declarar estado de emergencia reforzado en las regiones que circundan a la capital, lo que probablemente permita la adopción de otras medidas de fuerza. Pero la brigada cubana ha venido hasta aquí para salvar vidas.

Después de efectuada la entrega, el doctor Yoel Fleites, responsable del turno que llega, distribuye el trabajo y designa a los que hoy accederán a la zona roja: el doctor Ivo Zúñiga, el más joven del grupo, de solo 28 años, y los enfermeros Rogelio Labrador y Reinaldo Expósito.

Sobre sus motivos para estar en Guinea me dijo el doctor Zúñiga:

> Vine con el apoyo de mi familia, que al principio no quería que viniera, pero después me apoyó. Le hice ver que yo como médico tenía que ver esta enfermedad, tocarla con las manos. Porque sí, la vimos en libros, la conocía por pequeños artículos, pero nunca como se vive aquí. Mi voluntariedad es conocimiento.

La faena más delicada, la que establece el éxito o el fracaso de la labor sanitaria, es el largo y minucioso proceso durante el cual cada médico y enfermero se prepara para entrar en la llamada zona roja del hospital o de la comunidad, auxiliado por otros colegas. El traje es de un material impermeable sintético y cubre todo el cuerpo, excepto el rostro, que es protegido por unos espejuelos especiales y un nasobuco. Los especialistas cubanos sellan luego con esparadrapo la circunferencia del rostro.

Usan dos pares de guantes de goma. Abren con un objeto punzante un hueco en la manga del traje, a nivel de la mano, por el que introducen el dedo gordo. De esa manera, la manga no se corre. En el pecho, alguien escribe el nombre o el apellido del médico o del enfermero y su especialidad, de manera que el enfermo pueda identificarlo. Unos ojos sonrientes nos miran tras los espejuelos protectores.

Más complejo y peligroso es el ritual para desvestirse,

porque el traje ya está contaminado y cualquier contacto de la piel con la parte exterior del mismo puede producir el indeseado contagio. Con la guía de un colega que vigila cada paso del especialista que se desviste y de un trabajador sanitario que rocía con una solución de cloro el traje contaminado, los médicos y enfermeros inician el proceso de abandonar cada pieza de su vestimenta. Todo finalmente se incinera.

Tres cercas de plástico separan a los enfermos de los trabajadores. Desde la zona verde podemos observar casi todas las acciones del grupo que ha entrado. Entregan medicamentos, canalizan venas y, si es necesario, bañan al paciente. Los médicos y los enfermeros cumplen tareas similares; aquí no existe el prurito de supuestas jerarquías. Por una canal de madera se dejan caer los alimentos, la ropa y cualquier medicamento solicitado por el médico o por el paciente. Todos los objetos que pasan al otro lado serán posteriormente incinerados.

Desde nuestro mirador, vemos a una niña de ojos asustados. Nos explican que es huérfana y que la cuida una paciente salvada y ahora inmune a esta cepa. Una hora después los "astronautas" regresan a la zona verde, después de un paciente y delicado proceso asistido en el que se desvisten y desinfectan. Llegan sudorosos, extenuados por el esfuerzo. Pero igual de bromistas.

Cada turno termina con rapidez, al menos así se siente, porque el trabajo no deja margen para la espera. Todos saben que la situación de la epidemia sigue siendo grave en el país, y nadie pregunta por el regreso.

En mayo de 2015, la UTE de Coyah había ingresado a 350 pacientes, de ellos 244 confirmados de ébola. Del total general, se habían salvado 207 (pacientes egresados vivos), 111 de ellos afectados por esa enfermedad.

Coyah es un centro de referencia en el país, el de mejores resultados. Dirigido por guineanos y atendido por especialistas de Cuba y de la Unión Africana, se convirtió en el epicentro de la lucha contra el ébola en Guinea.

Religión y etnos

Un viernes de mi estancia en Conakry, solicité a las autoridades un permiso especial para presenciar el rito en la Gran Mezquita de la capital y tomar fotografías. Es la mayor del África Occidental. Fue construida bajo el mandato de Ahmed Sékou Touré y puede albergar a 12 500 personas a la vez. De ser mayor la concurrencia, los fieles se sientan y rezan en las explanadas exteriores, mientras se amplifica el sermón del imán. Las mujeres no entran al recinto, sino que realizan sus plegarias afuera.

Cada viernes, a la una de la tarde, los musulmanes acuden a las mezquitas más cercanas y participan del rito, dentro o fuera del recinto. A veces, si la mezquita es pequeña, las calles aledañas se cierran. Cada viernes, el presidente Alpha Condé acude a una mezquita diferente, no importa si grande o pequeña, si pobre o rica, para compartir con sus fieles el rito tradicional y apoyar y ser apoyado por el imán. Cada viernes, los hombres visten sus elegantes batas largas.

Tomé muchas fotos ese día, pero la que se hizo popular entre nuestros epidemiólogos fue la de cuatro cadáveres —dos de ellos en ataúdes cerrados y dos amortajados en esteras de madera y tela— que se encontraban en el centro de una habitación amplia, donde el imán descansaba antes de iniciar su rito. Como invitado especial, me hicieron compartir la habitación del imán. Pasé unos segundos por esa sala, alejado de los cadáveres, y tomé la foto, un hábito que se convierte en obsesión.

Las tensiones interétnicas en África son conocidas. Los colonialistas se repartieron los territorios como se reparte una torta, cada quien por el pedazo de "naturaleza" (entiéndase: recursos naturales) mayor —o el más apetitoso o simplemente el posible— dividiendo así sus culturas, lenguas y tradiciones autóctonas. Para los colonialistas era más importante mantener unificada una mina de cualquier cosa (oro, diamantes, etc.), que una cultura.

Esto también facilitaba la dominación. Usaron a unos grupos étnicos contra otros, otorgándoles pequeños privilegios o prebendas, o estimulando tradiciones guerreras o abolengos originarios. Los estados "nacionales" independientes finalmente se constituyeron sobre esas particiones esquizofrénicas y perpetuaron el conflicto étnico. Los expertos cubanos en relaciones internacionales David González López y Clara Pulido Escandell apuntan:

> La mayoría de los partidos políticos africanos han sido instituciones mixtas en su naturaleza (nominalmente de corte "moderno", pero las más de las veces de base étnica). En la medida en que las "modernas" instituciones de los partidos políticos tuvieron base "tradicional" étnica (y con frecuencia sus líderes eran también jefes tradicionales, sus asociados, o sus hombres de confianza) los gobiernos independientes imprimieron continuidad a la alianza tejida (tanto en lo económico como en lo político) con el universo étnico en la etapa colonial, y aplicaron formas de gobierno a menudo cercanas a las que diseñara la metrópoli. (*Cuadernos África–América Latina*, no. 27–28, 1997)

Por otra parte, como sostiene el etnólogo Rodolfo Stavenhagen en su libro *Ethnic Conflicts and the Nation-State* (Conflictos étnicos y el estado-nación):

> Los factores económicos son esenciales en la generación de los conflictos étnicos. Cuando las desigualdades regionales y sociales en la distribución de los recursos económicos muestran diferencias entre determinados grupos étnicos, la disputa por asuntos sociales y económicos fácilmente se convierte en conflicto étnico. (p. 294)

Ese mismo viernes de mi visita a la Gran Mezquita de Conakry, fuimos recibidos por el señor Koutoubou Moustapha Sano, ministro guineano de cooperación internacional, la persona que había facilitado mi entrada al recinto religioso. Después de una larga conversación sobre la cooperación cubana y la estrategia de su gobierno en el combate contra el ébola, le pregunté sobre el tema de los conflictos étnicos. No pretendo agotar con estas citas un tema tan complejo, pero considero que es importante que el lector aprecie el contexto social en que se desenvuelve la epidemia.

La respuesta del ministro fue sorprendente para mí. Los grupos étnicos, a pesar de que conservan su capacidad movilizativa e identitaria, comienzan a mezclarse en las nuevas familias:

> Los conflictos étnicos aquí no tienen connotación religiosa. La mayoría de la población, el 90 por ciento, es musulmana. Los cristianos son una minoría. Pero los conflictos étnicos se traducen en conflictos políticos. Frecuentemente, los políticos utilizan los conflictos étnicos para obtener algo, pero en realidad no existe un conflicto real, porque las etnias están mezcladas. Mi papá es malinké, mi mamá es de Media Guinea, y es pelh [fulani]. Mi esposa es pelh, mi cuñado, el esposo de mi hermana es pelh, mi sobrino y mis sobrinas también son pelh.
>
> Creo que lo que hacen los políticos es utilizar el factor étnico: los malinké contra los pelh, los pelh contra los

sousous, los sousous contra los malinké, simplemente. Pero eso no dura, es algo efímero. Menos mal que nunca hemos tenido una guerra civil. No la hemos tenido porque hay cuatro grandes etnias, y no hay ninguna que sea tan mayoritaria. Puede que sea mayoría en relación con otra, pero no para toda Guinea.

Están los pelh, los sousous, los malinké, los forestier. Si hay un conflicto es entre dos y estos van a buscar a los otros dos, y el que logre ganar a esos otros dos gana el conflicto. Por lo tanto, si hay tres grupos juntos, el cuarto tiene que aceptarlo. Pero durante las elecciones, durante la campaña, se usan muchas consignas, hay mucha habladuría, pero al final no es real.

Por ejemplo, si yo soy del gobierno, a lo mejor mi esposa es de la oposición, porque es pelh. Hablamos, ella, bueno, dice, "Somos nosotros y ustedes". Pero yo le digo, "Bueno, pero ganamos", y tiene que aceptarlo. Durante unos días, una semana máximo, hay enfrentamientos, pero después pasa. El líder de la oposición, por ejemplo, es cuñado mío. Por lo tanto, yo lo veo, nos saludamos, puedo ir a su casa y él venir a la mía. Pero durante las elecciones no me conoce, yo no lo conozco. Estamos en la campaña. Si él gana, bueno.

También hay que aceptar que a veces hay tensiones en la juventud. A veces es agitada y se involucra en acciones de violencia. Pero eso no dura, porque al final se van a encontrar en las casas. El esposo de mi hermana es pelh y sus hijos son pelh-malinké. Tengo un hermano, su mujer es sousous y sus hijos son una mezcla. Pero la política es la política.

Plaza Diamant

Casi al despedirnos de Conakry, visitamos la llamada Plaza Diamant, un insólito oasis urbano, increíblemente real. Está casi amurallado, con avanzados sistemas de seguridad, una zona residencial de apartamentos y casas de lujo para millonarios, restaurantes y tiendas caras, en auge constructivo.

En el lobby hay una maqueta completa del proyecto, que se extenderá a lo largo de 17 hectáreas de terreno. Cerca de la carpeta están los televisores de control que dominan todas las esquinas y los controladores, atentos a las imágenes. Nos identificamos y nos hacemos acompañar por una hermosa y discreta guía-vendedora.

La mayoría de las viviendas están vacías. Imagino que el negocio inmobiliario que sustentaba esta inversión se vio afectado por la epidemia. Pero igual, me siento incómodo. Es muy improbable que alguna vez tenga el dinero suficiente (y entre los guineanos que conozco o he visto en la capital, sean de la etnia que sean, muy pocos lo tendrán), pero no sabría vivir encerrado en esta burbuja.

Una enorme piscina colectiva a la entrada de la pequeña "ciudad" no impide que cada casa —si el comprador lo solicita— tenga la suya. Entramos a una que se exhibe amueblada, al gusto medio y mediocre de las personas adineradas; la recorremos cuarto a cuarto. La guía nos dice el precio: un millón y medio de dólares.

En la maqueta, la ciudad "futurista" aparece rodeada de áreas verdes. En realidad, estas no existen. Puestos, casas y casuchas, y centenares de vendedores rodean este extraño paraíso, al que no se llega por buena conducta. Pero los transeúntes desplazados sienten orgullo de su extraña belleza.

La residencia de la embajadora cubana, en cambio, se encuentra muy lejos de allí, en una zona céntrica, cerca del mar. Es una casa elegante, aunque muy deteriorada, de un estilo arquitectónico que nos induce a pensar (o a sentir) el impreciso espíritu africano.

En los alrededores hay unas 10 o 12 casas iguales, porque fueron concebidas para una cumbre panafricana que nunca tuvo lugar. A pocos metros de la residencia, hay un puente de madera que se adentra en el mar hasta una casa, también de madera, sobre pilotes. Todo parece muy precario, a punto de desmoronarse, pero el lugar está bien plantado. Es el restaurante Obama, y en su interior hay un retrato de la Primera Dama de los Estados Unidos. Supongo que la epidemia ahuyenta a muchos comensales. Pero una noche observo de lejos la presencia y el jolgorio de un grupo numeroso de personas. Dice un vecino curioso que son diplomáticos estadounidenses.

El día se divide en dos: marea alta y marea baja, y según sea la una o la otra, se acerca o se aleja la costa, dejando tras sí un terreno sucio, con los más inesperados desechos urbanos, y fangoso. El puente y la casa restaurante no permanecen todo el día sobre el agua.

Un poco más allá, hay un embarcadero lleno de pintorescas barcazas que vienen y van a las pequeñas islas oceánicas habitadas. Durante la marea alta atracan en el muelle. Durante la baja, esperan mar afuera, mientras un pequeño ejército de ávidos cazadores de pasajeros, con el agua por debajo de la rodilla o de la cintura, cargan sobre sus hombros y cabezas todo tipo de bultos. En el muelle quedan, en tanto dure la marea baja, decenas de barcazas encalladas en el fango.

La globalización impone su marca. Una de esas barcazas se llama *Real Madrid*. En la proa, el fanático dueño ha dibujado dos letras y un número: CR7.[3]

---

3. Apodo de Cristiano Ronaldo, el número 7 del equipo de fútbol Real Madrid.

Los hombres III

Cinco meses intensos e inmensos

CORONEL DOCTOR CARLOS MANUEL CASTRO BARAS

Su mirada, incisiva, invita a la conversación franca. A pesar de su brusca sinceridad y el tono a veces irónico de sus palabras, es un jefe al que sus subordinados quieren. Suele escuchar a todos, cualquiera que sea su problema, y aúna dos virtudes raramente enlazadas: flexibilidad y capacidad de mando. Desde las primeras palabras aparece el jefe, y el posible amigo.

Médico militar (aunque graduado como civil), había servido antes en la guerra de Angola cuando apenas contaba 28 años y llevaba los grados de teniente. Eran los mismos grados que recibían los estudiantes universitarios cubanos al graduarse. Aunque la entrada a un centro de educación superior los eximía del servicio militar, durante los años de estudio realizaban prácticas militares.

> Angola fue mi primera gran experiencia al frente de los servicios médicos de una brigada de tanques —contaba— primero en el norte y después en Huambo. Era todavía muy inexperto y muy inmaduro. No tuve el honor de participar en combates, pero sí recibí a muchos heridos

de acciones combativas, de minas y de accidentes. Estuve 26 meses en Angola: allí me ascendieron a capitán y me hicieron militante del partido.

Después de especializarse en administración de la salud, asumió diversas tareas y fue director de un sanatorio, así como vicedirector y director de dos hospitales militares en La Habana. Pero afirma que la responsabilidad adquirida al frente de la brigada médica en Guinea es la más compleja que ha recibido. "Cinco meses intensos e inmensos van dejando una huella en mí", escribió en unos apuntes personales. Cuando nos encontramos, me explicó:

> En esta guerra el enemigo es invisible. Está, pero no sabes dónde. Aquí puedes morir en cualquier circunstancia. La enfermedad tiene muchas formas de transmisión, muchos riesgos de bioseguridad y cualquier error mínimo puede costarte la vida. Eso en lo personal.
> Pero sobre mí pesa además la responsabilidad de que a los 37 cubanos que están aquí no les pase nada, de asegurar sus condiciones de vida y de trabajo, que en la brigada haya armonía, equilibrio, que pongamos en alto el nombre y el prestigio de Cuba. No es el logro personal, es el logro de mantener lo que Cuba y la medicina cubana representan en el mundo.

Los hombres como él no abandonan

DOCTOR GRACILIANO DÍAZ BARTOLO

Oriundo de Santiago de Cuba, es parsimonioso, servicial. El camino de su vida no fue llano, pero sí recto: él sabía a dónde deseaba llegar. Tiene 59 años. Su esposa es educadora de círculos infantiles. Tiene cuatro hijas y tres nietos. Todas las hijas son universitarias: una es licenciada en higiene y epidemiología, otra es abogada, la otra socióloga y la más pequeña estudia el tercer año de medicina.

Primero se hizo técnico en electromedicina, en 1972. Reparaba los equipos del salón, los de oxígeno y los de terapia. Era hábil, pero soñaba con más. De 1978 a 1984 estudió medicina, y fue fundador —después de los médicos que iniciaron el programa piloto en la clínica Lawton de La Habana— del Plan del Médico de la Familia en la provincia de Granma. Hizo la especialidad en 1988.

Su primera misión, en 2002, fue en Bolivia:

> Eso fue antes de que Evo Morales ganara las elecciones. Fue durante el llamado "Octubre Negro", a partir de un conflicto interno que hubo en ese país en el que murió mucha gente.[1] Estuvimos trabajando en la zona de La Higuera, provincia de Vallegrande. Fue una misión muy hermosa, porque fuimos los primeros médicos cubanos en llegar a ese país, a esa zona, después de que se exhumaran los restos del Che. Nos tocó hacer varias cosas, incluso filmar una película y también un documental junto a la actriz cubana Isabel Santos.
>
> Éramos tres médicos y recorrimos toda la zona de Vallegrande —muchos lugares por donde el Che estuvo—, una zona muy pobre, sin fluido eléctrico. Allí estuvimos 25

---

1. En octubre de 2003, la policía y fuerzas militares de Bolivia, en un intento de poner fin a protestas de masas, mataron a decenas de trabajadores y campesinos. No obstante, la rebelión popular provocó la renuncia del presidente Gonzalo Sánchez de Lozada.

meses. Conocí a Chato Peredo, hermano de Inti. Fueron muy emotivos todos los encuentros.²

Sin embargo, en Guinea vivió su experiencia internacionalista más larga e intensa como médico. Desde el 25 de julio de 2011 fue uno de los 15 médicos generales que desarrollaban allí el llamado Programa Integral de Salud antes de que apareciese el ébola. Trabajaban en seis regiones del país: Labé, Kankan, Faranah, Mamou, Boké y Conakry.

El doctor Graciliano Díaz seguiría los pasos de los internacionalistas de los años 60 y 70, primero en Vallegrande, Bolivia, y luego en Boké, Guinea, muy cerca de la frontera con Guinea-Bissau donde residieron los médicos guerrilleros cubanos que peleaban a las órdenes de Amílcar Cabral. A mediados de 2012 sería trasladado a Conakry como jefe de la brigada.

En 2014, cuando ya se avizoraba el regreso a Cuba, irrumpe la epidemia de ébola. Recuerda un momento dramático:

> Un lunes por la mañana llegué al hospital Donka, a la sala de medicina interna donde yo trabajaba, y me encontré que solo había un enfermero. Cuando pregunté por los médicos y los internos, es decir, por los estudiantes de medicina, me dijeron que ninguno estaba. Que el jefe

---

2. En 1966–67, Ernesto Che Guevara encabezó un núcleo de revolucionarios de Bolivia, Cuba y Perú que libró combates en Bolivia para derrocar a la dictadura militar. Herido y capturado por fuerzas militares bolivianas apoyadas por Washington, Guevara fue asesinado el 9 de octubre de 1967 cerca de la aldea de La Higuera. Guido "Inti" Peredo fue uno de los bolivianos en la unidad guerrillera; su hermano Osvaldo "Chato" Peredo militó en la política revolucionaria en los años posteriores.

de servicios se había reunido en la primera planta con algunos de los especialistas, porque el jefe del cuerpo de guardia del hospital había muerto de ébola. La gente se negaba a trabajar.

Entonces el jefe de los servicios y yo tuvimos que atender solos a los pacientes de la sala, protegernos bien. En Cuba habíamos recibido alguna preparación y aquí también.

Llamamos a las personas que por entonces se especializaban en esos casos, de Médicos sin Fronteras, para que atendieran a los pacientes sospechosos de tener ébola en la sala.

El miedo siempre existe, jamás nos abandona. Hemos tenido que ser valientes para enfrentar una enfermedad que no conocíamos en un medio tan hostil desde el punto de vista higiénico-sanitario, en el que no hay percepción de riesgo.

La experiencia del doctor Graciliano en el país, y su aprendizaje autodidacta del francés acriollado de los guineanos, resultaban muy útiles a los recién llegados médicos y enfermeros del Contingente Henry Reeve que a partir de octubre de 2014 enfrentarían la epidemia del ébola. Aunque ya le tocaba el regreso a casa, accedió a integrar la nueva brigada como segundo jefe.

Conocí al doctor Graciliano en marzo de 2015, en la Unidad de Tratamiento al Ébola de Coyah, y en varias ocasiones nos sirvió de traductor. En esos días decidió posponer, una vez más, el regreso a Cuba. El presidente de Guinea pedía que los cubanos que estuviesen dispuestos permaneciesen un mes más, después de cumplidos los seis acordados con la OMS. Y fue precisamente en ese último mes que sufrió el infarto. Pero se recuperó, e hizo su convalecencia pos-hospitalaria bajo el cuidado de sus compañeros y colegas, y de la embajadora Maité Rivero y del tercer secretario, Daffne Mirabal, en su residencia. Los hombres como él no abandonan su puesto.

Siempre me ha gustado ofrecer lo mejor de mí

LICENCIADO ROGELIO LABRADOR ALEMÁN

Cuando llegamos al Hotel La Hacienda, en el poblado de Wonkifong, cerca de la Unidad de Tratamiento al Ébola de Coyah, era ya mediodía y los brigadistas que estaban en la rotación de descanso nos invitaron a almorzar. Entonces apareció Rogelio, desdoblado en cocinero, con su sonrisa y su perenne deseo de servir. Después supimos que era uno de los enfermeros más consagrados.

No era su primera misión. Había estado antes en Bolivia, de 2002 a 2006, y con el Contingente Henry Reeve en los días aciagos del terremoto de Haití. En ese país caribeño aprendió algo de francés, y en el Centro de Coyah se entendía bien con el personal de la cocina. Me contaría después:

> Además de otras cosas, me ocupaba de preparar el alimento a las personas que se enfermaban. Es muy triste estar lejos de la familia y que nadie tenga una atención diferenciada con el enfermo. Yo tenía alguna experiencia en la cocina. Hacía una comida diferente, una sopita, lo que la persona quisiera o necesitara. Pero nunca dejé de trabajar en el Centro por eso. Además, ellos son mu-

sulmanes, y hay platos que no comen como la carne de cerdo, y eso lo hacía yo.

De origen campesino, a los cinco años de edad Rogelio perdió al padre. "Mi mamá tuvo tres hijos en su primer matrimonio, y seis más en el segundo". Todavía vive con ella y con una hermana. De niño soñaba con ser artista y se imaginaba en papeles de actor o cantante frente al televisor. Pero su mamá lo encaminó por otros rumbos. Se hizo enfermero con noveno grado, y luego completó los estudios preuniversitarios en la Facultad Obrero Campesina.

Le gustaba la profesión: "Siempre me ha gustado ofrecer lo mejor de mí", dice. Matriculó en la universidad después de aprobar los exámenes de ingreso, y ya graduado hizo una maestría en urgencias médicas.

Una tarde de septiembre de 2014, en que la familia se reunía para festejar el cumpleaños de la madre, aprovechó para dar la noticia: había ofrecido su disposición para viajar a un país de África Occidental y contribuir al combate contra el ébola. Los hermanos apoyaron la decisión.

> Uno de ellos había combatido en Angola —me dijo con orgullo—. A mi mamá, que entonces cumplía 93 años, le dije que iría a Haití a dar clases por un período de tres a seis meses. Estaba muy contenta con eso. No tenía idea de lo que encontraríamos, le soy honesto. Pero nunca sentí miedo, quizás sí un poco de estrés.

Ante la negativa de Médicos sin Fronteras de entrenar a los brigadistas cubanos en la zona roja del Centro que administraba, un grupo tuvo que trasladarse a un poblado que se encontraba a dos días de camino de la capital, a mil kilómetros (unas 600 millas) de distancia. Rogelio hizo el viaje. Pero allá no encontraron una institución modélica.

El director que los recibió fue diagnosticado con ébola dos o tres días después. Las condiciones eran terribles. Aprendían y enseñaban.

El Centro había sido levantado pese al desacuerdo de la comunidad. Los problemas de comunicación entre el gobierno y la población persistían, y una mañana estallaron los disturbios. Los pobladores secuestraron los vehículos de los médicos y enfermeros que se encontraban en la unidad, y se produjeron enfrentamientos con la policía.

Fue una experiencia dura, pero Rogelio no se amilanó. El doctor Graciliano, segundo jefe de la brigada, quien estaba al frente de aquel grupo, afirma que se sorprendió al ver su comportamiento sereno y valiente. Como en Bolivia y en Haití, en Guinea Rogelio fue seleccionado entre los profesionales cubanos de mejor desempeño.

> Al finalizar la misión, mi mamá ya se había enterado dónde yo estaba realmente. Cuando regresé, muy emocionada, fue a esperarme a la Dirección Provincial de Salud, que era donde estaba previsto el recibimiento. Desde varios días antes se estaba preparando. El viaje se demoró más de lo previsto y la gente le decía, "Espérelo en la casa".
>
> "No", respondía, "hoy llega mi hijo héroe".

"Es de amplio conocimiento que, con su programa internacionalista, Cuba envía personal médico al exterior. Me dirijo a usted para que nos presten ayuda para combatir esta grave crisis".

—Ernesto Koroma, presidente de Sierra Leona
carta al presidente cubano Raúl Castro, agosto 2014

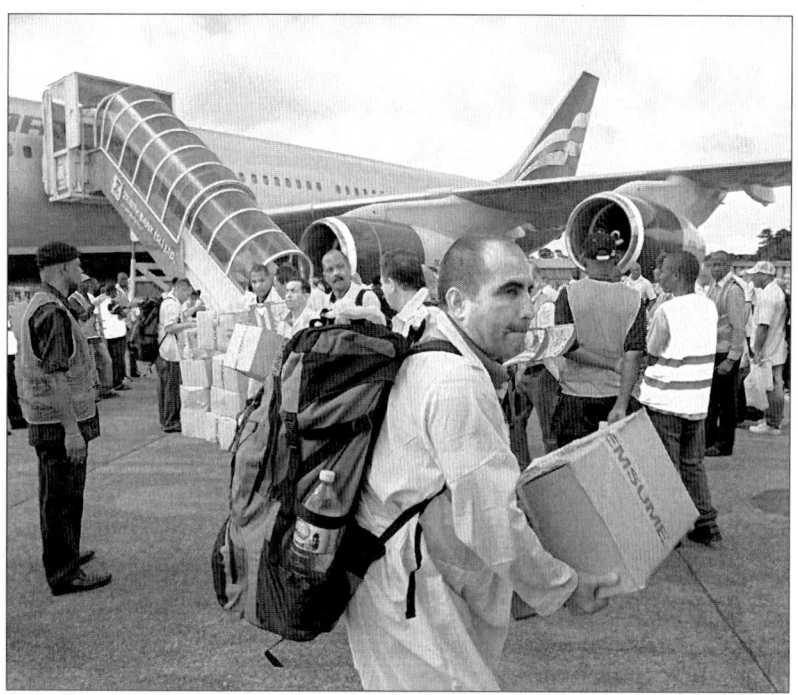

Freetown, Sierra Leona, octubre 2014. Voluntarios médicos cubanos descargan equipos a su llegada. "Cuando arribamos, la letalidad era de un 90 por ciento", dijo el Dr. Manuel Seijas. "Antes de nuestra partida, había bajado a un 45 por ciento. La gran disciplina y consagración al trabajo fue decisiva".

"Diferentes grupos trabajaron juntos. Pero la clave de nuestra capacidad para combatir la epidemia del ébola fue la brigada cubana".
—Andy Mason, Save the Children International

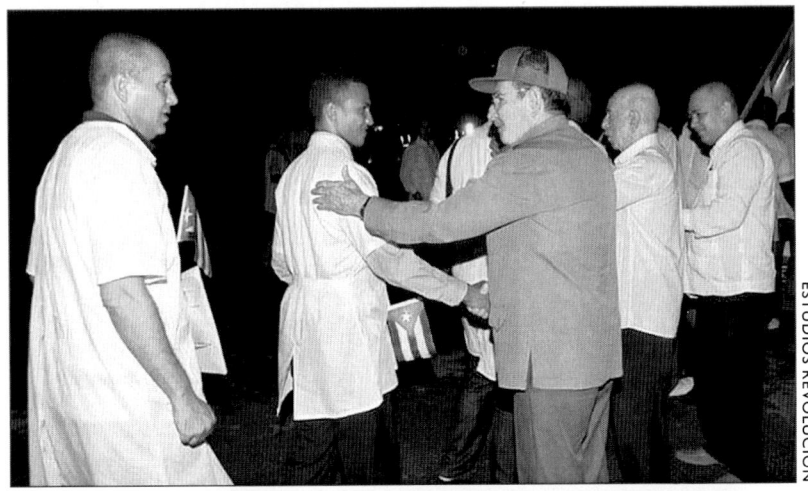

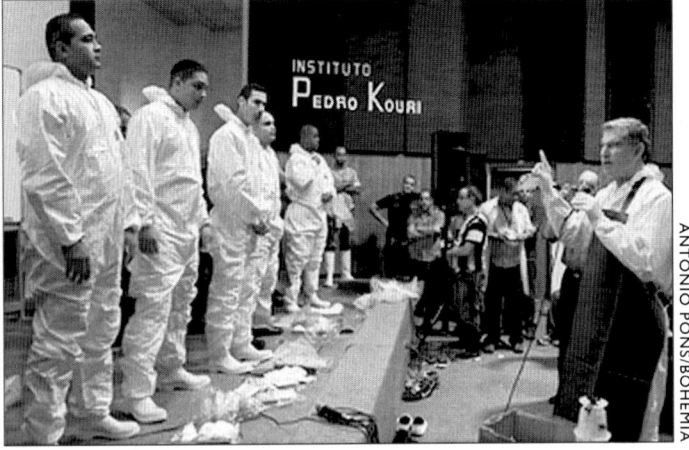

Arriba: La Habana, octubre 2014: El presidente Raúl Castro, el vicepresidente José Ramón Machado Ventura y el ministro de salud Roberto Morales despiden a brigada que sale para Sierra Leona.

Abajo: La Habana, 2014. Sesión de entrenamiento en el Instituto de Medicina Tropical Pedro Kourí, antes de salir rumbo a África. "Cuba es un país pequeño y pobre", dice Ubieta, "pero ofreció médicos para combatir el ébola antes de cualquier otro país".

Epidemia del ébola: Consecuencia del saqueo imperialista

	LIBERIA	SIERRA LEONA	GUINEA	CUBA 1950-59	CUBA 2018
Mortalidad infantil por cada mil nacidos vivos	56	117	65	37	4
Mortalidad materna por 100 mil nacidos vivos	990	860	980	138	44
VHI/SIDA por cada 100 mil habitantes	521	965	1,031	—	161
Tuberculosis: muertes por 100 mil personas	495	1,304	274	14	0.2
Médicos por 100 mil habitantes	1	2	datos no disponibles	10	848
Esperanza de vida (años)	62	46	58	57	78
Población con acceso a electricidad	10%	14%	26%	56%	100%
Población con acceso a agua potable	76%	63%	77%	64%	95%

FUENTES: ORGANIZACIÓN MUNDIAL DE LA SALUD, BANCO MUNDIAL, MINISTERIO DE SALUD PÚBLICA DE CUBA

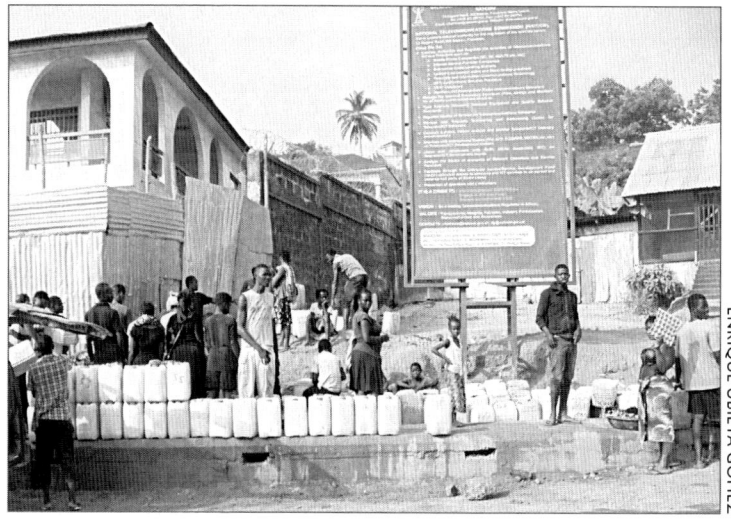

Arriba: Freetown, Sierra Leona, marzo 2015. Esperando distribución de agua potable.

"Todos —médicos y enfermeros— tenían que canalizar venas, limpiar fondillos, trapear pisos. Esta norma se cumplió al pie de la letra".
— Dr. Rotceh Díaz

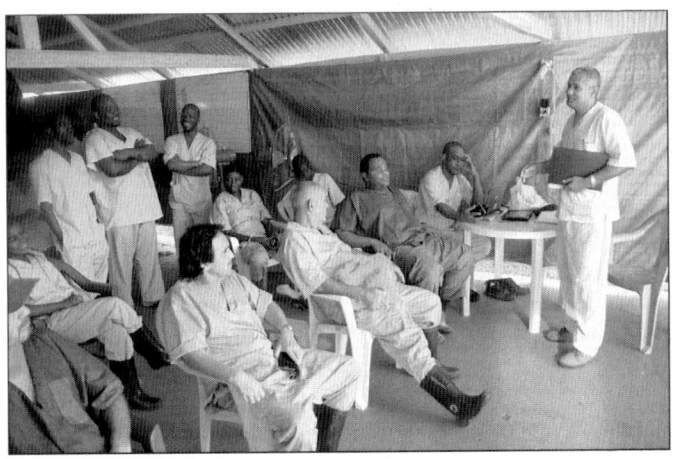

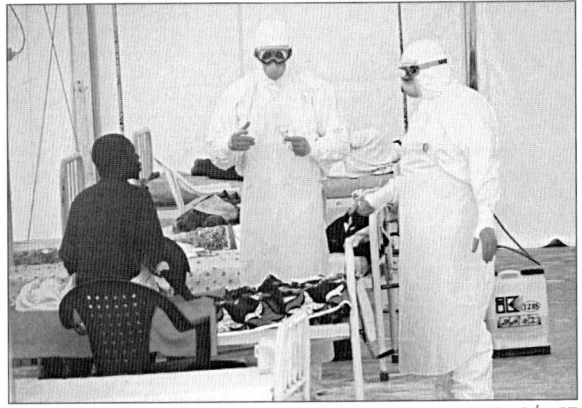

FOTOS DE ENRIQUE UBIETA GÓMEZ

Arriba: Centro de tratamiento en Coyah, Guinea, enero 2015. Médicos cubanos y personal guineano en un cambio de turno. "Los cubanos llegaban haciendo chistes", dice Ubieta. "Distendían el ánimo propio y el de enfermos y colegas de otros países".

Abajo: Médicos cubanos atienden a pacientes en Coyah. Este centro tuvo la mejor tasa de supervivencia, dijo Andy Mason, director británico de esa unidad. "Y los cubanos fueron fundamentales en ese cuidado esmerado".

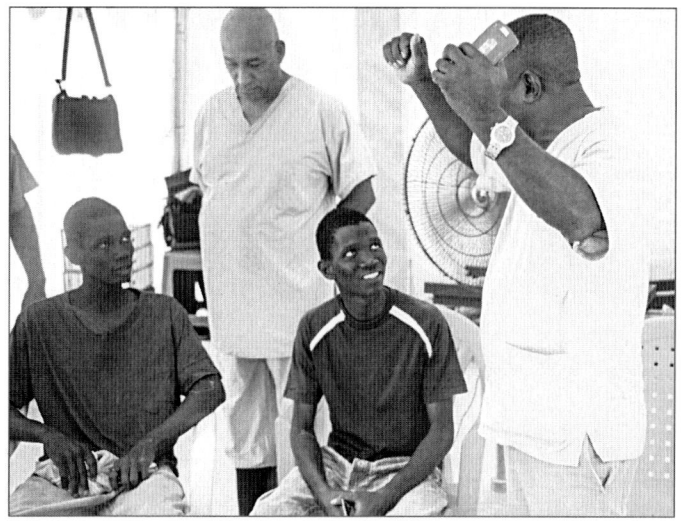

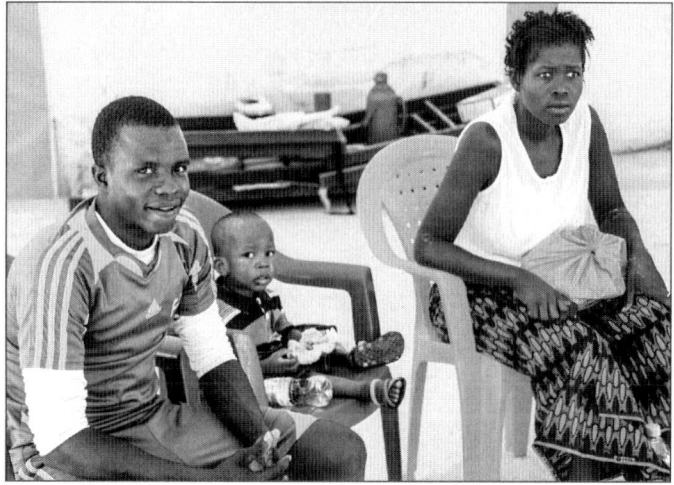

FOTOS DE ENRIQUE UBIETA GÓMEZ

Arriba: Coyah, Guinea, enero 2015. Médicos cubanos con dos pacientes que ya ganaron su batalla contra el ébola. Cuando los voluntarios cubanos llegaron a los centros de tratamiento, dijo el Dr. Rotceh Díaz, "tuvimos que cambiar la idea de que no se podía tocar a los pacientes. Los empezamos a tratar así y empezaron a sobrevivir más enfermos".

Abajo: Tres pacientes en Coyah que se recuperaron. Algunos ex pacientes, ya inmunes, se quedaron para trabajar con los médicos. "Ayudaron a convencer a los nuevos pacientes" a recibir atención, dijo el Dr. Osvaldo Miranda.

"Cuando le dije a mi esposa que regresaba a Sierra Leona, ella dijo que no podía ser de otra forma". —Dr. Félix Báez

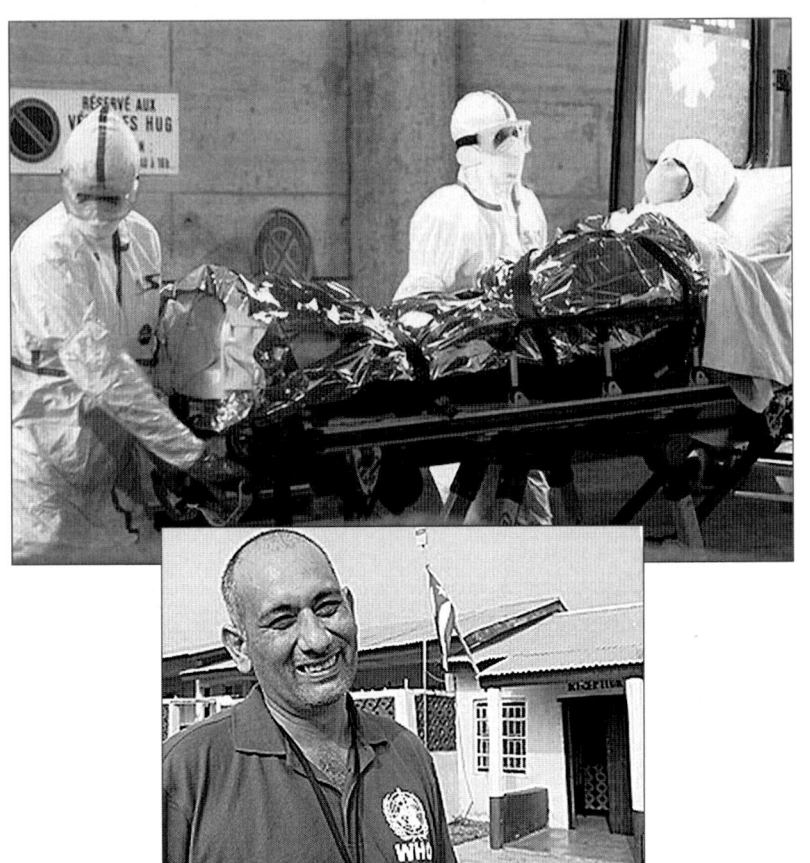

El Dr. Félix Báez, miembro de la brigada en Sierra Leona, fue el único voluntario cubano que se enfermó del ébola durante la misión.

Arriba: Tras ser atendido en el centro de Kerry Town, Báez fue trasladado a un hospital en Suiza. "No se preocupen", dijo a sus compañeros de brigada. "Yo regreso para completar la misión".

Abajo: Báez, de vuelta con la brigada en Sierra Leona, marzo 2015.

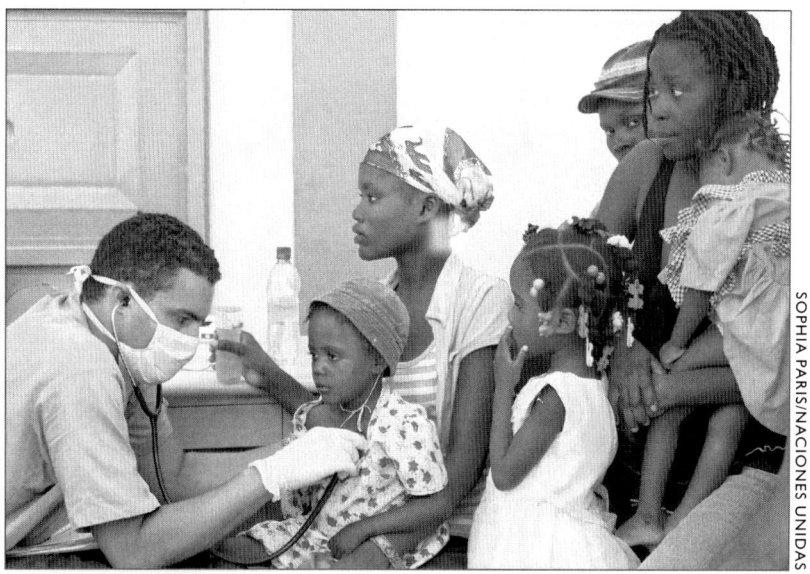

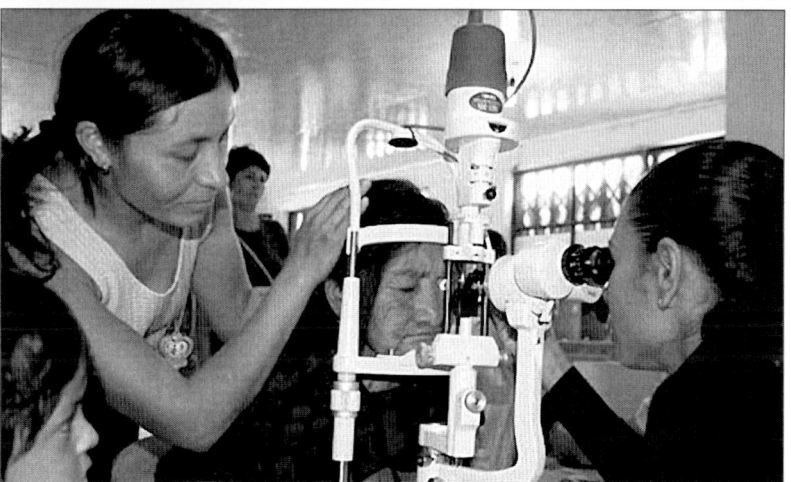

Arriba: Médico cubano, uno de los cientos que trabajaron en Haití después del terremoto de 2010, atiende a pacientes del cólera en L'Estère, en el norte de Haití.

Abajo: Clínica en Bolivia, parte de la iniciativa cubana "Operación Milagro". Durante 12 años, cirujanos cubanos devolvieron la vista a más de 700 mil bolivianos.

"Algunos médicos no tocaban a los pacientes. Pero cuando vieron que los cubanos lo hacían, que limpiaban a pacientes y hacían abordajes venosos, dijeron, 'Bueno, si ustedes lo hacen, ¿por qué nosotros no?'" —Dr. Luis Escalona

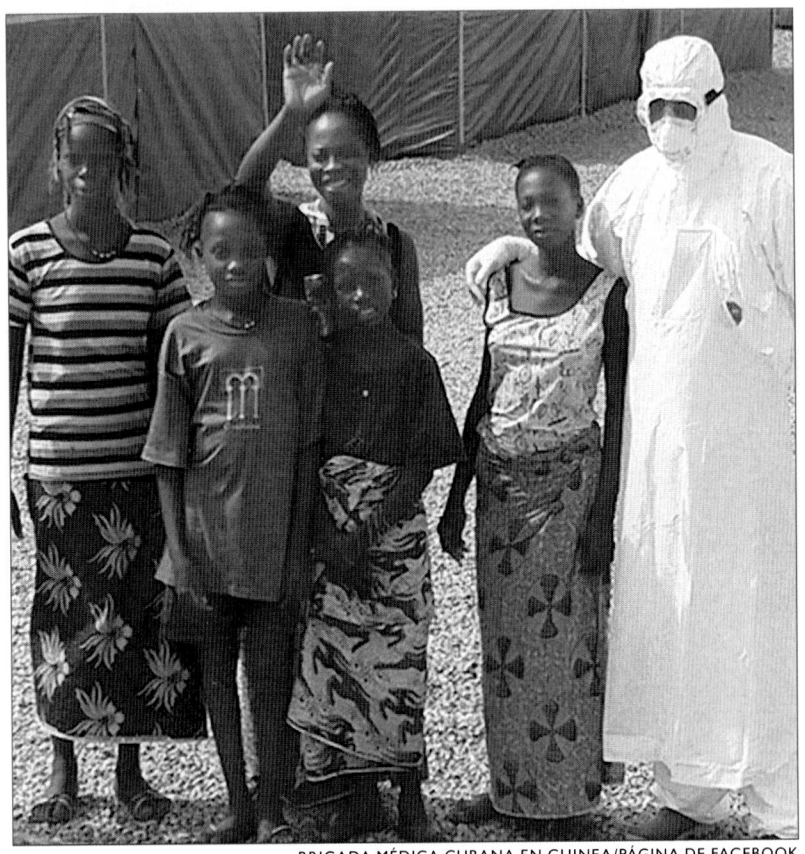

BRIGADA MÉDICA CUBANA EN GUINEA/PÁGINA DE FACEBOOK

Arriba: Médico con pacientes dados de alta en el centro de Coyah, Guinea. Un total de 256 médicos, enfermeros y técnicos de salud fueron escogidos para ir a África Occidental a combatir la epidemia del ébola. Pero un total de 12 mil se habían ofrecido. "La solidaridad está viva en el pueblo cubano", dice Ubieta.

Las mujeres

Las autoridades cubanas determinaron que solo irían hombres. Se desconocía el nivel de riesgo real que correrían los especialistas que se enviaban y los análisis estadísticos parecían confirmar la hipótesis, posteriormente descartada, de que las mujeres eran más proclives biológicamente a contraer el virus. La medida causó disgusto entre cientos de mujeres médicos y enfermeras que deseaban participar.

El doctor Manuel Seijas, coordinador del equipo médico cubano que se desempeñó en la Unidad de Tratamiento al Ébola de Maforki–Port Loko en Sierra Leona me explicaba:

> Nosotros hicimos un balance del trabajo a los dos meses, con un estudio del comportamiento de la enfermedad, y nos percatamos que el virus no tenía predilección ni por edad ni por sexo. Pero los hábitos y costumbres del país hacían más vulnerable a la mujer, por el desempeño que tiene en la vida diaria. Porque es la que más relacio-

nes tiene, la que más se mueve dentro de la población en busca de la alimentación, los quehaceres hogareños, y por ende, era la que más se infectaba.

También predominaba el sexo femenino, pero no con mucha diferencia, en los niveles de letalidad, porque físicamente la mujer estaba también más deteriorada. Eso lo pudimos apreciar.

Lo mismo sucedía con niños y ancianos, según el doctor Seijas: "Se habla de una expectativa de vida de 47 años. Era extraño entre los pacientes ver ancianos. Los hay, pero también en las edades extremas de la vida —en las personas mayores de 60 años y en el menor de cinco años— la tasa de letalidad fue mucho mayor".

Pero entre las razones que se argüían, aparecía una que revelaba el carácter de la misión: si los que partían podían no regresar, era preferible que fuesen hombres y no mujeres, pues estas constituyen la espina dorsal de la sociedad. No hubo limitación discriminatoria que indicase preferencia por motivos específicos de género, de orientación sexual o de fe. En la guerra contra el ébola participaron todos.

Por eso quiero dedicar algunas palabras a dos mujeres que vivieron momentos intensos de la epidemia sin amilanarse. Una es Maité Rivero Torres, la embajadora de Cuba en Guinea, que fue la única que permaneció en su frente todo el tiempo —junto a su esposo Daffne— desde antes de la llegada de los cooperantes cubanos especializados en el tratamiento al virus y de los recursos de la solidaridad internacional, hasta después de la partida de estos.

La otra es la doctora Eneida Álvarez Horta, quien se desempeñó como jefa de la brigada del Programa Integral de Salud (PIS) en Sierra Leona hasta la llegada del Contingente Henry Reeve.

La doctora Geldys Rodríguez Palacio estuvo menos

tiempo al frente de la brigada cubana del PIS en Guinea, pero también pidió quedarse y afrontar el peligro de la epidemia. Sustituyó al doctor Graciliano Díaz, que terminaba su misión y había sido enrolado como segundo jefe por el Contingente Henry Reeve que combatiría el ébola.

El doctor Graciliano, que era el jefe del PIS en Guinea cuando empezó la epidemia, me diría: "Siempre me mantuve al tanto de la situación de la enfermedad con la embajadora Maité, que fue una escuela realmente: como persona, como cubana, como amiga. Siempre estuvo al tanto de lo que ocurría con el ébola, que empezó en marzo de 2014".

Maité gozaba de un gran prestigio entre los funcionarios del gobierno guineano, y eso nos abrió todas las puertas ante ministros e intelectuales, y el acceso al presidente de la república. La habían visto acompañar a sus médicos y enfermeros, y comportarse como una guineana más. Su peculiar carisma y su sencillez la involucraron en todas las actividades de la brigada, que ella visitaba en Coyah asiduamente. Nos sirvió de traductora en los encuentros oficiales, a pesar de su rango diplomático, y fue una colaboradora entusiasta de este libro en la distancia.

Pero Maité era una cubana en todas las derivaciones del gentilicio. Una anécdota revela su carácter. Durante una recepción en honor a la orquesta cubana Aragón, que se hallaba de visita en Guinea (y por supuesto terminó en un pequeño concierto), el presidente, una persona muy circunspecta, la invitó a bailar. Ella es una casinera consumada, y las imágenes de ese baile fueron transmitidas una y otra vez por la televisión nacional.

El presidente Alpha Condé nos contaba risueño: "La esposa del presidente de Mali me llamó: '¿Cómo es que la Aragón viene a Guinea, bailas con la embajadora de Cuba y no me invitas a venir a bailar también?' Aquí en Guinea me llamaron para decirme, '¿Por qué bailas con la embajadora de Cuba y con nosotras no?'

"'Ella es mi compañera de baile. Los guineanos hemos crecido con la música cubana', dije".

Y el presidente le dijo un día a ella, invitada de manera inusual a una reunión de embajadores africanos, "Cuba es África". Era una mujer querida y respetada por todos.

Al finalizar su misión en noviembre de 2015, Maité Rivero recibió la Orden Nacional del Mérito de la República de Guinea, en el grado de Comendador, por su contribución a la amistad entre los pueblos cubano y guineano. En sus palabras de agradecimiento, dijo: "Sentimos que esta condecoración pertenece también a todos los colaboradores cubanos que han cumplido misión en este país, especialmente los del sector de la salud y, entre ellos, de manera particular, a los 38 médicos y enfermeros que, bajo los auspicios de la Organización Mundial de la Salud, vinieron a combatir la epidemia de ébola, aun a riesgo de sus propias vidas".

De la doctora Eneida Álvarez Horta y sus compañeras de misión en Sierra Leona también hay mucho que decir. En mayo de 2014, cuando la brigada regresó de sus vacaciones en Cuba, la prensa solo hablaba de la existencia de una epidemia de ébola en los países limítrofes, Guinea y Liberia. Los funcionarios del gobierno sierraleonés, al parecer, ocultaban la presencia de la enfermedad. Ella me cuenta:

> A finales del mes de mayo, el ambiente en la oficina del doctor Maya Conteh, coordinador del proyecto en el Ministerio de Salud, se tornaba tenso, pero no hablaban delante de mí. Yo estaba preocupada. Sabía que sucedía algo y que tenía relación con el ébola. Todos los días despachaba con él los problemas de la brigada. Cuando se re-

solvían unos, aparecían otros, y antes de ir a mi consulta o después que terminaba, nos reuníamos.

Mi chofer ya sabía que se estaban muriendo personas en Kailahun, distrito que se encontraba a una distancia de 75 millas del distrito de Kenema, donde yo tenía tres colaboradores. Y de Kailahun a Liberia hay 105 millas. Además, entre Kenema y Liberia existía comunicación por carretera, una distancia de 175 millas. Todos estos datos para mí eran muy importantes, pues en Liberia la epidemia estaba fuera de control y las personas huían hacia Kailahun. Como le explicaba anteriormente, los enfermos morían y no se sabía de qué, pues muchos no asistían al hospital por miedo. Huían a la selva y ahí morían. Además los síntomas eran parecidos a los del paludismo, enfermedad endémica en África y en Sierra Leona.

En los primeros días de junio me entrevisté con el coordinador y el primer punto del despacho fue sobre el ébola. Le dije, "Desde que llegamos he oído comentarios de que existen casos de ébola en el distrito de Kailahun. Quiero que me diga la verdad. Y si me está ocultando información por temor a que Cuba retire la brigada, no tenga preocupación, que yo estoy convencida que nosotros no nos vamos a ir de aquí. La posición de Cuba ha sido siempre la de enviar refuerzos y no la de retirar al personal cubano". Y le hice la historia del cólera en Haití y del terremoto en Haití.

Entonces ya me dice que es verdad, que hay muchos muertos en ese distrito, pero que no se sabía con certeza porque no tenían para hacer el test. Se enviaban las muestras al distrito de Kenema, donde estaba el único laboratorio de fiebre de Lassa [una fiebre hemorrágica] y trabajaba el único y mejor virólogo del país. Estaban dando positivos algunos casos. Ahí yo tenía trabajando en ese hospital a tres colaboradores, dos mujeres y un hombre.

A partir de ese momento el ébola empezó su conquista de territorios. Y la doctora Eneida Álvarez, multiplicándose, paró en seco a quienes se sentían proclives a abandonar la misión. Visitaba a sus colaboradores, informaba y recibía orientaciones de Cuba, distribuía los trajes especiales, daba las indicaciones de bioseguridad aprendidas en La Habana.

Hubo situaciones difíciles, como la de aquella licenciada en anestesia que trabajaba en el salón de operaciones del hospital materno. Recibió a una enferma en muy malas condiciones, sangrando, y tuvo que administrarle por vía endovenosa la metoclopramida [medicina contra la náusea] y tomarle la tensión arterial. La mujer falleció al día siguiente y el test confirmó que era ébola. La anestesista fue puesta de inmediato en cuarentena y se informó a La Habana. Pero la mujer había usado de forma correcta el traje y seguido el procedimiento indicado.

Las anécdotas de los hospitales son dramáticas:

> En las salas de medicina general morían pacientes y varios días después se comentaba que habían tenido ébola y no malaria. Pero los colaboradores cubanos eran muy disciplinados en el cumplimiento de las medidas de seguridad. Y no se procedió a la evacuación porque entonces, ¿quién iba a atender a los niños y a las embarazadas?

En la capital no fue más organizada la recepción del virus. Explica la doctora Eneida:

> Cuando la epidemia llegó a la capital, enfermó y falleció en el hospital Connaught un médico sierraleonés, solo de sujetar a una mujer que se desmayó porque tenía ébola. En ese salón esperaban para ser atendidos todos los enfermos, y había confusión. No se clasificaban. Por ahí mismo entrábamos nosotros cuatro: los colaboradores de las especialidades de

maxilofacial, otorrino, electromedicina y dermatología.
Después de la muerte de ese médico, el hospital se declaró en huelga y cerraron casi todos los servicios. El personal nacional se negó a trabajar por el riesgo al contagio, pero nosotros continuamos prestando asistencia médica. Ya no entrábamos por ese lugar, sino por otro. Pero los pacientes pedían el alta; apenas quedaban pacientes ingresados. Murieron muchas enfermeras que trabajaban en la clasificación en el cuerpo de guardia.

La situación cada día se hacía más difícil. A la consulta del otorrino llegaban pacientes sangrando y con síntomas que no tenían que ver con su especialidad. Al máxilo también le llegaban pacientes en malas condiciones y con fiebre. Y a mí, que era la dermatóloga, con problemas ginecológicos y con otros síntomas.

Sabíamos que las enfermeras no los estaban clasificando, y solo había dos médicos, de una ONG, en el cuerpo de guardia. En el pasillo donde estaban la consulta del otorrino y la mía, los pacientes se caían, y cuando los llevaban para el cuerpo de guardia morían de ébola.

Los hombres de esa brigada se sintieron compulsados por el ejemplo de las mujeres. El doctor Jacinto del Llano Rodríguez, con misiones anteriores en Gambia y en Venezuela, reconoce el valor de sus compañeras:

> En algún momento sentimos miedo. Es una enfermedad muy difícil, desconocida. No había un tratamiento específico. Pero somos cubanos y hemos vivido otras crisis. Las mujeres fueron un pilar muy importante. Ellas no querían irse; querían completar la misión que se cumplía en abril de 2015. Todos los hombres y las mujeres dimos nuestra disposición de pasarnos a la brigada del ébola si era necesario.

Esta opinión la comparte y amplía el electromédico de la brigada, Pedro Luis Ferreira Betancourt, de 60 años, con misiones previas en Mozambique y en Honduras:

> Nuestra jefa de brigada siempre estuvo muy preocupada porque todos cumplieran con las medidas de seguridad. Yo estuve en dos recorridos con ella por las provincias asegurando eso, pero las mujeres demostraron su grandeza. Estuve en Kenema en agosto, cuando surgía el primer foco, el foco rojo. Allí estaban dos compañeras y su respuesta fue que se quedaban allí, que no las trasladaran. Siempre hay alguien que se asusta más, pero nadie abandonó su puesto de trabajo. Ninguna mujer flaqueó. Fue muy inesperada la noticia de que debían abandonar la misión.

Por eso fue tan dura la decisión —tomada en el mes de octubre, cuando la epidemia empezaba a declinar— de que las mujeres debían regresar a Cuba. La impetuosa Eneida envió una carta dirigida al Ministerio de Salud Pública de Cuba, que reproduzco porque expresa el sentir de esas mujeres ejemplares y de las mujeres cubanas:

> Estimados compañeros:
> En reunión extraordinaria del Consejo de Dirección, al cual pertenezco por mi condición de jefa de la BMC [Brigada Médica Cubana] permanente en Sierra Leona, convocada por la dirección de la misión estatal, recibí con asombro y desconcierto la triste noticia del retiro inmediato de las mujeres que integran nuestra brigada, que en su mayoría hace más de dos años prestan servicios en este país y se han ganado la admiración y el respeto de nuestros compañeros, del pueblo sierraleonés, sus autoridades sanitarias y políticas.
> Desde el comienzo de la epidemia de ébola, las mu-

jeres nos hemos mantenido firmes y fieles a las ideas de Fidel, Raúl, nuestros padres y la revolución, convencidos de que nunca abandonaríamos a este pueblo en los duros momentos que atraviesa.

En los meses de julio, agosto y septiembre, cuando la situación de la epidemia se hizo más difícil y nos encontramos prácticamente solos en este país, nos comunicábamos diariamente con los colaboradores y las mujeres siempre respondieron valiente y positivamente. Ninguna abandonó su puesto de trabajo y algunas asumieron los servicios del personal médico extranjero y nacional que se marchó por temor a la epidemia.

Visitamos Kenema, segundo foco rojo por aquellos días, para valorar la permanencia de nuestros compatriotas ubicados en ese distrito, y la respuesta de la doctora Vanesa, la licenciada Teresa y el doctor Larramendi fueron muy precisas y estimulantes: continuarían extremando las medidas de protección para permanecer allí donde eran tan necesarios.

Nunca recibí ninguna queja de alguna de nuestras compañeras, ni en los momentos de mayor peligro, cuando inclusive algunos de nuestros hombres dudaron en permanecer en sus puestos de trabajo, por temor al contagio.

Acataremos disciplinadamente las decisiones de nuestros superiores. Pero pienso que precisamente ahora, cuando la epidemia está decreciendo notablemente, como registran los reportes oficiales, están garantizados los medios de protección adecuados y contamos con la presencia alentadora de la brigada médica del Contingente Henry Reeve y un representante permanente del MINREX [Ministerio de Relaciones Exteriores de Cuba], nos merecemos un voto de confianza para al igual que los hombres, cumplir enteramente con nuestro compromiso.

Todavía no he sido autorizada para comunicar esta

nueva decisión a las demás compañeras, pero estoy convencida de que todas compartirán mi sentir.

El mejor reconocimiento a nuestro sacrificio y entrega sería regresar en abril a la Patria, todos juntos, hombres y mujeres, con el inmenso orgullo del deber cumplido como dignas herederas de Mariana, Celia, Vilma y tantas otras heroínas que a lo largo de los gloriosos años de revolución han entregado lo mejor de sí, para poner en alto el nombre de la mujer cubana.*

Revolucionariamente,
Dra. Eneida Álvarez Horta, Coordinadora
Brigada Médica Cubana Permanente en Sierra Leona

A pesar de esta sentida carta, todas las mujeres que estaban en Guinea y Sierra Leona fueron llamadas de regreso a Cuba. Al llegar, recibieron la Orden 23 de Agosto que otorga la Federación de Mujeres Cubanas. A todas las mujeres y los hombres del Programa Integral de Salud que se encontraban en los países del ébola se les entregó, además, la Medalla Hazaña Laboral. Las mujeres, en su mayoría, partieron hacia otros países, a cumplir nuevas misiones internacionalistas. La doctora Eneida se encuentra, en el momento en que redacto estas líneas, en Mozambique.

Es imprescindible también que dedique unas palabras a las esposas y a las madres de los brigadistas cubanos. Algunas estaban embarazadas cuando sus esposos partieron y sus hijos nacieron mientras estos se exponían en África Occidental. Otras tenían niños pequeños, de uno o dos

---

* Mariana Grajales fue una heroína de las guerras cubanas de independencia del siglo XIX. Celia Sánchez y Vilma Espín fueron dirigentes del Movimiento 26 de Julio y combatientes del Ejército Rebelde en la guerra revolucionaria contra la dictadura de Batista. Ambas ocuparon importantes responsabilidades directivas después del triunfo revolucionario.

meses. Todas recibieron el impacto de la selección de sus compañeros o hijos para una misión que se vislumbraba desde el mundo como suicida. Sin embargo, en su mayoría los apoyaron. Todas sufrieron la muerte por paludismo de los dos colaboradores, Jorge Juan y Coqui, y la enfermedad de Félix, como si hubiese sido la de sus hombres o hijos.

Las hay de todas las esferas laborales, consecuencia del hecho de que en Cuba dos tercios de los egresados universitarios son mujeres. Sin embargo, tuvieron que cargar con todas las responsabilidades, sociales y familiares, que antes compartían.

Como recordaba el presidente Raúl Castro en la "Conferencia de Líderes Globales sobre Igualdad de Género y Empoderamiento de las Mujeres: Un Compromiso de Acción", el 17 de septiembre de 2015, en Nueva York:

> La esperanza de vida al nacer de las cubanas es de 80.4 años. La tasa de mortalidad materna directa [muertes causadas por complicaciones en el parto] es solo de 21.4 por cada 100 mil nacidos vivos, una de las más bajas del mundo.
>
> [Las mujeres cubanas] representan el 48 por ciento del total de las personas ocupadas en el sector estatal civil y el 46 por ciento de los altos cargos de dirección, el 78.5 por ciento del personal de salud, el 48 por ciento de los investigadores científicos y el 66.8 por ciento de la fuerza de mayor calificación técnica y profesional. Cursan, como promedio, 10.2 grados y son el 65.2 por ciento de los graduados en la educación superior.

Los caídos

La propaganda anticubana apostaba a que los médicos y enfermeros de nuestro país enfermarían y morirían de ébola. Eran cálculos macabros, pero se fundaban en el hecho real de que todas las brigadas extranjeras, menos numerosas y de estancias que no excedían las cuatro o seis semanas, habían sido marcadas en algunos de sus integrantes por la enfermedad y la muerte. De los 256 integrantes que viajaron y permanecieron expuestos al virus durante seis meses, solo uno lo contrajo, y ninguno murió. No se registró un solo caso de ébola en Cuba, gracias a las medidas de bioseguridad implementadas.

Pero la vida golpearía a la brigada cubana por un flanco inesperado: dos de sus integrantes murieron, de manera repentina —uno en Guinea y otro en Sierra Leona— víctimas ambos de la enfermedad más mortífera y permanente del continente: el paludismo. En este caso, de complicaciones cerebrales.

La estadística más reciente disponible, según la Organización Mundial de la Salud, asegura que en 2012 murieron de paludismo o malaria 612 mil personas en el mundo, de ellas el 90 por ciento en África. La enfermedad, aunque es curable y prevenible, sigue cobrando vidas en ese continente. Los cubanos caídos en este peculiar combate fueron el economista Jorge Juan Guerra (cada brigada, como es lógico, llevaba uno, para que se hiciese cargo de las finanzas) y el licenciado en enfermería Reinaldo Villafranca Lantigua, conocido por el sobrenombre de "Coqui".

JORGE JUAN GUERRA RODRÍGUEZ

Castro Baras, jefe de la brigada en Guinea, recuerda su encuentro inicial con Jorge Juan Guerra:

> Un día íbamos para el Instituto Pedro Kourí a la excelente preparación que allí recibimos —que no pudo ser completa porque no había pacientes— con excelentes condiciones docentes. Se me acerca él, Jorge Juan Guerra, que ocupaba el cargo de estadístico en la Dirección Provincial de Salud de Sancti Spíritus.
>
> Él se para en firme frente a mí y me dice: "Coronel, yo voy a ser su económico en Guinea y usted mi jefe".
>
> "Bueno, ¿y usted quién es?", pregunto yo.
>
> "Yo soy Jorge Guerra, de Sancti Spíritus".
>
> Todavía pensaba que era un chiste, pero yo me entero por él que vengo de jefe de la misión. Ese mismo día me lo dicen, pero parece que algo se había filtrado.
>
> Yo medio en broma respondí, "Bueno, a mí nadie me lo ha planteado, pero si voy a ser tu jefe, bienvenido sea". Así nos conocimos y empezamos a compartir los primeros días.

Guerra era un hombre ágil y siempre cargaba su pequeña mochila a la espalda. Estaba por cumplir los 60 años, aunque no los aparentaba. El primero de octubre, a las nueve y cinco de la noche, partía hacia Conakry, su último destino de vida, vía Sierra Leona. Iba como integrante del equipo de dirección que debía preparar condiciones para el arribo de los restantes compañeros, junto a Castro Baras y a Carlitos, el logístico. En Guinea los esperaba el doctor Graciliano Díaz, el segundo jefe. Viajaron en el vuelo que transportaba a la totalidad de los colaboradores de Sierra Leona y al equipo de dirección de Liberia. Este estaba integrado por los doctores Dupuy y Pablo Raventós, el económico Andrés Marrero y el logístico Rolando Vergara.

En el mismo avión viajaba como integrante de la brigada de Sierra Leona el enfermero Reinaldo Villafranca Lantigua, Coqui, el otro cubano que falleciera meses después, también de malaria. ¿Conversarían durante el largo vuelo, intercambiarían algunas palabras, quizás un simple "permiso" al pasar por el estrecho pasillo, los dos hombres a quienes abrazaría la muerte? Apenas se conocían, aunque recibieron juntos el entrenamiento en el IPK. En la escalerilla del avión fueron despedidos por el general de ejército Raúl Castro.

El 2 de octubre estaban en Freetown y el día 6, con escala en Marruecos, en Conakry. Los cuatro "adelantados" y Maité, la embajadora, prepararon las condiciones y destrabaron los caminos, hasta el arribo de la brigada completa el día 22. Castro Baras continúa el relato:

> El 23 de octubre, Jorge Juan Guerra cumplió 60 años y se lo celebramos con un cake, sin bebidas alcohólicas. Le cantamos felicidades. Él estaba muy contento; tenemos imágenes de eso. Ya el 24 alega que se siente mal. Dos días antes había tenido un cuadro de diarrea, pero él comía

mucho, sobre todo dulces. Empezamos a tratarlo, pero su estado de salud empeoraba con rapidez. Le hacemos un test antipalúdico y da positivo. De inmediato, en el hotel, le ponemos tratamiento. Avisamos a las autoridades de la OMS para trasladarlo a un hospital y nos coordinan una clínica privada. Ese día en la noche hace un cuadro muy aparatoso. Y el 26 a las seis de la tarde fallece.

Después supimos que había sufrido paludismo cerebral durante una misión anterior en Mali. Su muerte nos impactó mucho, más a la brigada que a nosotros, porque acababa de llegar y la "bienvenida" fue el fallecimiento de un compañero. Habíamos montado una guardia permanente en la que participaron muchos médicos y enfermeros que pelearon duro por salvar su vida.

Pude conversar con el primer doctor que lo atendió y con el último. José Eduardo Díaz Gómez, habanero especialista en medicina general integral y en terapia intensiva, recuerda: "Yo me quedé la primera noche en el hospital, y estuvimos luchando con él, con todo lo que lleva una terapia intensiva, con todos los medicamentos, sin que le faltara nada, pero rápidamente evolucionó a un fallo múltiple de órganos". El doctor Jorge Luis Lucas Delgado de Santiago de Cuba, intensivista y especialista en medicina interna, fue su último médico de cabecera:

> Ya el 25 por la noche cayó en coma, y al otro día, me tocó atenderlo como intensivista. La OMS había coordinado con un hospital extranjero para su traslado, con la intención de hacerle hemodiálisis y preservarle la vida, pero no pudo resistir. Estuve las últimas horas con él, junto a otro compañero. Fue un golpe grandísimo. Imagínese, a nosotros en Cuba todo el mundo nos decía que estábamos locos porque íbamos a enfrentar la muerte, y al llegar, un

compañero fallece. Ahí supimos que esto era serio, porque enfrentábamos enfermedades que eran letales.

Guinea es un país de cultura islámica y las personas se entierran directamente en la tierra. Así que hubo que encargar un ataúd, abrir una fosa en el cementerio y sellarla, para que sus restos se conservasen y pudiesen ser repatriados con posterioridad.

Maité Rivero Torres, la embajadora de Cuba, rememora esos días dolorosos:

> Aquel 26 de octubre, en las primeras horas de la mañana, recibimos una llamada de Castro Baras en la que notificaba que el compañero estaba ya en un estado muy deteriorado. De inmediato, localizamos vía telefónica a los ministros guineanos de cooperación y de salud, quienes respondieron a pesar de ser domingo —un día de especial significación para la familia guineana— y acudieron con nosotros a la clínica. Nos acompañaron durante toda la jornada, hasta que el colaborador falleció alrededor de las 18 horas de ese día. Después fueron con nosotros a la morgue, nos ayudaron en los trámites de la ceremonia fúnebre, en todo lo que después hicimos, y finalmente estuvieron en el homenaje que se le rindió el primero de noviembre.
>
> Me parece que ello expresaba la alta valoración que tenía el gobierno guineano de esta cooperación cubana, y de lo que significaba para esos hombres haberse sacrificado, venir de su país y, como en este caso, lamentablemente, perder la vida.

La primera dama, acompañada por las esposas de los ministros, visitó a la embajadora cubana en su residencia como expresión de condolencia. También la visitó una delegación de la Asamblea Nacional de Guinea, encabezada por su primer vicepresidente.

El doctor José Eduardo Díaz enlazaba en su mente llena de recuerdos lo peor y lo mejor de aquellos meses:

> Te digo que esa fue la peor experiencia vivida. La más bonita fue ver un niño de dos años, acabadito de salir de siete u ocho días de estar muy grave, verlo jugar con un globo que le hicimos con un guante, y reírse y pedirnos naranjas y cosas. Eso fue muy bonito. Había perdido a la mamá, y el papá lo esperaba afuera.

Castro Baras lo explica así: "Pudimos superar el impacto inicial y transformarlo en energía para el trabajo. Cada vez que podemos, vamos al cementerio a rendirle tributo al hermano caído en misión".

También yo estuve en su tumba, y guardé un minuto de silencio.

REINALDO VILLAFRANCA LANTIGUA, 'COQUI'

Coqui no había nacido con suerte. Se la hizo a golpes de voluntad. Daba tumbos por la vida cuando la revolución le tendió la mano. No magnifico esa mano, muchos no la toman cuando pueden —sin la voluntad individual de salvarse, nadie se salva— pero Coqui se aferró a ella como un náufrago. Empezó a estudiar enfermería gracias al proyecto de Fidel de rescatar a los jóvenes que no trabajaban ni estudiaban.* Algunos de los profesores eran más jóve-

---

* A partir del año 2000, Fidel Castro condujo lo que se conoció como la Batalla de Ideas, una ofensiva política que se proponía ampliar las oportunidades educativas y culturales de los jóvenes. También iba dirigida a combatir las desigualdades sociales que habían crecido a medida que Cuba quedó más expuesta al mercado capitalista mundial tras el fin de sus relaciones comerciales preferenciales con los países del bloque soviético

nes que él. Empezaba a descubrirse: sentía una profunda vocación por la enfermería, un deseo interior de servir.

El licenciado José Raúl Milán, uno de sus profesores y compañero en la batalla contra el ébola, lo recuerda de entonces: "Era como todos, muy jovial, muy cuentista. A veces le tenía que recordar que estábamos en clase".

No fue fácil. En algún momento Coqui se desalentó y estuvo a punto de retirarse. "En dos ocasiones fui a visitarlo a su casa —prosigue José Raúl— porque quería dejarme la carrera. En esas visitas pude apreciar sus necesidades, sus carencias. Yo sabía que él tenía un futuro como enfermero. Era muy humilde, pero muy inteligente, un ejemplo de sacrificio, de voluntad".

Obtuvo el título. El impulso le alcanzó para seguir en un diplomado de posgrado, y sobre todo para granjearse el cariño de sus compañeros de trabajo y de sus pacientes, en el policlínico de su pueblo natal en la provincia de Pinar del Río. Coqui tenía mucho que dar, y que darse.

Cuando supo lo del ébola, fue de los primeros en presentarse. El licenciado Víctor Lázaro Guerra Viera lo vio llegar, empapado, un día de cielo plomizo y abundantes aguas, a la Unidad Provincial de Cooperación Médica, para inscribirse en el grupo que aspiraba a integrar la brigada de los combatientes del ébola:

> Ese día estaba cayendo un aguacero tremendo. Vino desde [el pueblo de] Los Palacios a traer su expediente. Me dijo que había salido de un turno de guardia, que estaba cansado, que tenía que regresar otra vez en una guagua o al dedo, que vivía lejos. Ya se iba bajo aquel aguacero. Enton-

---

una década atrás. Las iniciativas incluyeron esfuerzos para involucrar a jóvenes que habían abandonado la escuela y que tampoco trabajaban; el gobierno les brindó estipendios para estudiar y empleos.

ces empezamos a revisar el expediente y le faltaban cosas, y me dicen, "Avísale". Yo lo alcanzo y lo hago regresar. Ese fue mi primer encuentro con Coqui.

Los que lo conocían de antes no sospechaban que sería el único pasajero que abordaría el ómnibus en Los Palacios. A su madre le dejó una puerca parida, para que le sacase en su ausencia un poco de dinero. Durante el entrenamiento se destacó, no solo por sus habilidades como enfermero, sino además por su conocimiento del inglés, aprendido de manera autodidacta en otra vida de jergas. A sus antiguos profesores les prestó la colección de discos de "Inglés sin fronteras", que adquirió no se sabe cómo.

Pero temía que no lo eligiesen, porque eran 300 candidatos, muchos de ellos con más años de experiencia y con misiones anteriores. Los amigos lo ayudaron a controlar el nerviosismo durante el chequeo médico, porque padecía de hipertensión. Fue elegido. Lo eligieron a pesar de su escaso currículo. El licenciado Juan Carlos Curbelo Fajardo fue testigo de ese momento:

> Fue uno de los primeros en colocarse el traje, en probarse el PPE [Equipo Personal de Protección], y lo hizo muy bien. Mostraba competencia. Cuando fuimos elegidos entre los 103 enfermeros que partirían a Sierra Leona, Coqui se sintió muy orgulloso, lloró al salir del teatro. Me dijo que había pensado que no lo lograría.

Nunca había viajado en avión y tenía miedo. Juan Carlos, su ex profesor y ahora compañero, se sentó a su lado, y permitió que ante cada salto del avión se agarrase de su mano, como una vez hizo con la oportunidad de estudiar en la universidad. Comenzaba un nuevo período de su vida. Se sentía parte de un colectivo que lo aceptaba como era, sin mutilaciones. Y se tuteó con la muerte sin dejar de sonreír, como hacen los héroes.

Víctor Lázaro recuerda: "Coqui tenía un espíritu tremendo, muy alegre. Uno se preguntaba de dónde sacaba tanto ánimo y fuerza, porque mientras algunos se mostraban cansados, él se mantenía despierto, atento, jodiendo. La gente que trabajaba en Kerry Town nos decía que era un caballo trabajando, sin miedo".

Villafranca quiso rebasarse, rehacer su destino. Sí, ello implicaba salir de la "prisión" material que lo achicaba: mejorar sus condiciones de vida y la de su madre. Pero también construirse un nuevo rostro social, rehacerse como persona. Lo logró con creces. La enfermedad —el fantasma aceptado y temido de los misioneros— lo asaltó de manera sorpresiva. Cuenta Juan Carlos:

> Inmediatamente que se decide su traslado a Kerry Town, empezamos todos a comunicarnos, especialmente con Frank [Hernández Leyva], que era la persona que más cerca estuvo de él. Durante el tiempo que estuvo viviendo en el Hotel Compañero, a pesar de que estaban en habitaciones diferentes, fueron amigos. Y Frank me comunica: se acaban de llevar a Coqui con toda esa sintomatología aparatosa.
>
> Ya el domingo en la mañana nos informa que Coqui estaba crítico, que empeoraba su estado. Que se esperaba por un segundo test sobre ébola: ya el primero había dado negativo, y que esto decidiría sobre su traslado a un buque de la armada británica que estaba anclado en medio del océano, para que recibiera un tratamiento más especializado para su patología. Esta noticia nos empezaba a chocar a todos. Sabíamos lo que había sucedido con el compañero de Guinea.

El impacto de su breve presencia en la Unidad de Tratamiento al Ébola fue enorme. Su repentina muerte sacudió a todos los cubanos y a sus compañeros de otras nacionalidades. El licenciado Frank, su amigo, lo describe así: "Era una persona alegre, muy dedicada a su trabajo… Se hacía querer por todo el mundo, estaba pendiente del estado de ánimo de cada persona a su alrededor". Los médicos y sobre todo los enfermeros de la Unión Africana, a quienes había enseñado lo que sabía con generosidad, lo despidieron llorando, de pie a ambos lados del camino, mientras pasaba el féretro.

> El 15 de enero regresaba el doctor Félix y casi simultáneamente fallecía Coqui —comenta Juan Carlos—. Estábamos recibiendo una inyección de estímulo moral, de patriotismo, de sentido de pertenencia, cuando ocurre lo de Coqui. Pero aquello no mermó nuestra responsabilidad ni afectó nuestra decisión de estar allí.

Un periodista quiso usar su origen para descalificar el costado heroico de su muerte. Solo desde el cinismo, desde la absoluta falta de fe en los seres humanos, esa persona pudo —en nombre de la verdad— ignorar al nuevo, al verdadero Villafranca, que con buena dosis de voluntad Coqui había construido sin dejar de ser el de siempre, y obligarlo a ser el ya falso Villafranca de sus orígenes marginales. Interpretar sus actos desde ese origen de partida es ignorar el duro trecho recorrido. Escamotearle el título de héroe, desde una visión reductora de sus motivaciones, es despojar de sentido su muerte (y su vida). El periodista cínico no describía a Coqui, se describía a sí mismo.

Ébola: factores culturales y comunicacionales

El curso escolar, suspendido durante 10 meses, se reinicia en Liberia. Los más variados uniformes escolares vuelven a llenar las calles de la ciudad. Visitamos un bachillerato público de la capital. Los muchachos, advertidos por los maestros de la razón de nuestra presencia, nos miran divertidos y se dejan fotografiar, pero la gama de miradas es variada: curiosidad, desafío, coquetería, suspicacia, juego.

Hemos interrumpido las clases y pedimos que se nos permita entrevistar a un alumno. Sin dilaciones, el maestro designa a una muchacha de 15 años de edad y ojos penetrantes. Muy seria, responde con locuacidad y madurez a nuestras preguntas. Las imágenes que mis colegas captaron para la televisión recogen, tras ella, a unos condiscípulos "chivadores" que se burlan de nosotros; pero el punto focal de la grabación coloca nuestra mirada en la suya: imperturbable frente a la cámara, sus ojos inteligentes parecen abrirse y cerrarse a otras profundidades. Abigail —así se llama— no acepta que los animales señalados por la prensa fuesen los causantes del virus.

El traductor, uno de los médicos de la brigada, pregunta de nuevo, confundido, porque la muchacha habla muy rápido, en un inglés acriollado. Pero ella insiste: "Se decía que matar y comer a esos animales había traído esta enfermedad, pero usted sabe, realmente no estoy convencida. No creo que las mangostas, los monos y los murciélagos hayan podido provocarla".

Durante varias semanas consideré que su respuesta se debía al peso de una tradición cultural muy arraigada, criterio que me reforzó Saran Daraba Kaba, secretaria general de la Unión del Río Mano. Según esta estudiosa, los tres países infectados de ébola habían cometido muchos errores en su estrategia comunicativa para enfrentar el virus:

> La población de la zona donde surgió la epidemia —una región boscosa— no tiene mucha proteína animal. No hace ganadería porque allí no funciona. Por tanto, come carne de la selva, de animales salvajes. Y por el ébola decimos que no, que esa carne no se puede comer.
>
> ¿Qué alternativas tienen para sustituir esa carne? No se la damos. Decimos, "tienen que dejar de comer ese tipo de carne", pero ellos la han comido durante siglos: sus padres la comieron, sus abuelos la comieron. Entonces, si tú pides que no coman esa carne, eres sospechoso. "¿Por qué me pides que no coma lo que han comido todos mis antepasados? Ellos nunca se enfermaron, ¿por qué yo sí ahora"? Y si ese mensaje lo dice un extranjero de piel blanca, algo anda mal, no pueden confiarse.

La relación de los seres humanos con los murciélagos es sorprendente. Un reciente documental científico demuestra que casi todas las culturas se vinculan con ese roedor alado. Según un despacho de la agencia noticiosa EFE del

10 de diciembre de 2015, "El doctor en biología Carles Flaquer y el ambientólogo Xavier Puig visitaron hospitales de murciélagos en Australia, vampiros en México, cocinas del mamífero volador en Bali, Indonesia, proyectos de conservación en Francia y Cataluña, lugares de peregrinación para observarles en Texas y rutas turísticas más desconocidas para el gran público en Zambia".

Pero el problema apuntado por Saran Daraba Kaba, como ella misma sugiere, rebasa el enfoque meramente cultural o de política comunicacional. Por eso Adame Cerón no deduce ese comportamiento de prácticas culturales tradicionales. Para este antropólogo, la deforestación cada vez más intensa de la sabana africana —en la que participan varias trasnacionales agrícolas— desarticula la agricultura campesina de pequeña escala y obliga a los pobladores a buscar otras fuentes de alimentación:

> [Esto] hace que las comunidades precarizadas de los alrededores entren en contacto con animales potencialmente peligrosos para alimentarse, buscándolos cada vez más lejos en el interior de los bosques tropicales. Cada vez más la carencia en proteínas les empuja a consumir carne de la sabana —monos, pequeños roedores, murciélagos, etc.— que los expone a nuevos agentes patógenos. (Adame Cerón, p. 170)

Me parece interesante repasar los errores iniciales en la estrategia de comunicación que adoptaron los tres gobiernos —de los que estos tienen conciencia— muchas veces movidos por la presión externa. La reacción de los medios internacionales fue de pánico, sobre todo a partir del contagio de algunos colaboradores extranjeros o viajeros que traspasaron todas las barreras sanitarias y aparecieron con los síntomas ya declarados en hospitales del Primer

Mundo. Las imágenes eran aterradoras.

Se difundió la idea de que el ébola era incurable, por lo que muchos enfermos africanos podían argüir que, para morir, siempre era preferible hacerlo en casa, con la familia. A veces, los enfermos que se curaban en centros especializados eran rechazados por sus comunidades y expulsados de ellas: aunque Dios los había salvado, habían sido tocados por el Diablo. En casos como esos, se veían obligados a internarse en la selva, a vivir aislados.

Las explicaciones y advertencias en la prensa y las vallas que se colocaban en las ciudades eran en inglés o francés. Un por ciento importante de la población, sin embargo, no sabía leer ni escribir. Otro por ciento decisivo solo conocía su dialecto natal. La opción escrita enfrentaba además un importante obstáculo cultural. Como escribieron David González López y Clara Pulido Escandell:

> La persistencia de una vigorosa cultura oral y su rechazo a la escritura en los medios rurales africanos, en función de una reacción defensiva frente a un medio que fue empleado como arma por el colonizador en su contra: desde las escrituras de propiedad a través de las cuales se les privó de la tierra, hasta los cuadernos de los recaudadores de impuestos. (*Cuadernos África-América Latina*, no. 27-28, 1997)

Por demás, una vez que aparecían los síntomas, el enfermo de ébola solo podía salvarse si acudía de inmediato a un centro especializado, pero ese no era su comportamiento habitual. Saran Daraba Kaba decía:

> La primera referencia que tiene la población de esa región es la automedicación, y si esta no funciona, el curandero tradicional. Solo en el caso de que la enfermedad persista,

va al hospital, si hay.

Por eso el ciudadano debe ser el primer foco de la estrategia de comunicación. Debe comprender qué cosa es ébola, no con imágenes terroríficas como las que trasmite la televisión, con aquellos hombres extraños en trajes especiales, sino con palabras sencillas.

Hay que explicarle a la gente que el ébola es una enfermedad mortal, pero que se pega solo si estamos en contacto con el enfermo y que el contagio se produce en un período dado de su evolución.

Hay que decírselo a los campesinos, a los comerciantes, a los taxistas, a las mujeres. Ellas son observadoras muy importantes de la comunidad; están al tanto de todo lo que sucede en la comunidad y cuando van al mercado intercambian, comentan con los vecinos. Pero sobre todo hay que decírselo a los jefes religiosos, a los jefes tradicionales, a los curanderos.

Precisamente, esta es una de las fallas más notorias: los curanderos y los líderes religiosos no fueron inicialmente involucrados en la campaña contra el ébola. El islamismo es mayoritario en Guinea y Sierra Leona; el imán es un líder comunitario insoslayable.

Imaginemos esta escena: el niño de la casa enferma. Sus síntomas al inicio se parecen a los de un simple catarro, pero unos hombres vestidos de "astronautas" dicen que puede ser ébola y se lo llevan a un centro misterioso al que sus familiares no tienen acceso. Una mañana, alguien informa que ha muerto y que fue enterrado para evitar nuevos contagios en un lugar no precisado. Ni el curandero, herido en su orgullo propio, ni el imán, han sido informados. El resultado puede ser explosivo.

En un primer momento, y como consecuencia de tales malentendidos, los pobladores repudiaron la construcción y puesta en funcionamiento de las Unidades de Tratamiento al Ébola. Se había extendido un rumor terrible, que pese a todo seguía una perversa lógica histórica: la enfermedad no existía y en esos centros se mataba a las personas para extraer y vender sus órganos.

En pueblos desinformados, los rumores crean una especial y a la vez conveniente (para el explotador) susceptibilidad. Como personas celosas, a veces cultivan la desconfianza hacia todo e impiden la identificación de las verdaderas "relaciones adúlteras". Algunos enfermos huían al monte u ocultaban los síntomas. Si la prensa occidental especulaba sobre el origen supuestamente intencionado de la diseminación del virus ébola, ¿cómo esperar que la suspicacia natural de esos pueblos, históricamente manipulados y sometidos, unida a la desinformación, no engendrara conductas agresivas?

Una mañana, en el poblado guineano de Wonkifong, una mujer llega a la casa y no encuentra al marido. Alguien le dice que ha sido conducido a la Unidad de Tratamiento al Ébola de Coyah, a pocos kilómetros de distancia, y enloquece. Con su versión macabra, enardece a los vecinos.

Todos están en la calle, enfurecidos, cuando pasa el pequeño ómnibus que transporta cada mañana a los médicos y enfermeros cubanos. Pudo haber sido el turno de los colaboradores de la Unión Africana, o el de los propios especialistas guineanos, pero les toca a ellos. Los pobladores ni siquiera saben quiénes viajan en el vehículo. Le cierran el paso y lo atacan con piedras, palos y machetes. Rompen los cristales del parabrisas y de las ventanillas; algunas esquirlas hieren levemente a dos colaboradores cubanos, el doctor Yoel Fleites y el doctor Elieser Escalona.

El ómnibus gira en redondo, en una maniobra desesperada del chofer, y regresa al hotel donde se hospedan. Llega la policía, restablece el orden y al final del día todo se aclara: el marido de la instigadora, borracho, había pasado la noche en la calle.

El doctor Carlos Castro Baras, jefe de la brigada médica en Guinea, nos cuenta el final cubano:

> Fue sin duda muy impactante, muy traumático para la brigada. Retiramos al grupo número uno para el hotel, se le dio atención, vinieron las autoridades. Y a partir de ese momento se nos puso seguridad.
>
> Pero con la estirpe de los cubanos, ese mismo día a las ocho de la noche, entró el segundo grupo a la unidad, con el 100 por ciento de sus integrantes. Y trabajó toda la madrugada como si no hubiese pasado nada, porque los únicos que no tenían culpa de lo sucedido eran los pacientes y esos no se podían quedar solos. Para eso vinimos aquí, para trabajar.

A veces los familiares buscan el lugar del entierro y recuperan el cadáver, porque la tradición establece que el cuerpo debe ser lavado y debidamente amortajado. El cuerpo del fallecido, deshecho por el virus, es el lugar de más alta contaminación posible: todos los fluidos lo abandonan y todos llevan el virus contaminante. Los dolientes se untan el agua con que se lavó el cuerpo, porque de esa manera adquieren lo mejor de la persona fallecida. En cada entierro tradicional de un enfermo de ébola se contagian entre 10 y 16 familiares y amigos.

El doctor Manuel Seijas, quien coordinaba el grupo de cubanos en el Centro de Maforki-Port Loko, en Sierra Leona, aseguró que en una ocasión, ahí llegaron de golpe 24 infectados relacionados con un entierro, y murieron 12. En otra ocasión arribaron 17 y murieron ocho. Pero no existen soluciones de fuerza. El problema es cultural y solo admite una solución de igual índole.

El antropólogo senegalés Cheikh Ibrahima Niang, de la Universidad de Cheikh Anta Diop en Dakar, fue comisionado por la OMS para realizar un estudio de comportamiento de las comunidades afectadas por el ébola. Sobre el tema de los entierros escribía en un artículo, en mayo de 2015, que aparece en la página web de la OMS:

> En estas comunidades, un fallecido tiene derechos y las comunidades tienen ciertas obligaciones para con el fallecido. Si esos derechos no se respetan, las personas pierden credibilidad y respeto en sus comunidades. Esto es muy importante...
> Lavar el cadáver de un ser querido no es solo un acto de amor sino un rito y una metáfora de purificación. El cuerpo tiene que estar limpio para que la persona esté pura cuando vaya al cielo. Las cuerdas alrededor de la mortaja son otra metáfora: cuando el fallecido desate estas cuerdas, su alma se liberará y ascenderá. Y la liviandad de esta alma ascendente es una nueva metáfora: el fallecido se ha liberado de toda la ira y la ansiedad que pesaban sobre él.
> También habían algunas divergencias conceptuales en torno a los medios de diagnóstico y el tratamiento. Por ejemplo, las muestras de sangre y, en general, las muestras de laboratorio representan a la persona en su totalidad. Además, no pertenecen solo a la persona de la que proceden, sino también a la comunidad. El cuerpo es colectivo y la comunidad tiene una cierta responsabilidad respecto del cuerpo. Los líderes comunitarios y grupales de Kailahun insistían en confirmar con sus propios ojos que no faltaba ninguna parte del cuerpo antes de que se enterrara a un fallecido.*

---

* Ver lista de referencias al final de este libro.

Los médicos y enfermeros cubanos llegaron para frenar el paso arrollador de la muerte que las epidemias traen consigo, pero no podían rebasar los límites del hospital, del enfermo. El doctor Carlos Castro Baras sabe que ellos son el último eslabón de la cadena y afirma categórico:

> Nosotros podemos luchar por la vida de los enfermos, pero la epidemia se vence en el terreno, en las acciones epidemiológicas del terreno, con la población, cortando los contactos, identificando la cadena de transmisión, sensibilizando al pueblo. Yo diría que nosotros somos la derrota del sistema: cuando un paciente llega a un centro de tratamiento, es que no se pudo cortar la cadena de transmisión.

"Para interrumpir la cadena no basta con el enfermo, es necesario actuar sobre las otras dos instancias: el medio y el susceptible", agrega el doctor Osvaldo Miranda Gómez, que es epidemiólogo y está por concluir una segunda especialidad, la de bioestadístico. A los 36 años obtuvo el grado de doctor en ciencias. A los 38 cumplió su segunda misión en Guinea, con el Contingente Henry Reeve. En 2005 viajó a Pakistán para detener cualquier posible epidemia después que el terremoto devastara amplias zonas del país.

Pero el doctor Miranda sabe también que el trato que un paciente recibe dentro del hospital repercute en la comunidad:

> Los pacientes llegan todos con miedo, es lógico. Saben que es una enfermedad muy letal, que se pueden morir. Piensan que los vamos a agredir, y muchos vienen con la idea de no tomar ningún medicamento, ni agua, de la que damos.

Ahora, el antídoto contra ese miedo son los propios pacientes, los que llevan más tiempo. Ese le dice al otro, "Oye sí, esta gente puede ayudarte". Y muchos de los pacientes que hemos salvado se han quedado trabajando con nosotros. Es una experiencia muy bonita, porque son los que nos ayudan a convencer a los nuevos pacientes.

Una tarde estaban como cinco o seis pacientes reunidos. Estaban contentos porque sabían que al día siguiente se irían de alta. Nosotros teníamos un celular con música y empezamos a bromear y a cantar, y ellos empezaron a bailar. Fue bonito porque algunos de ellos habían llegado al Centro en estado grave. Junto a ellos había médicos con el traje puesto, pero otros estábamos del lado de acá de la cerca, que es cuando el paciente nos puede ver el rostro y nos conoce; con el traje especial somos todos iguales.

La importancia de los procesos comunicacionales y la manera errónea en que se asumieron fue reconocida por las autoridades guineanas. En los meses de febrero y marzo de 2015, empezaron a corregirla. El presidente Alpha Condé nos dijo:

> La otra dificultad que hemos tenido es que los especialistas que enviamos para hacer el trabajo de sensibilización contrataban al personal de las ONGs. Pero si usted es extranjero y va a una región en la que no es conocido, tendrá dificultades para convencer a la gente. Hay que utilizar a la gente de esas regiones, por ejemplo, a curanderos, sabios, imanes, porque ellos pueden comunicarse fácilmente con la población. Afortunadamente ahora hemos corregido ese error.

El resultado es que se estableció una absurda y dañina puja entre los pobladores y las autoridades, en la que los primeros se las arreglaban para burlar todas las medidas sanitarias que los segundos establecían. "Enfadados, frustrados y asustados por esa enfermedad que los estaba matando y por esas recomendaciones que chocaban con sus sistemas de creencias, se sentían incomprendidos y abandonados por el mundo entero", comentaba el antropólogo Cheikh Ibrahima Niang.

Se cuenta que a un punto de control llegó un taxi con tres pasajeros en el asiento trasero, los tres muy erguidos y bien vestidos; el del medio era un cadáver.

Remy Lamah, ministro de salud de Guinea, nos comentaba en marzo de 2015 a propósito de la próxima entrada en vigor de un nuevo período de urgencia sanitaria reforzada:

> La epidemia se ha trasladado a la zona costera. Eso se debe a varios factores: muchas personas niegan la existencia de la enfermedad. Se corren falsos rumores. Existe desinformación en ciertas comunidades. No se respetan algunas medidas dictadas por los servicios sanitarios, ni lo relacionado con el traslado de cadáveres de un lugar a otro, el movimiento de los contactos, y persisten los entierros no seguros.

Alhousseine Makanera Kaké, ministro de la comunicación de Guinea, trabajaba a conciencia en un renovador proyecto de sensibilización, al que se integraba con sus continuas visitas a las comunidades:

> Cada comunidad selecciona a 15 jóvenes y a 15 mujeres y los llevamos al Centro, para que vean cómo se trabaja allí, incluso en el tratamiento de los fallecidos. En algunas comunidades propusimos que se vistieran como los especialistas, para que vean efectivamente lo que sucede, y así evitar la desinformación, los rumores que hacen creer que

fue el gobierno el que importó la enfermedad, de que los blancos han venido a matar a los guineanos.

Organizamos debates en la radio y encadenamos las emisoras, radios públicas, comunales: dos en Conakry más 28 en el resto del país, de manera que el que está en un extremo del país pueda hablar con el que está en el otro. Que el que está en Conakry pueda hablar con el que está en la frontera, y así intercambiar las experiencias que han vivido, las realidades de su comunidad. Eso permite que la población comprenda que lo que sucede en su comunidad también ocurre en las demás.

Hemos logrado humanizar los Centros, porque al inicio eran como una prisión. Cuando tú entrabas, nadie te veía, y lo más frecuente era que después salía el cadáver. Pero hoy, en Centros como el de Coyah, usted puede ver a los enfermos, puede intercambiar con ellos, y eso le ha dado seguridad a la población. Casi el 90 por ciento de mis intervenciones en el interior del país son en lenguas nacionales [autóctonas].

Dos canciones, dos miradas

Las buenas intenciones se deshacen ante la ignorancia y la prepotencia. No la de los africanos no escolarizados o analfabetos, sino la de los europeos y norteamericanos que —ignorantes de otros mundos pero deseosos de ayudar— se sitúan en un plano de superioridad y creen que su mundo es *el* mundo.

En noviembre de 2014 los muy famosos músicos Bob Geldof, Bono de U2, y Robert Plant de Led Zeppelin, entre otros, se unieron para grabar una canción de "solidaridad" con los enfermos de ébola. Pero no indagaron mínimamente en la cultura de los pueblos que padecían la epidemia. Partieron del supuesto de que lo que creen, disfrutan y sueñan los londinenses, parisinos o neoyorquinos es lo que añoran los habitantes de Monrovia, Freetown y Conakry.

El título de la canción "¿Saben que es Navidad?", era fatal para conectar con una población mayoritariamente musulmana en dos de los tres países infectados. La letra, lejos de ser educativa, resultaba inexacta en la descripción de la epidemia e infundía miedo a los europeos. Era en realidad una nueva versión de una vieja canción que Geldof había grabado 30 años atrás para recaudar fondos destinados a paliar la hambruna en Etiopía.

En África provocó rechazo. Un despacho de BBC Mundo del 21 de noviembre de 2014 recogía estas declaraciones:

> "En Sierra Leona la gran mayoría de la población es musulmana y también en Guinea. Preguntar si sabemos que es Navidad… pues sí lo sabemos, pero no la celebramos", le dijo a la BBC Robtel Neajai Pailey, investigadora liberiana de la Escuela de Estudios Africanos y Orientales de la Universidad de Londres (SOAS).
>
> Para Pailey la canción, además de que es "insultante", no es original "y refuerza los estereotipos… La letra hace referencia a 'ellos' contra 'nosotros'. Eso es increíblemente condescendiente y problemático. Por eso rechazo la letra".

Como suele suceder en tales casos, los famosos de Occidente desplazaban de los medios occidentales a los muy famosos de África, entre ellos a Salif Keita, Amadou & Mariam y Tiken Jah Fakoly, una de las mayores expresiones de reggae de ese continente. Ellos habían compuesto antes y difundido con plena aceptación popular otra canción con un sentido educativo, titulada "Africa Stop Ebola", convertida de inmediato en un hashtag. Reproduzco la letra de la canción africana (traducida del francés por Maité Rivero Torres):

Africa Stop Ebola

África está plagada de tristeza
De ver nuestras familias morir
No toquemos a nuestros enfermos
No toquemos a los moribundos
Todo el mundo está en peligro
Los jóvenes y los ancianos
Tenemos que reaccionar por nuestras familias

Ébola, ébola
Enemigo invisible
(*se repite*)

Ébola, tú eres nuestro enemigo
Si usted se siente mal, los médicos van a ayudarlo
Se lo aseguro, los médicos van a ayudarlo
Hay esperanza de poder parar el ébola
Confíen en los médicos

Ébola, ébola
Confíen en los médicos
(*se repite*)

El ébola no es bueno
Vaya a ver al médico
(*se repite*)
[...]

Una vez más se habla de tragedia
Como una nota desafinada en la melodía
Ébola, te creíamos desde hace tiempo
    eliminado
Tú te paseas corriendo sembrando la
    enfermedad
No vamos a huir delante de ti, no vamos a
    enterrarnos
Porque sabemos que tenemos los medios
    para salir bien de esta
Vamos a agarrarte, no tenemos la peste
Vamos a unirnos
Vamos a echarte…

Una vez más un drama que golpea el
    continente
África tiene necesidad de vacuna, de
    medicamento
¿Es que la esperanza para ellos está
    permitida?

¿Se deben cerrar los ojos y dejarlos en el
    olvido? (¡No!)
Entonces, nos unimos por una buena causa
Nos movilizamos, rompemos las puertas
    cerradas
Ébola, juro perseguirte hasta vencerte
África necesita de una vacuna para curarse

Ébola, ébola
Confíen en los médicos
(*se repite*)

Ébola: sospechas y certezas

Sin embargo, con el tiempo fui percibiendo otra arista en la respuesta de Abigail, la inteligente adolescente liberiana que entrevistamos en una escuela pública, resultado probable de conversaciones entre padres de mayor instrucción y estudiantes. Algunos análisis de la prensa internacional alternativa —la seria y la más sensacionalista— especulaban con las más variadas, y a veces tremebundas, hipótesis sobre el origen de la epidemia.

Quizás Abigail y su padre habían leído el artículo del doctor Cyril Broderick, profesor de filopatología de la Universidad de Monrovia, en *Images: Liberian Societal, Lifestyles, Political Analysis, & Business Magazine*, edición 14 de 2014, una publicación de buena factura en inglés y precio prohibitivo para muchos liberianos: cinco dólares el ejemplar. Broderick reaccionaba indignado ante la conclusión oficial sobre el origen de la epidemia:

> Hace algunas semanas vi un artículo de la publicación del resumen de noticias de Internet de Friends of Liberia

[Amigos de Liberia] que decía que se había acordado que el comienzo del brote del ébola en África Occidental fue debido al contacto de un niño de dos años con murciélagos procedentes del Congo. Esa información me dejó desconcertado y me hizo enviar una carta a "Friends of Liberia", en la que decía que los africanos no son ignorantes ni crédulos, como se ha hecho ver.

Este autor trae a debate un libro publicado en 1998 que reproduce una conversación entre dos investigadores estadounidenses, quienes sostienen que existe una industria médica, dirigida por fuerzas militares, que realiza pruebas de armas biológicas en África. Broderick señala incluso la existencia de un experimento que contempla la inyección del virus de ébola en africanos saludables —supuestamente, un acuerdo millonario con la compañía farmacéutica canadiense Tekmira— que, según Broderick, se inició en enero de 2014. Pero más allá de citas de otros textos y deducciones verosímiles, no ofrece pruebas.

Sin embargo, Mohamed Touré —el hijo de Ahmed Sékou Touré, padre de la independencia guineana— deslizaría una insinuación al tocar el tema, cuando lo entrevistamos en su casa de Conakry: "No se sabe bien cómo surgió [el ébola], pero ya la historia lo revelará". No dijo más.

Hay indicios y evidencias históricas de la utilización de armas biológicas en conflictos bélicos o en acciones desestabilizadoras, en diferentes países y épocas. Ha sido suficientemente documentada la aplicación del agente naranja en Vietnam o la continua introducción de agentes químicos o biológicos en Cuba contra los cultivos, el ganado y los seres humanos.

En el caso de Cuba, algunas especulaciones iniciales fueron luego ratificadas cuando se desclasificaron los documentos probatorios. El 2 de junio de 2015, el periódico *Granma* publicaba en La Habana un artículo de Pedro Etcheverry Vázquez con un recuento de las acciones contra la salud y las fuentes de alimentación sufridas por Cuba, con un título revelador: "Agresiones biológicas imposibles de olvidar". En las décadas del 70 y del 80 del siglo pasado, los centros de inteligencia estadounidenses habían introducido en el país, según se relata en ese texto, "la conjuntivitis hemorrágica, la disentería y el dengue serotipo 02 que provocó 158 muertos, incluyendo 101 niños, el mayor daño causado a nuestro pueblo por este tipo de agresiones".

Cabe agregar que los Estados Unidos desplegaron durante más de 50 años una guerra pública y a la vez no declarada contra la Revolución Cubana, y que la guerra contra Vietnam fue uno de los episodios más vergonzosos del siglo XX.

En cambio, ninguna relación de hostilidad podría argüirse con respecto a los tres países infectados con el ébola en el África Occidental.

Algunos autores especulan y presentan una madeja de razones verosímiles para la diseminación de agentes infecciosos, entre las que se hallan los accidentes o errores humanos, pero algunas, de tan macabras, tienden a no ser creíbles. Hablan de intenciones puramente militares, agresivas o defensivas, y de acciones de control de natalidad, con planes de despoblamiento masivo en amplias zonas del planeta (lo que el presidente norteamericano George W. Bush en un discurso en 2002 denominó "rincones oscuros"). Acusan a la Sudáfrica del apartheid, por ejemplo, de haber sostenido, entre 1982 y 1987, un programa de armas biológicas destinado a matar o esterilizar a la población negra.

Algunos señalan el interés de las empresas farmacéuticas, según ellos históricamente aliadas a la industria militar, a las que suponen recreadoras de virus "calientes" y de la cura que luego puede ser masivamente vendida. Porque si un virus o una enfermedad no amenaza a los que tienen dinero para pagar la cura, los proyectos de investigación no reciben financiamiento.

Un brote epidémico como el ocurrido en África Occidental, con su secuela incontenible de muertes, obliga a la aceptación por parte de la OMS de medicamentos en fase experimental sin las pruebas previas que exigiría la normalidad. Es decir, las grandes corporaciones farmacéuticas pueden alcanzar en un año los resultados de muchos años de pruebas seguras.

Adame Cerón vincula una disputa entre la OMS y Médicos sin Fronteras —organización que, según este autor, se muestra favorable a los intereses de las trasnacionales farmacéuticas— a lo que esa ONG consideraba una tardía declaración del estado de emergencia sanitaria internacional. (Adame Cerón, pp. 202-3)

El científico cubano Jorge Pérez Ávila asegura, sin embargo, que el procedimiento es riguroso y en situaciones como esta, necesario:

> Eran protocolos bien hechos. Estaban certificados por comités de ética, porque no eran las farmacéuticas las que hacían esto, era la OMS. Y lógicamente, cuál es el salto, que no hay un análisis en animales. Pasa de forma directa a análisis en humanos. Hay una presión por resolver el problema. Así salió la vacuna, que es buena, por cierto.
>
> Es una vacuna norteamericana, que se trabajó con los ingleses y los canadienses. No sé hasta dónde se aplique ahora, pero lo ideal es que puedan ser vacunadas todas las personas en las regiones infectadas. Hasta donde conozco, hay dos vacunas experimentales con resultados satisfactorios. Igual que el medicamento.

Todo brincó pasos, pero era una emergencia. Quizás mañana descubren que el medicamento es carcinogénico, porque no le hicieron la carcinogénesis. Pero salvó muchas vidas, ¿te das cuenta? ¿Cuántos años no hemos usado un medicamento que luego se comprueba que tiene efectos secundarios nocivos?

De hecho, el colaborador cubano enfermo de ébola Félix Báez fue tratado en Ginebra con dos medicamentos experimentales, ya en un proceso avanzado de verificación, el ZMapp y el Favipiravir. Según el doctor Jorge Pérez Ávila, quien se mantuvo observando la evolución del paciente desde su ingreso, el Favipiravir tuvo un impacto visible en él. Quizás uno de esos medicamentos, o los dos, le salvaron la vida, o ninguno.

Por último, se apunta la sospecha de que África ha sido —y es— utilizada como laboratorio de experimentación, y que africanos y latinoamericanos han sido conejillos de indias. También sobre esto existen evidencias desclasificadas. En 2010 la Casa Blanca reconoció públicamente que, de 1946 a 1948, investigadores del gobierno estadounidense, al realizar experimentos para probar el entonces nuevo antibiótico penicilina, inocularon sífilis en 696 guatemaltecos.[1]

Otros autores señalan al laboratorio biomédico militar de Fort Detrick en Maryland, Estados Unidos, conocido hasta 1969 como centro del programa de armas biológicas del ejército de los Estados Unidos. Hoy en Fort Detrick radica el Instituto de Investigaciones Médicas en Enfermedades Infecciosas del Ejército (USAMRIID), cuya página web lo describe como "el principal laboratorio del Departamento de Defensa de investigaciones biomédicas

---

1. Reuters, 1 de octubre de 2010.

de defensa" para proteger a las fuerzas militares norteamericanas contra el ántrax, el ébola y otros agentes biológicos. Por cierto, después de la Segunda Guerra Mundial, aquel laboratorio habría contado con la asesoría del científico nazi Eric Traub.[2] Pero esa es una historia vieja.

Las películas de ficción, los documentales y las novelas que recrean el ébola y los virus mortales de rápida difusión sentaron pautas en la percepción popular de este fenómeno. Siguiendo el patrón de Hollywood, esas obras estimulan la percepción maniquea de que el mundo se divide en buenos y malos, y los primeros siempre vencen.

Hay "buenos" y "malos", por supuesto, dentro del propio ejército estadounidense. El argumento que convence a los menos malos, aquellos que después recapacitan, según las palabras del general interpretado por el actor Morgan Freeman en la película *Epidemia* de 1995 (*Outbreak* en inglés, basada en una novela de igual nombre de Robin Cook), es: "Tenemos que defendernos de otros maniáticos que preparan armas biológicas".

Estas películas siguen la pauta comunicacional de los medios norteamericanos: el sistema es inocente, los culpables son individuos o grupos obsesionados o francamente perversos. Pero al menos la ficción reconoce y nos prepara para aceptar de manera abierta la posibilidad de que "los malos" ejecuten medidas drásticas. En la película citada, por ejemplo, de que se lance una bomba que arrase con los enfermos, los sanos y los médicos de un campamento de mercenarios en Zaire. O de que se ordene la no distribución a tiempo de una vacuna que inmuniza. Es aterrador el diálogo desesperado de "los buenos", que encarnan los actores Dustin Hoffman y Cuba Gooding Jr., mientras corren (vuelan) para salvar a los 2 600 ciudadanos

---

2. *Washington Post*, 22 de febrero de 1998; Adame Cerón, p. 202.

norteamericanos amenazados ante la posibilidad de que sean arrasados en su propio territorio —se ha ordenado el lanzamiento sobre el poblado infectado de una bomba combustible que lo vaporizaría todo en dos kilómetros a la redonda— con tal de que se preserve el secreto del arma biológica.

"Quieren su arma", dice uno de ellos. El otro pregunta desconcertado, "¿Y van a matar a gente inocente?" A lo que el primero, que ha comprendido el alcance de la Maldad, responde: "Sí, quieren su arma".

El escritor norteamericano Richard Preston ofrece, sin embargo, una visión diferente en la novela *Zona caliente* (1994, con traducción al español de 1998), publicada con notable éxito de ventas, que tiene pretensiones testimoniales y científicas. Narra el descubrimiento de los filovirus marburg y ébola, este último en sus variantes Zaire, Sudán y Reston. Fort Detrick es presentado como un centro interesado en el control de enfermedades infecciosas y en la protección de la salud humana. En la narración se reproduce el siguiente supuesto diálogo entre C. J. Peters, uno de los médicos oficiales de la entidad militar, y el autor del libro, sobre la posibilidad de que el virus pudiese reproducirse por vía aérea (posibilidad hoy descartada):

> Recordando la pasada emergencia de Reston, un día me dijo que estaba seguro de que el ébola se había extendido por el aire dentro de la casa de los monos durante el segundo brote, si no durante el primero...
>
> "¿No ha probado usted dispersar ébola Reston por el aire para ver si se extiende entre monos?", pregunté.
>
> "No —contestó con voz firme—. No me pareció buena idea. Si alguien hubiera descubierto que el Ejército estaba haciendo experimentos para ver si el virus ébola se había

adaptado a extenderse por los conductos respiratorios, se nos hubiera acusado de fabricar armas biológicas: de querer crear un germen apocalíptico".[3]

Las armas biológicas existen, sin dudas, y existen por tanto quienes las producen. La detección en frontera de portadores humanos o animales de la infección, y la capacidad de respuesta de cada país, es un asunto de seguridad nacional. Si, como apuntábamos al inicio, hay personas que apuestan a que el virus entre al país, por accidente o no, las medidas que se tomen para evitarlo son vitales para la defensa.

Detectado en 1976, los primeros brotes de ébola en humanos fueron dispersos, confinados a zonas aisladas y poco pobladas. Los contagios de más envergadura se habían producido cuando el o los enfermos llegaban a centros hospitalarios desprevenidos y sin recursos. Las primeras víctimas aparecían entre el personal médico.

Uno de los primeros hospitales que recepcionaron el virus en los inicios de esta crisis fue el de Kenema en Sierra Leona, cerca de la frontera con Guinea y Liberia. Podría adentrarme en las conjeturas que corren sobre el laboratorio biomédico norteamericano (desmantelado con posterioridad), auspiciado por la Universidad de Tulane y el laboratorio de Fort Detrick, que se hallaba en el hospital de Kenema. Broderick lo menciona como "un laboratorio de investigaciones sobre terrorismo biológico de la fiebre viral", y lo asocia a los experimentos que denuncia.

Para deleite de los apasionados en las tramas detectives o en la teoría de las conspiraciones (siempre con falsas pistas e indicios que favorecen la confusión, en lugar de la

---

3. Richard Preston, *Zona caliente* (Madrid: Emecé Editores España, S.A., Madrid, 1998).

verdad), Glenn Thomas, experto de la OMS en SIDA y en ébola, quien había trabajado como investigador en ese laboratorio, viajaba en el vuelo MH-17 de Malaysia Airlines que fue derribado sobre territorio de Ucrania en julio del 2014. En su artículo Broderick pregunta, sin dudar en la culpabilidad del laboratorio de Kenema: "¿Existirán otros? Si así fuera, es hora de eliminarlos".

Sin embargo, el científico cubano, doctor Jorge Pérez Ávila, director del Instituto de Medicina Tropical Pedro Kourí de La Habana, se atiene a la versión oficial, aunque no deja de señalar las potencialidades militares del virus:

> Está documentado que el brote se inició por Guinea y no por Kenema [Sierra Leona]. No dudo que hubiese un laboratorio norteamericano allí. Esto es un virus clase 4, un virus de guerra biológica, por su capacidad de matar: te toco y ya estás infectado. Es un virus muy contagioso. Es un virus susceptible de ser utilizado en una guerra biológica. Porque tomas una parte de ese virus en cultivos, que sé yo, lo diseminas y produces de inmediato una cadena de contagios.
>
> No niego que pudiese haber un laboratorio allí, pero eso no empezó por Kenema, empezó por Guinea, con el primer caso. Empezó porque no se tomaron medidas, y empezó la transmisión en cadena cuando los contagiados se trasladaron a las ciudades. Y no había cómo parar eso. Esa es la parte científica.
>
> Los norteamericanos, los ingleses y los franceses también han estado trabajando ese virus, porque saben que es un virus que existe desde los 70 y es muy agresivo. Lo han trabajado de forma experimental, porque además han buscado vacunas, bajo condiciones de máxima seguridad.
>
> Que yo conozca, no ha habido ninguna liberación de ese virus, ni en Atlanta, ni en Fort Detrick, por ejemplo.

> Este es un virus que por su forma genética a mí me parece imposible de inventar, con mis modestos conocimientos. Es susceptible de ser manipulado, pero no tengo ninguna evidencia de ello.

En Kenema murieron de golpe más de 40 enfermeros y médicos sierraleoneses, a quienes el brote de ébola encontraba desprotegidos. El CDC de Atlanta estableció de inmediato su Unidad de Tratamiento al Ébola en ese hospital.

La brigada médica cubana estaba destinada inicialmente al Centro en Kenema. Pero la reducción de casos en ese distrito y el aumento en el de Port Loko hicieron que el gobierno de Sierra Leona cambiara de parecer.

Por otra parte, en cumplimiento de las disposiciones del bloqueo norteamericano, la Oficina de Control de Bienes Extranjeros (OFAC) del Departamento del Tesoro de los Estados Unidos interpuso dificultades para el cobro de las asignaciones de dinero de la OMS —pago de hoteles, alimentación, etc.— para los colaboradores cubanos. Es algo que, por cierto, no hizo ni en Liberia ni en Guinea.

La brigada cubana que viajó a Sierra Leona fue la más numerosa y la primera en llegar, y encontró desprevenidos y sin capacidad de respuesta a todos los actores. Fue lo que demoró durante mes y medio la incorporación de los cubanos a la batalla contra el ébola.

Pero la ruta natural del ébola y la literatura oficial nos conducen hacia las profundidades de la selva tropical. El científico español Rafael Delgado del Hospital Universitario 12 de Octubre, en Madrid, escribe:

> ¿Cuál es el origen del virus ébola (VE)? No conocemos completamente la ecología del VE, pero se han identificado variedades de murciélagos en África que podrían ser

reservorio del virus en la naturaleza. Desde el murciélago el virus podría infectar a otros mamíferos como antílopes y monos que podrían infectar a humanos debido al consumo de animales salvajes.[4]

El científico cubano Jorge Pérez Ávila reitera esa explicación:

> Esta es una enfermedad que surgía en aquellos momentos de un reservorio animal, en este caso de un murciélago comedor de frutas, que es selvático, y este infecta más bien a monos, perros, cerdos. El mono y el perro hacen una amplificación y entran en contacto directo con el humano. Ahí empieza el contagio.

La novela citada, escrita en una fecha temprana, señala que la autopista de Kinshasa es la ruta para la transmisión del SIDA y del ébola. Es "la carretera transcontinental que atraviesa África de este a oeste y pasa junto al lago Victoria, a la vista del Monte Elgon… un inmenso y solitario volcán extinto que se eleva a 4 320 metros de altitud junto al borde de la gran fosa del Great Rift Valley", en la frontera entre Uganda y Kenia. Es la vía moderna que permitió, a partir de los años 70, en que se asfaltara, el trasiego de pasajeros, comerciantes y cazadores hasta lo más intrincado del Monte Elgon, donde los primeros humanos —que se conozca— adquirieron el virus del marburg y del ébola. El río Ébola se cruza con el río Congo y atraviesa en varios puntos la autopista de Kinshasa. En la película *Epidemia*, cuando los investigadores estadounidenses indagan por el caso cero en una pequeña aldea zairense, le responden que

---

4. Dr. Rafael Delgado, publicación de la Sociedad Española de Bioquímica y Biología Molecular, diciembre de 2014.

había sido un hombre que trabajaba en la construcción de un camino hacia Kinshasa.

La red mundial de comunicaciones se encargaría del resto. Un avión, dice Preston, es un misil biológico, si lleva dentro a un solo pasajero infectado. Cada contacto del enfermo sintomático con otros pasajeros diseminará el virus hacia los destinos más insospechados y distantes. El aeropuerto hará explotar ese misil hacia todos los confines. Sobre tales cálculos, la OMS predijo un aumento exponencial de los infectados. Me comentó el doctor Jorge Delgado:

> La OMS había hecho un cálculo "terrorista": que para finales de octubre habrían 10 mil casos semanales de ébola en Sierra Leona, ¡10 mil! Y ya estamos en 80 o 100 casos por semana. Estos son sus registros, aunque hay gente que nació y se murió en sus comunidades y nunca se supo. Nunca nadie supo que existían. El gobierno está haciendo un gran esfuerzo por llegar hasta allí, y la OMS ha hecho un gran esfuerzo también por llegar a las comunidades.

No fueron los únicos. Según declaraciones del CDC de Atlanta, escribe Adame Cerón, "para enero de 2015 podían estar afectados por el virus 'mortal' del ébola un millón 400 mil personas" (p. 188).

Los vaticinios fueron felizmente erróneos: nunca rebasó la cifra de 500 contagios semanales, que de cualquier manera era muy alta (ya de por sí, muy superior a las cifras de contagios de los brotes anteriores). Esto a pesar de que, después de superado el terror inicial y disminuidas las cifras de enfermos, los taxis, los transportes urbanos y los mercados en las tres capitales prosiguieron atestados de personas que contactaban entre sí de manera indiscriminada.

La tesis final de Preston es atractiva para un ecologismo abstracto, que ignora el origen capitalista del "desarrollismo" supuestamente productivo y "civilizatorio". Es cierto que la acción incontrolada del hombre sobre la naturaleza propicia de cierta manera la expansión mortífera de los llamados virus calientes, hasta entonces circunscritos a espacios selváticos aislados. Pero es el capitalismo —no "la civilización"— con su incontrolable avidez de ganancias el que desajusta la relación hombre-naturaleza.

"El SIDA es la venganza del bosque húmedo. Pero solo es el primer acto", escribe Preston. Para él, la expansión del virus "es culpa de la civilización", porque el virus —ese y otros muchos— existe en la selva, es parte de ella, de ese conjunto amoral de relaciones que es la naturaleza salvaje y sus habitantes, animales y personas (igualmente "salvajes"), un sistema que se transforma en "maligno" ante la acción depredadora de la modernidad.

Es la misma tesis que sugiere la película *Epidemia*, cuando un personaje dice del brujo en un pueblo aniquilado por la enfermedad: "Él piensa que los dioses despertaron cuando unos hombres cortaron árboles donde no debieron. Y los dioses se enfadaron. Este es el precio a pagar".

Es cierto que la modernidad ha "contaminado" al continente africano, pero no por la irrupción de nuevas tecnologías o vías de comunicación, necesarias y bienvenidas. Si hoy la población urbana de Conakry, Freetown y Monrovia, las capitales de los tres países afectados, emplea de forma masiva la telefonía celular, por ejemplo, es porque "el salto" tecnológico se produjo sobre la ausencia histórica de la telefonía fija. Si hoy es posible conseguir en esas ciudades, con recursos medianos, una laptop, "el salto" tecnológico obvió la existencia anterior de varias generaciones de computadoras de mesa.

La modernidad no ha pasado de largo: África participó en su fundación, es una de sus protagonistas, solo que en el lado oscuro. Le entregó esclavos, materias primas, culturas cortadas de tajo que renacían en tierras lejanas, raíces que sobrevivían a una larga travesía espacial y temporal, y germinaban fuera del contexto originario. África aportó a la naciente modernidad su propio estancamiento.

En las memorias inéditas de Oscar Oramas, embajador de Cuba en Guinea y concurrente en Mali entre 1966 y 1974, se recogen los "consejos" que recibiera de Halidou Touré (sin relación de parentesco con Sékou Touré), un alto funcionario de la cancillería maliense. Eran coincidentes, dice el autor del libro, con los que recibiera de personalidades del movimiento anticolonial como Amílcar Cabral de Guinea-Bissau y Djibo Bakary de Níger:

> Las cosas en el Continente son a largo plazo. Lo primero que tienes que estudiar son las tribus, los grandes imperios que se formaron a partir de ellas. El espectro de la colonización y el impacto negativo en la estructura socioeconómica de las sociedades. Cuando el colonizador llega, aquí había un desarrollo, una cultura, y todos esos valores fueron subvertidos o destruidos y ahí radica el origen de nuestros males de hoy.
>
> Los marxistas europeos pierden matices al tratar de hacer el análisis de nuestras realidades, porque aplican esquemas que son propios de sus sociedades. No solo lo dijo Frantz Fanon; son verdades históricas. Un hombre que durante siglos vivió bajo el colonialismo no puede actuar, pensar y tener los reflejos de un hombre que vivió otro tipo de vida… Aquí el ser humano tiene otras motivaciones, otras necesidades que satisfacer, y los cambios sociales no se deben ni se pueden hacer sin tomar en cuenta esos factores, pues lo contrario conduce al fracaso.

Entonces, ubiquemos los factores en el orden exacto. Todas esas irracionales razones pueden haber contribuido o no a diseminar la epidemia, pero esta es resultado, en primer lugar, de la pobreza heredada. El mayor agente productor y transmisor de enfermedades letales es la pobreza, con todas sus consecuencias sociales y culturales. Y la pobreza africana es hija de la modernidad, es decir, del capitalismo. El capitalismo engendra pobreza, guerra biológica, ansias de lucro y catástrofes ecológicas.

Miguel Ángel Adame Cerón en su incisivo estudio pide a los investigadores del filovirus que miren hacia la sociedad:

> Como la inmensa mayoría de los casos se han dado en la región de África Central y ahora África Occidental... lo que hay que buscar también (o sea, no solo el tipo de microorganismo nocivo) es qué tipo específico de organismos ha atacado el ébola, qué grado de fortaleza, vitalidad, nutrición, actitud, en suma, equilibrio, presentan esos cuerpos humanos susceptibles a la enfermedad hemorrágica.
>
> Obviamente se ha encontrado (aunque poco se ha enfatizado la situación de la calidad del sistema inmunológico) que las poblaciones donde se han dado los brotes más agudos de esta epidemia están bajo verdaderos estados de pauperismo e indefensión biológica, ecológica y socioeconómica (producto de la MacGlobalización capitalista que polariza al extremo las situaciones de riqueza para minorías y la extrema pobreza para las mayorías). (p. 76)

Pero los médicos y enfermeros cubanos no viajaron para determinar el origen de la epidemia. Llegaron para salvar vidas. El doctor Jorge Delgado, jefe de la brigada cubana en Sierra Leona, fue sin embargo diáfano en su respuesta:

> ¿Por qué el ébola? Porque el ébola amenaza a las potencias. El ébola es una enfermedad de la pobreza, de la más es-

tricta y pura pobreza, igual que la malaria es de la pobreza, igual que la neumonía, la meningitis y todas las enfermedades infectocontagiosas asociadas a la desnutrición. Es verdad que en número de casos es mínimo, si se compara con el paludismo, por ejemplo.

Pongo el caso del Pediátrico. En los últimos días se ingresaban 12, 13 casos de niños. Ninguno era positivo de ébola. ¿De qué sí eran positivos? Neumonía, malaria cerebral, gastroenteritis, meningitis, desnutrición con sepsis de cualquier tipo, asociadas a la pobreza.

La cifra real de casos de malaria no te la puedo decir, pero va a seguir muriéndose mucha gente, a pesar de que las formas de prevenir la enfermedad sean relativamente fáciles. Aquí hay un problema de malaria. La tuberculosis es un problema. El SIDA lo es. No puedo decirte si el 30, 40 por ciento de la población es seropositiva como ocurría en Zimbabwe, o si es el 15 o el 20 por ciento. Pero la cifra tiene que ser alta, porque los hábitos de promiscuidad, de falta de protección, priman, al igual que han primado para el ébola.

Una vez hablé con el representante de Ban Ki-moon en una reunión en el Hotel Radisson de Freetown. Era un español que se alegraba de poder hablar en español, porque llevaba mucho tiempo sin relacionarse con hispanohablantes. Le dije, "Mira, este es el país del 70 por ciento: 70 por ciento tiene hambre, 70 por ciento no trabaja, no tiene empleo, no tiene dinero, no sabe leer ni escribir, no tiene radio, no tiene televisión, no tiene prensa, está perdido en el mundo. Si de diez, siete están jodidos, muy poco puedes hacer con los otros tres. Sierra Leona es el país del 70 por ciento, el segundo más pobre del mundo".

Cuando un paciente sospechoso de ébola es asistido en un Centro africano preparado para tales fines, se verifica con sofisticadas técnicas de laboratorio si ha contraído el virus o si tiene malaria; no se comprueba la presencia en él de otras enfermedades. Estos recursos del laboratorio son instalados y manipulados de forma casi exclusiva por técnicos europeos y norteamericanos, remisos por lo general a la presencia de periodistas.

Las estadísticas sobre la letalidad del ébola no toman en cuenta, por tanto, dos datos esenciales. Uno, si el paciente trae consigo otra enfermedad de base: el SIDA o la tuberculosis, por ejemplo, o si padece de desnutrición. El otro, el momento de evolución de la enfermedad en su organismo: si ha ingresado en el Centro a los cinco días de aparición de los síntomas, por ejemplo. En ambos casos, el desenlace casi seguro será la muerte. Estos dos datos, por supuesto, desvirtúan cualquier resultado estadístico sobre el índice real de letalidad.

Por eso el doctor Rotceh Ríos Molina, jefe del equipo médico cubano en la Unidad de Tratamiento al Ébola ADRA en Waterloo, Sierra Leona, advierte:

> Cuando nosotros llegamos el día 9 de octubre y entramos a una sala de ébola, aquello parecía un almacén de enfermos, no un hospital. Muchos tirados en el piso. No se les canalizaba una vena. No se les ponía un medicamento. Entonces tuvimos que cambiar esa idea de que no se podían tocar. Los empezamos a tratar y empezaron a sobrevivir más enfermos. La letalidad de la enfermedad partía de la ausencia de tratamiento.
>
> La OMS hizo un protocolo que nosotros cumplíamos, aunque con algunas pequeñas modificaciones. Hidratación enteral (vía oral) y parenteral (por la vena). Un antipalúdico para prevenir, porque ahí todo el mundo está parasitado por el paludismo. Un antibiótico para prevenir la sobreinfección. Las medidas generales: duralgina, para-

cetamol [acetaminofén] para bajar la fiebre, y en el caso de sangramiento poner algún tipo de procoagulante. Eso era lo que cumplíamos.

¿Qué pasa? Había algunos pacientes que nosotros sospechábamos, por ejemplo, que tenían tuberculosis y nosotros tratábamos de ponerle el tratamiento de su enfermedad. O neumonía, y aparte del Rosefin le poníamos algo más, teofilina, para apoyarlo. Entonces comenzamos a hacer discretas modificaciones de ese protocolo, con el objetivo de tratar las patologías con que venían, porque ahí todo el mundo llegaba descompensado de lo que tiene, más el ébola. Entonces tratábamos de compensar lo que tenía y tratar el ébola.

El doctor Graciliano Díaz Bartolo, que coordinó el Programa Integral de Salud y fue después segundo jefe de la brigada especializada en el combate contra el ébola en Guinea, dice:

No hay estadísticas, datos. Es difícil hablar de cuadro higiénico-sanitario en el país: no hay conciencia higiénico-sanitaria en ninguno de los niveles. Y eso ha permitido la propagación de la enfermedad, en el interior del país y en el exterior. Estamos hablando del ébola, pero ya desde antes estaba el paludismo, la meningoencefalitis, el cólera, la fiebre tifoidea, la tuberculosis, el SIDA. Y la Dirección de Salud del país realmente no sabe cuál es la situación actual de esas enfermedades. Ha abandonado el seguimiento a esas enfermedades. Y una vez que termine el combate contra el ébola, tendrá que retomar esa labor.

El paludismo ha costado miles de vidas a los guineanos. Muchos tienen secuelas graves, hepáticas, cerebrales. Pero el ébola es lo más letal que hemos apreciado, porque es un enemigo que está en cualquier parte.

Los indicadores de salud de los tres países son inexactos, pero de cualquier modo, reveladores. Solo mencionaré algunos datos, recopilados en un informe que el Ministerio de Salud Pública de Cuba elaboró para los médicos y enfermeros que viajarían a esos países.

En Liberia, la tasa de mortalidad infantil por cada mil nacidos vivos es de 56 (en Cuba se ubica en 4.2). La de mortalidad materna por cada 100 mil nacidos vivos es de 990 (44 en Cuba[5]). La prevalencia del VIH/SIDA y de la tuberculosis es de 521 y de 495 por cada 100 mil habitantes, respectivamente. En cambio, en Liberia hay solo hay 0.1 médico por cada 10 mil habitantes.

En Sierra Leona, las estadísticas son aún más graves. La mortalidad infantil por cada mil nacidos vivos se eleva a 117 y la materna por cada 100 mil nacidos vivos es de 860. Hay 965 casos de VIH/SIDA y 1 304 de tuberculosis por cada 100 mil habitantes. El promedio de médicos por cada 10 mil sierraleoneses es de 0.2.

Por último, en Guinea, la tasa de mortalidad infantil es de 65 sobre mil nacidos vivos, y la materna es de 980 sobre 100 mil nacidos vivos. De cada 100 mil guineanos, 1 031 padecen de VIH/SIDA y 274 de tuberculosis (datos publicados por el Ministerio de Salud Pública de Cuba). No aparece registrada la cantidad de médicos que existe en el país, aunque Guinea cuenta con una dotación de médicos que se graduaron en Cuba desde los primeros 60.

Adame Cerón, por su parte, registra otros datos que, según dice, aporta el Programa de Naciones Unidas para el

---

5. En Cuba la tasa global de mortalidad materna en 2018 era 44 por cada 100 mil nacidos vivos; la mortalidad materna directa —por complicaciones en el parto— era 27.5 por cada 100 mil nacidos vivos (cifras del Ministerio de Salud Pública de Cuba).

Desarrollo: entre 187 naciones en su Índice de Desarrollo Humano, Liberia se ubica en el lugar 175, Guinea en el 179 y Sierra Leona en el 183. Liberia cuenta con un 65 por ciento de pobreza extrema, Guinea con un 55 por ciento y Sierra Leona con un 53 por ciento (p. 171).

Cuando estalló la epidemia del ébola en Guinea y en Sierra Leona, existían en esos países brigadas médicas cubanas que trabajaban en el Programa Integral de Salud (PIS). Jorge Lefebre, embajador concurrente de Cuba ante los gobiernos de Freetown y Monrovia, con asiento en Accra, Ghana, me contaba sobre la llegada de esa primera brigada a Sierra Leona en 2011:

> En el momento en que estábamos entregando la brigada médica al gobierno (la del PIS), la ministra de salud de entonces dijo algo que nunca se me olvidará:
> "Usted no se imagina cuánto nosotros apreciamos esta ayuda médica que Cuba nos está dando. En todos los países del mundo, el hecho de que una mujer salga embarazada es motivo de felicidad para la familia. En mi país, es un motivo de profunda tristeza. Significa que al final del embarazo, uno de los dos fallece: o la madre o el hijo. Ustedes nos van a ayudar a que eso no sea así".

'Papá, sé fuerte, todo va a estar bien'

El 18 de noviembre una nota informativa del Ministerio de Salud Pública de Cuba conmocionó al país:

> El 16 de noviembre, el doctor Félix Báez Sarria, especialista en medicina interna, miembro de la brigada del Contingente Internacional Henry Reeve que se encuentra en Sierra Leona en el enfrentamiento a la epidemia de ébola, y que ya había atendido a pacientes con este virus, comenzó a presentar fiebre de 38 y 39 grados [centígrados, o 102–104 grados Fahrenheit], sin otros síntomas. Inmediatamente fue trasladado al Centro de Tratamiento para el Ébola Kerry Town en la capital, designado para tratar a funcionarios de Naciones Unidas, donde también laboran profesionales cubanos.
>
> El pasado día 17 de noviembre se le realiza prueba diagnóstica de ébola, la que resultó positiva. Nuestro colaborador está siendo atendido por un equipo de profesionales británicos, con experiencia en el tratamiento a pacientes

que han presentado la enfermedad, los cuales mantienen comunicación permanente con especialistas de nuestra brigada.

A propuesta de la Organización Mundial de la Salud, se ha decidido trasladar al Dr. Félix Báez Sarria hacia el Hospital Universitario de Ginebra, en Suiza, al ser este un centro especializado con experiencia en el tratamiento y manejo de casos infecciosos de alta transmisibilidad.

Expertos y directivos mantienen el seguimiento a la evolución del paciente, quien hasta el momento se encuentra sin complicaciones y hemodinámicamente estable.

Ministerio de Salud Pública

Lo que más se temía había sucedido. En los primeros días, dos médicos cubanos habían salido, con sus trajes especiales ("espaciales"), después de una jornada de intensa actividad —y más horas de las aconsejadas— a recoger a un enfermo de ébola moribundo que unos ambulancieros habían tirado en la cuneta, como un saco inservible, a pocos metros del Centro de Kerry Town. No se sabe con exactitud, pero se presume que en ese esfuerzo inusual se produjo el contacto. Ni siquiera Félix puede precisar el momento o el modo en que ocurrió.

Unos días más tarde, debutaría con fiebre. Los doctores Luis Escalona y Felipe Delgado tuvieron contacto físico con él en Port Loko, unas horas después de que aparecieran los primeros síntomas, y se sometieron al rigor de una cuarentena.

Escalona siente un escalofrío que le recorre la espalda cuando recuerda el sueño de la serpiente. Félix había amanecido con fiebre y sudoraciones, y le dijo: "Soñé con una enorme boa que me apretaba, abría mucho la boca e intentaba tragarme, y tú me salvabas". La muerte acechaba.

La apuesta parecía inclinarse hacia los peores vaticinios de la prensa enemiga. Pero no ocurrió lo que esta deseaba: que los cubanos, preocupados por sus familiares y amigos, por sus conciudadanos, se sintieran molestos por el envío de las brigadas. La noticia no inhibió a los cubanos; por el contrario, desató los nudos de la solidaridad. Todos nos sentimos parte de la familia de Félix. El breve y emotivo mensaje inicial del hijo en los sitios cubanos de Internet donde se reflejaba la noticia funcionó como una bomba de profundidad en la sensibilidad nacional:

> Hola, soy el hijo de Félix, me llamo Alejandro. Quiero agradecer a todos aquellos que de una forma u otra animan y dan esperanzas a nuestra familia y mi padre. Quiero reconocer también a las autoridades de la salud que hicieron posible que mi papá comenzara a recibir atención médica tan pronto y lo trasladaran a Ginebra para ser atendido con todos los medios.
>
> Yo sé que todo saldrá bien y en unos meses esto será solo una historia para contar. Por otro lado, ánimo a los que aún están allá cumpliendo con su hermosa labor a pesar del riesgo que implica y les agradezco por cuidar de mi papá mientras yo no estoy. Todas nuestras esperanzas están con ustedes. Un saludo a todos.
>
> Papá, sé fuerte, todo va a estar bien. Aquí está toda Cuba esperando por ti.

Cientos de mensajes llegaron a la redacción de esos sitios. Si antes de este hecho se percibía como heroica la decisión de viajar a combatir el ébola, la posibilidad real de la muerte lo ratificaba en el imaginario popular. Una vez más se confirmaba, pese al pragmatismo que parece dominar la atmósfera social del nuevo siglo, que los héroes no pasan de moda. La gente esperaba con ansiedad cualquier noticia, y cada día de vida que transcurría constituía una victoria. Las noticias eran promisorias. Alejandro Báez, el hijo, enviaba un nuevo mensaje.

> Bueno, muchas gracias por hacer que mi comentario se extendiera a todos y así lograr que todos apoyaran la causa de nuestros médicos en África, que es lo que más necesitan después de esto. Demostrémosles nuestra aprobación a lo que hacen a pesar de que es una tarea arriesgada. Esa es nuestra mejor forma de hacerlos sentir seguros y darles ánimo para seguir adelante con tan importante misión.
>
> Sí, mi papá enfermó pero eso no quiere decir, como muchos dicen, que no debió ir. Yo digo que es todo lo contrario. Mi papá estaba allí porque él se sintió en el deber de ayudar a quienes más lo necesitan poniendo su vida en riesgo. ¿Pero acaso no es esto lo que nos hace humanos? digo yo, porque lo que nos hace humanos es nuestra capacidad de poner el bien común por encima del personal y ser capaces de darlo todo por ayudar a quien necesita una mano.
>
> Aprovecho y agradezco nuevamente a todos por demostrar tanto apoyo y amor hacia nuestros colaboradores de la salud, en especial el que han mostrado hacia mi papá.

Desde sus prisiones en territorio norteamericano, Gerardo Hernández, Tony Guerrero y Ramón Labañino seguían con ansiedad las noticias sobre la salud de Félix.[1] Gerardo le escribiría al doctor Rotceh Ríos Molina, su co-

---

1. Ver nota sobre los Cinco Cubanos en la página 127.

terráneo de Jaruco (un pueblo al este de La Habana), que se encontraba en Sierra Leona.

>Querido hermano Rotceh:
>Pude leer la nota que le escribiste a Marlene [Caboverde, la reportera de Radio Jaruco que los puso en contacto]. Te agradezco tus palabras, y me alegra mucho tener esta oportunidad de enviarte un saludo. Desde que se dio a conocer la noticia de la partida de brigadas médicas cubanas hacia África Occidental para combatir la epidemia de ébola, hemos tratado de mantenernos informados sobre la extraordinaria labor que nuestros compatriotas han estado realizando.
>Por estos días prestamos especial atención al estado de salud del doctor Félix Báez, cuya evolución, afortunadamente, parece ser satisfactoria. No creo que pueda contar con una vía más directa, así que aprovecho estas líneas para tratar de hacer llegar a Félix nuestros mejores deseos por su pronta y total recuperación.
>En no pocas oportunidades, a lo largo de estos años, a Los Cinco nos han preguntado en qué nos inspiramos para resistir tanto tiempo de injusta prisión, tan lejos de Cuba y de nuestros familiares. Aun antes de presentarse la actual crisis con el ébola, siempre mencionábamos la actitud de los médicos y demás internacionalistas cubanos como fuente importante de aliento, de orgullo y de inspiración para nosotros.
>Ahora, con esa lección extraordinaria de heroísmo que ustedes están dando al mundo, nos sentimos aún más orgullosos, y no alcanzarían las palabras para expresarles cuánto nos fortalecen con su ejemplo. ¡Ustedes son hoy nuestros héroes! A todas las compañeras y compañeros que integran las brigadas médicas cubanas en África Occidental, les expresamos nuestra inmensa admiración, y les

pedimos que se cuiden mucho. Sé que algún día, cuando ustedes hayan ganado esa batalla por el bien de la humanidad, y cuando para Los Cinco se haya hecho justicia, tendremos la oportunidad de abrazarnos en la patria. ¡Éxitos, hermanos!
¡Hasta la Victoria Siempre!

Gerardo Hernández Nordelo
Prisión Federal de Victorville, California
noviembre 21, 2014

Tony, por su parte, le expresaría al propio Félix su inmensa alegría de saberlo definitivamente curado, en una carta escrita apenas 10 días antes de que fuesen liberados los últimos tres de los Cinco.

Querido Dr. Félix Báez, hermano:
Hay noticias de esas que a uno le dan una alegría inmensa y una fuerza indescriptible.
Tenía la convicción de que vencerías al ébola con tus fuerzas y con toda la atención médica y solidaria que te rodeaba.
Cuando leo las noticias de tu regreso a la patria siento una gran felicidad.
Cuando leo además que desde el primer momento dijiste y ahora ratificaste que tú "vuelves a Sierra Leona y terminas lo que empezaste", se me llena el corazón de una resistencia invencible y de un tremendo orgullo de ser cubano. Eso me hace recordar cuando tuve la dicha de estar en las audiencias de sentencias de mis hermanos y los vi decir sin temor, llenos de convicción y de moral, en sus alegatos ante una jueza que sabíamos nos daría las más duras e injustas sentencias, que ellos estarían dispuestos a volver a hacer todo lo que hicieron

"A los Cinco nos han preguntado en qué nos inspiramos para resistir tanto tiempo de injusta prisión. Los médicos internacionalistas cubanos han sido fuente de aliento y de orgullo. Nos fortalecen con su ejemplo".

—Gerardo Hernández
escribiendo desde una prisión en EE.UU.
a un médico cubano en Sierra Leona
noviembre 2014

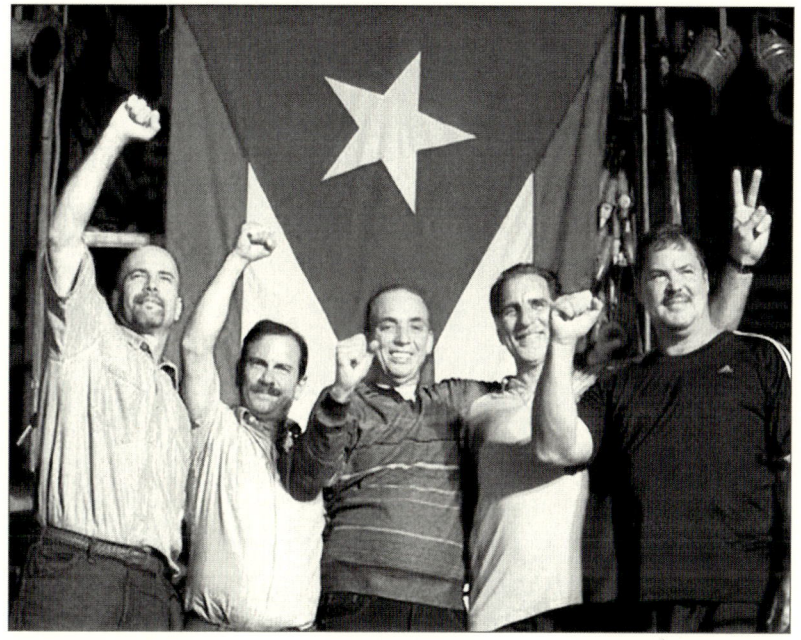

RAMÓN ESPINOSA/AP

La Habana, diciembre 2014. Cinco revolucionarios cubanos en celebración de la excarcelación de los últimos tres, unos días antes. Los cinco estuvieron presos hasta 16 años en Estados Unidos por sus acciones defendiendo a Cuba de ataques apoyados por Washington. El internacionalismo cubano en la lucha contra el ébola en África Occidental dio un fuerte impulso a la campaña mundial para que Washington liberara a los cinco héroes cubanos.

para detener los actos terroristas contra nuestro noble pueblo.

Aquí queda tu ejemplo, seguro de la victoria.
Cinco abrazos fuertes.

Antonio Guerrero Rodríguez
7 de diciembre de 2014
Prisión Federal de Marianna, Florida

Ginebra

El doctor Jorge Pérez Ávila, director del Instituto Pedro Kourí de La Habana, fue un testigo excepcional de la recuperación de Félix en Ginebra:

Recibo la noticia y de momento no le presto atención al nombre; sé que es un colaborador. Alguien dice "Felito", pero más nada. Regreso a mi casa y comento: parece que hay un colaborador que tiene fiebre allá y lo están descartando. Y salta una persona que estaba en la casa y dice, "Coño, ese debe ser Felito".

Entonces caigo en que Felito era un familiar de la esposa mía, un primo. Era Félix Báez. Yo sí lo conocía, pero hasta ese momento no me había dado cuenta.

Poco después, quizás unas horas después, el ministro me llama y me dice, "Prepara las maletas que te vas para Ginebra, que Félix dio positivo, y tienes que estar al tanto de todo lo concerniente al diagnóstico y al tratamiento de Félix. Incorpórate al hospital de Ginebra. La embajadora Anayansi Rodríguez, representante de Cuba ante la ONU, y el personal de la embajada nuestra te ayudarán". Esa misma noche abordaba el avión.

Casi simultáneamente, el doctor, ahora paciente, Félix Báez, iniciaba el recorrido hasta Ginebra. El viaje le parecería infinito o casi. Primero, en una ambulancia que nunca terminaba de moverse y aullar, hasta el aeropuerto de la ciudad. Después, en aquel avión con todas las condiciones de una terapia intensiva, que tuvo que reabastecerse de combustible para un vuelo de muchas horas. Durante el viaje le pusieron el traje especial que se utiliza en la zona roja. Así bajó la escalerilla del avión, semiconsciente y desorientado, sostenido por dos médicos que se habían vestido como él. Félix no sabía dónde ni con quiénes estaba. Tenía fiebre alta. Lo acostaron en una camilla y lo envolvieron en papel celofán.

De nuevo en una ambulancia, esta vez escoltada por dos autos de la policía de Ginebra, algo verdaderamente inusual en la ciudad. Entran al hospital por un túnel subterráneo. Todo transcurre muy rápido, sincronizado, como en las películas de ciencia ficción. Lo bajan, asistido por agentes de seguridad, que se protegen también con trajes especiales, aunque están nerviosos. Es el primer caso de ébola que reciben. Las puertas electrónicas, unas tras otras, se abren en el preciso instante en que pasan, hasta que llegan a la sala donde estará internado, una unidad BSL4 [Biosafety Level 4], con todas las condiciones y aislamiento total.

Cuando lo desvisten, bajo la sábana, queda como viajó, como llegó al hospital, como nació, completamente desnudo, porque Félix ahora volverá a nacer. Toda su ropa anterior fue incinerada en Sierra Leona. La película, digo, nos la podemos imaginar, pero Félix no la ve, está inconsciente.

El doctor Jorge Pérez ya se encuentra en Ginebra, en el hospital. Ha esperado toda la noche junto a la embajadora Anayansi Rodríguez. No existe, en ese instante, otra tarea más importante para la representación cubana que atiende varias comisiones de las Naciones Unidas en esa ciudad.

A las cinco y media de la mañana, Jorge conversa con el doctor Jérôme Pugin, jefe de cuidados intensivos del hospital: "Me dice que no está bien", dice Jorge. "Sigue inconsciente y tiene mucha fiebre. Parecía estar haciendo alguna complicación neurológica. La transaminasa alta, la amilasa alta, o sea, dicho de otra manera, tiene un trastorno hepático y uno en el páncreas, y está deshidratado". Desde entonces, Jorge lo acompañará.

Félix no lo reconoce hasta pasadas las primeras 12 horas. De repente nota su presencia del otro lado del cristal y sonríe. Es un rostro conocido, de la tierra. Hablan por teléfono a través del cristal que siempre los separará. Pero a veces no coordina bien; Félix no lo percibe, pero el doctor Jorge sí.

En esas primeras horas de reencuentro, Félix sorprende al doctor Jorge, que cree haberlo vivido todo, cuando le dice, "Profe, yo me siento mal, pero me voy a curar y regreso a Sierra Leona".

"Yo me emocioné muchísimo —me cuenta— porque este hombre se estaba muriendo (edematoso, la cara hinchada, los ojos un poco rojos) y de repente dice: 'Yo regreso a Sierra Leona'". Después supo que antes de partir de Freetown, Félix se lo advirtió a sus compañeros.

El doctor Jorge intervino en los debates sobre el estado del paciente con el equipo suizo que lo atendía:

> Él se puso muy rojo —cuenta— y los médicos llegaron a pensar que uno de los medicamentos le estaba haciendo daño. Y yo les dije, "No, ese es un *rash* viral. No lo toquen ni le cambien el tratamiento". Todos los síntomas fueron mejorando.
>
> Pero a mí me interesaba saber cómo estaba la carga viral de Félix. Llegó con más de 10 millones de copias del vi-

rus por milímetro. Después empezó a bajar. Yo lo evaluaba clínicamente. Se logró que siguiera con los medicamentos, y no hubo problemas.

Sí, discutíamos mucho cómo iba. Nos llamaba mucho la atención una enzima muscular que se llama creatina fosfoquinasa que estaba muy alta, indicando que tenía un detritus muscular, una destrucción importante de músculos. La milasa —como la transaminasa, que estaban muy altas— luego empezó a bajar y a bajar… Después de la aplicación del medicamento y con sus propias defensas, fue bajando la replicación viral hasta el punto de que llegó el momento en que ya no se registraba.

Eso fue como el día 14; nosotros estuvimos 17 días allí. A las 72 horas, 76 quizás, que yo vi ese cambio favorable en él, ya yo llamé y dije: "Este no se muere". ¿Sabes por qué? Lo primero que me dijo Félix fue, "Tengo hambre, quiero comer", aunque no podía. Ese es el mejor síntoma que podía tener. Los análisis iban progresando y la viremia iba bajando.

El doctor Jorge seguirá los detalles e informará a Cuba, día tras día, sobre la recuperación del paciente. A través de los médicos que directamente lo atienden, Jorge enviará las palabras que publicó el hijo de Félix en la prensa cubana.

Meses más tarde, en Freetown, cuando los cubanos partían ya de regreso a la patria, me encontré con Félix Báez. Era la víspera del 23 de marzo, su cumpleaños 44. Después del abrazo obligado, accedió a responderme algunas preguntas. Entonces me dijo:

> Estando yo en Ginebra, como al quinto día de mi ingreso, el doctor Jérôme Pugin, jefe de cuidados intensivos del Hospital Universitario, me habló del mensaje de mi hijo.

> Un día por la noche me lo trajo. Lo pude leer y me emocioné mucho, hasta lloré. No lloré cuando me sentí mal, pero lloré cuando leí la carta de mi hijo. Me emocionó muchísimo, porque tengo confianza en él, pero no esperaba una actitud tan altruista, tan bonita.

Cuando la carga viral ya no fue detectable, se hizo evidente que debían abandonar el hospital y la ciudad. El costo de la recuperación —que la OMS y el propio hospital sufragaban— ascendía a casi medio millón de dólares. "Félix se encontró con un colectivo médico en Ginebra de excelencia —quiso recalcar el doctor Jorge—, con un hombre como Pugin, que hizo tremendas relaciones con nosotros, y que ama a Cuba".

La embajadora Anayansi Rodríguez le compró ropa nueva. En complicidad con los médicos, lo sacaron por una puerta trasera del hospital y lo acompañaron en un rápido recorrido por la ciudad. Volvía a la vida, pero seguía delicado. Félix se cansaba rápido; no caminaba con agilidad. Al atardecer, la embajada organizó una recepción de bienvenida. Y al siguiente día partieron los doctores Jorge Pérez Ávila y Félix Báez Sarría de regreso a la patria.

Todavía y durante un período indeterminado de tiempo podría transmitir el virus por el semen. La televisión cubana recogería el momento de su arribo a La Habana, con su esposa y su hijo.

Un mes más tarde regresaba a Sierra Leona, como había prometido, pero antes pasaría por Ginebra, para donar su sangre —superpoblada de anticuerpos— a otro paciente de ébola que debía ser internado en ese hospital. Cuando se produjo su definitivo regreso a Cuba, todos los análisis realizados sobre su semen habían sido felizmente negativos.

Durante nuestro encuentro en Freetown me dijo también:

> Tuve referencias del apoyo que recibí en Cuba. Estando en Ginebra, leí un artículo que se llamaba "Once millones de cubanos esperan por ti", muchas intervenciones en [los sitios digitales de noticias] *Cubadebate* y *CubaSí*, cerca de 85 mil visitas al Twitter y al Facebook. De todo eso me enteré en el hospital y es asombroso.
>
> Pero no me veía como Félix sino como un cubano más que desafortunadamente estaba enfermo y que recibía la solidaridad de todo un pueblo y de todo el mundo también. Creo que esto sirvió para despertar algunas conciencias alrededor del mundo, para que se supiera que la brigada médica cubana estaba luchando contra el ébola en África y que había que ayudar a los africanos. Creo que también despertó muchas conciencias.
>
> Incorporarme nuevamente a la misión fue muy positivo. Primero, porque me convertía en un estandarte para la brigada, en una punta de lanza moral. Era una demostración de que se podía salvar a las personas, que la revolución siempre nos iba a dar su apoyo, que no importaban los gastos en que se incurrieran, que íbamos a estar bien atendidos.
>
> Yo me sentí realmente muy emocionado cuando regresé a Sierra Leona. Mis compañeros todos me recibían abrazándome, decenas y decenas de fotos y abrazos.
>
> En 2005 fui seleccionado entre los primeros 200 cubanos que iban a ir a Nueva Orleans después del paso del huracán Katrina. Fui fundador del Contingente Henry Reeve. Y estoy muy orgulloso de haber sido de los primeros y de estar aquí, en los dos puntos, en los dos momentos más difíciles del Contingente: Pakistán en 2005 —uno de los desastres más grandes— y hoy en Sierra Leona, la

epidemia más grande. Para mí eso es muy importante. Esas son mis dos misiones.[2]

Mi esposa me ayudó mucho, me apoyó en todo. Y cuando tomé la decisión de regresar, me dijo que no podía ser de otra forma, que yo era así —que si no, no era su esposo— y que ella me apoyaba y me entendía.

---

[2]. Sobre el origen del Contingente Henry Reeve y la respuesta cubana al huracán Katrina y al terremoto en Pakistán en 2005, ver el comienzo del capítulo "Los hombres I" bajo el encabezado "Tras las huellas del Contingente Henry Reeve".

David, Goliat y otras reflexiones

Nada indicaba que aquel 17 de diciembre de 2014 marcaría un hito histórico en las relaciones internacionales.[1] La noticia fue sorpresiva para quienes no participaban en las conversaciones secretas entre Goliat y David: el imperialismo más poderoso y esta isla insurrecta, la isla-barco que buscaba la Utopía con inusual fe en tiempos de descreimiento, que no arrió velas cuando se produjo el hundimiento de la versión del socialismo que se practicaba en aguas europeas. Las conversaciones eran entre dos gobiernos, o más bien, entre dos sistemas que habían roto sus relaciones desde hacía más de medio siglo. Los conten-

---

1. El 17 de diciembre de 2014, el presidente cubano Raúl Castro y el presidente estadounidense Barack Obama anunciaron la reanudación de las relaciones diplomáticas entre los dos países, que Washington había roto en 1961. Ese mismo día, el gobierno norteamericano excarceló a Gerardo Hernández, Ramón Labañino y Antonio Guerrero, los últimos de los Cinco Cubanos que estaban presos. Ver la nota sobre los Cinco Cubanos en la página 127.

dientes se reconocían y aceptaban, al menos en lo formal, desde el respeto. Es decir, Goliat reconocía finalmente la existencia de David.

Esa tarde (mediodía en Cuba) los cooperantes cubanos de Guinea se encontraban en el Hotel Le Rocher de Conakry, a la espera de que se inaugurase, dos días después, la Unidad de Tratamiento al Ébola de Coyah. Otros médicos y enfermeros cubanos seguían su rutina de trabajo, según los turnos acordados, en el Centro de Monrovia, Liberia, y en los Centros de Kerry Town y Maforki–Port Loko en Sierra Leona. Otro grupo se mudaba el mismo 17 de diciembre para las inmediaciones de Waterloo, donde el día 20 abriría un tercer Centro en Sierra Leona. El doctor Félix Báez ya se había salvado.

Luis Escalona y otros miembros de la brigada cumplimentaban el peligroso ritual de cada mes: extraer del banco local en Freetown el dinero total con el que se pagaba el hospedaje, la alimentación y los estipendios de los brigadistas. Era una operación que había sido obstaculizada al inicio por la OFAC, la Oficina de Control de Bienes Extranjeros del Departamento del Tesoro de Estados Unidos. Me cuenta Escalona:

> Ese día debíamos extraer el dinero de la brigada en el banco, una de las tareas más riesgosas que debíamos enfrentar, porque en ese país había muchas armas. Apenas 10 años antes había terminado una guerra civil. Había una pobreza extrema. No me refiero solo a los indicadores sociales: la pobreza extrema en Sierra Leona es palpable.
>
> Y nosotros debíamos sacar ese dinero todos los meses. Sufríamos porque cuando entrábamos al banco no sabíamos cuándo íbamos a salir. Lo mismo nos hacían esperar una hora que cinco, por joder, porque éramos cubanos. Porque estamos bloqueados y el nombre de Cuba no po-

día estar en ninguna lista donde apareciese una transacción en dólares. Pero nosotros lo tomábamos "suave", con "carácter deportivo", y esperábamos en el reservado para los clientes que extraen sumas importantes de dinero.

Viendo la televisión, el canal de Al-Jazeera, de repente nos topamos con el anuncio de que Raúl y Obama hablarían a la misma hora. Ese día nos demoramos menos y regresamos rápido al hotel. Allí logramos conectar con Cubavisión Internacional por Internet. Así pudimos escuchar la intervención de Raúl.

Esa mañana en Cuba, un pequeño grupo de escritores dialogábamos con jóvenes universitarios en la ciudad de Camagüey, invitados por la Federación Estudiantil Universitaria (FEU), que celebraba en diciembre su cumpleaños 82. Uno de los panelistas era el escritor y profesor universitario Raúl Antonio Capote, un ex agente de la seguridad cubana que había trabajado de manera encubierta en las filas de la CIA.

Capote, sentado a mi lado, recibió un papel recortado a mano con un mensaje perturbador. Se nos pedía no transmitir aún la noticia, que unas horas después sería anunciada por nuestro presidente en una alocución: el agente estadounidense Alan Gross había regresado a su país y se esperaba la inmediata liberación de los tres antiterroristas cubanos que permanecían encarcelados en los Estados Unidos.

Cuando el papel pasó ante mis ojos, la voz se me cortó y perdí el hilo de la conversación, vencido por la emoción de la noticia. Eran las 10 de la mañana (las tres de la tarde en Conakry, en Freetown, en Monrovia) cuando decidimos compartir lo que sabíamos —lo poco que sabíamos, en realidad— con los estudiantes. Las emociones estallaron: aplausos, vítores, lágrimas, abrazos. El intercambio cambió de tono y de asunto. Las noticias, imprecisas, llegaban a cuentagotas. A las 12 (las cinco de la tarde en África Occidental) todos estábamos frente al televisor. El presidente Raúl confirmaba los rumores: los tres héroes, Gerardo Hernández, Tony Guerrero y Ramón Labañino, ya estaban en la patria después de 16 años de injusto encierro.

La segunda noticia no superaría de inicio el impacto emocional de la primera: se restablecerían las relaciones diplomáticas entre los gobiernos de Cuba y los Estados Unidos. La gente —acostumbrada a prescindir de los Estados Unidos, sabiendo que existen oscuros entresijos en el poder imperial capaces de malograr o revertir cualquier buena intención— salió a la calle a celebrar el regreso de los tres prisioneros que nos faltaban.

La rápida respuesta cubana a la crisis del ébola en África —que ciertamente tomó de sorpresa al gobierno norteamericano— y la colaboración de sus médicos con especialistas de los Estados Unidos en suelo africano había impactado en la opinión pública internacional. El 17 de octubre, unas semanas después del arribo de los primeros brigadistas cubanos del Contingente Henry Reeve, el secretario de estado norteamericano John Kerry había declarado: "Vemos naciones pequeñas y grandes que aceleran de manera impresionante su contribución en la línea del frente. Cuba, un país de apenas 11 millones de habitantes, ha enviado 165 profesionales de salud y prevé enviar cerca de 300 más".

El 18 de octubre reflexionaba Fidel en un nuevo artículo sobre la presencia cubana en el combate contra el ébola:

> Todos comprendemos que al cumplir esta tarea con el máximo de preparación y eficiencia, se estará protegiendo a nuestro pueblo y a los pueblos hermanos del Caribe y América Latina, y evitando que [el virus] se expanda, ya que lamentablemente se ha introducido y podría exten-

derse en Estados Unidos, que tantos vínculos personales e intercambios mantiene con el resto del mundo.

Gustosamente cooperaremos con el personal norteamericano en esa tarea, y no en búsqueda de la paz entre los dos Estados que han sido adversarios durante tantos años, sino en cualquier caso, por la paz para el mundo, un objetivo que puede y debe intentarse.

Desde su elección como presidente, Barack Obama había recibido claros mensajes de sus homólogos latinoamericanos y caribeños sobre el carácter abusivo, injusto e inútil del bloqueo a Cuba. Por lo general, esos mensajes aludían de manera encomiástica a la labor solidaria de Cuba en el campo de la salud. En 2009, apenas unos meses después de su toma de posesión como presidente, los gobernantes reunidos en Trinidad y Tobago, en la Quinta Cumbre de las Américas, se lo repitieron. En una conferencia de prensa posterior, Obama, supuestamente impresionado, habló del impacto de lo que llamó "la diplomacia médica cubana".

Pero fue en Haití, después del fatídico terremoto de 2010, donde cubanos y norteamericanos colaboraron por primera vez de manera efectiva para la ayuda humanitaria. Sin embargo, la política oficial del gobierno estadounidense era incongruente con ese reconocimiento. El 16 de noviembre, en un editorial titulado "La fuga de cerebros en Cuba, cortesía de Estados Unidos", casi exactamente un mes antes del 17 de diciembre, el influyente *New York Times* apuntaba:[2]

El Secretario de Estado John Kerry y la embajadora estadounidense ante Naciones Unidas, Samantha Power,

---

2. Este y el siguiente editorial del *New York Times* reproducidos aquí fueron publicados en español en el sitio web del *New York Times*.

han elogiado la contribución de médicos cubanos que atienden a pacientes con ébola en África Occidental. Los Centros para el Control y la Prevención de Enfermedades, una agencia federal norteamericana, recientemente envió a un funcionario a una reunión regional organizada por el Gobierno cubano en La Habana, para coordinar la lucha contra la epidemia. En África, los médicos cubanos están laborando en instalaciones construidas por Estados Unidos. El virus ha tenido el inesperado efecto de inyectarle sentido común a una relación innecesariamente tóxica.

Sin embargo, los médicos que trabajan en África Occidental hoy podrían fácilmente abandonar sus obligaciones, tomar un taxi a la embajada estadounidense más cercana y solicitar estatus migratorio, mediante un programa que ha permitido miles de deserciones. De ser aprobados, pueden ingresar a Estados Unidos en cuestión de semanas, a pocos años de convertirse en ciudadanos estadounidenses.

Hay muchos aspectos condenables de las políticas fallidas de Estados Unidos respecto a Cuba y el embargo que impone a la isla desde hace décadas. Pero el programa que incentiva la migración de personal médico durante asignaciones oficiales en el exterior es particularmente difícil de justificar. Durante el recién terminado año fiscal, 1278 profesionales médicos, un número récord, obtuvieron autorización de inmigrar.

Es incongruente que Estados Unidos valore las contribuciones de los médicos cubanos enviados por el gobierno para asistir en crisis mundiales, como aquella del terremoto en Haití en 2010, mientras procura desestabilizar al estado facilitando las deserciones.

El sistema migratorio estadounidense debe darles prioridad a los refugiados y a las personas perseguidas más vulnerables del mundo. Pero no debe utilizarse para agravar la fuga de cerebros de una nación adversaria, sobre todo cuando mejorar la relación entre los países es un objetivo viable y sensato.

Pero antes, el 19 de octubre, el *New York Times* había abordado el tema desde otra perspectiva, bajo un título explícito: "La impresionante contribución de Cuba en torno al ébola". Reproduzco fragmentos de manera extensa:

> Cuba es una isla pobre y relativamente aislada. Queda a más de 7 000 kilómetros de los países africanos donde el ébola se está esparciendo a un ritmo alarmante. Sin embargo, debido a su compromiso de desplazar a cientos de médicos y enfermeros al eje de la pandemia, Cuba podría terminar jugando el papel más destacado entre las naciones que están trabajando para refrenar la propagación del virus…
>
> El pánico que ha generado la epidemia alrededor del mundo no ha producido una respuesta adecuada por parte de las naciones que tienen la capacidad de contribuir. Aunque Estados Unidos y otros países han ofrecido su disposición a contribuir con dinero, únicamente Cuba y unas pocas organizaciones no gubernamentales están proporcionando lo que se necesita con mayor urgencia: profesionales médicos dispuestos a atender pacientes…
>
> Es lamentable que Washington, el principal contribuyente financiero a la lucha contra el ébola, no tenga vínculos diplomáticos con La Habana, dado que Cuba podría terminar desempeñando la labor más vital. En este caso, la enemistad tiene repercusiones de vida o muerte, ya que las dos capitales no tienen mecanismos para coordinar sus esfuerzos a alto nivel. Para la administración Obama, este dilema tiene que enfatizar la idea de que los frutos de normalizar la relación con Cuba conllevan muchos más beneficios que riesgos…

El Secretario de Estado John F. Kerry elogió el viernes el "coraje de todo profesional médico que está asumiendo este desafío", e hizo una alusión breve a la contribución de Cuba. El Ejército estadounidense ha desplazado aproximadamente 550 soldados para respaldar a las autoridades médicas en los países afectados. Sería cuestión de sentido común y compasión que el Pentágono les ofreciera asistencia a los cubanos, en caso de que alguno se enfermase. Por ejemplo, debería darles acceso al centro médico que construyó en la capital de Liberia, y ayudar con la evacuación de médicos enfermos.

Es indispensable reconocer que la labor de los especialistas cubanos contribuye al esfuerzo mundial. Sin embargo, las autoridades estadounidenses, insensiblemente, se han rehusado a indicar si estarían dispuestos a brindar algún tipo de apoyo.

Miembros del sector médico en Cuba son conscientes de los riesgos que toman al asumir misiones peligrosas. Médicos cubanos desempeñaron el rol principal en la lucha contra el cólera en Haití, después del terremoto de 2010. Cuando algunos regresaron enfermos a Cuba, la isla tuvo que combatir el primer brote de la enfermedad en una década. Si el ébola llegara a Cuba, representaría un desafío más serio para la isla y la región, lo que elevaría el riesgo de que se dispare el número de casos en el hemisferio.

Cuba ha enviado médicos y enfermeros a zonas de desastre durante décadas. Luego del huracán Katrina en 2005, el Gobierno en La Habana ofreció enviar a equipos médicos para atender heridos en Nueva Orleans. Líderes estadounidenses rechazaron ese ofrecimiento. Pero se alegraron al oír, en días recientes, que Cuba estuviera movilizando un grupo para misiones en Sierra Leona, Liberia y Guinea...

En una columna publicada este fin de semana en el diario del Gobierno cubano, *Granma*, Fidel Castro argumenta que Estados Unidos y Cuba deben poner a un lado sus diferencias, así sea temporalmente, para combatir una amenaza global. Tiene toda la razón.

A pesar de la intención reivindicativa del editorial, el sistema no podía entender la colaboración cubana sino como acto de conveniencia: "La enorme contribución de Cuba, sin duda, forma parte de sus esfuerzos por mejorar su estatus en el escenario mundial", dice en uno de sus párrafos.

Al lector carente de información le parecería normal que así fuese. Nunca sabría que Cuba, la Revolución Cubana, había practicado la solidaridad médica desde mayo de 1960 hasta diciembre de 2014 en 109 países.

No sabría que, desde 1970 hasta 2015, había brindado atención en diversas situaciones de desastre a Perú (1970), Chile (1971), Nicaragua (1972, 1988, 1998, 2000-2003), Honduras (1974, 1998, 2000-2003), Argelia (1980, 2003), México (1985), El Salvador (1986, 2000-2003), Ecuador (1987, 2000-2003), Armenia (1988), Irán (1990), República Dominicana (1998), Guatemala (1998), Haití (1998), Colombia (1999), Venezuela (1999), Kosovo (1999), Sri Lanka (2005), Guyana (2005) e Indonesia (2006).

Incluía países con gobiernos amigos o no; a veces con gobiernos hostiles, como fue el paradigmático caso de la Nicaragua de Somoza cuando se produjo el terremoto de 1972.

No sabría que a partir de la creación por Fidel del Contingente Internacional de Médicos Especializados en Desastres y Graves Epidemias "Henry Reeve", en 2005, ante contingencias naturales o sociales, centenares de brigadistas acudieron a Guatemala, Pakistán, Indonesia, Bolivia, Perú, Belice, México, China, El Salvador, Chile, Haití,

Sierra Leona, Liberia, Guinea y, en los días que escribo estas líneas, Chile y Nepal.[3]

Es necesario añadir que la colaboración cubana, como dice la frase popular, no solo llevaba el pescado a los hambrientos, sino también les enseñaba a pescar. Cuba practica en muchos países la medicina comunitaria, la preventiva y la asistencial de carácter primario, secundario y terciario. A la vez, contribuye al diseño de sistemas nacionales de salud, construye y pone en funcionamiento hospitales y facultades de medicina y ofrece becas de estudio a cientos de jóvenes de países muy pobres. En el curso escolar de 2015-2016, por ejemplo, matricularon 10 mil estudiantes extranjeros de medicina en universidades cubanas. Cuba también, por cierto, diseña y ejecuta programas de alfabetización adaptados a diferentes lenguas, incluso en países del llamado Primer Mundo, como España.

Los estudiantes de la carrera de medicina en Cuba se forman para actuar como internacionalistas. Según afirma una nota oficial reciente del Ministerio de Salud Pública, aparecida en el periódico *Granma* el 3 de septiembre de 2015, Cuba tenía "más de 85 mil médicos y el mejor indicador del mundo en el per cápita de estos profesionales: 7.7 por cada mil habitantes, o lo que es lo mismo, un médico por cada 130 personas, cifra que aun restando los 25 mil que se encuentran cumpliendo misión en el extranjero es de 5.4 [por cada mil], por lo que continúa entre las primeras" en el mundo. Un verdadero ejército de 46 500 jóvenes cubanos estudia actualmente la carrera de medicina en universidades del país.

Los analistas tradicionales —de derecha y de izquierda— tienen dificultad para entender el sentido de la solidaridad

---

3. *Anuario* no. 4 (2014) de la Unidad Central de Cooperación Médica de Cuba.

cubana, para ubicarla en el contexto de una tradición que durante medio siglo ha pretendido edificar una conducta externa que refleje y a la vez construya el ideal interno de sociedad solidaria. Es heredera en sus esencias del llamado internacionalismo proletario del siglo xx. Pero a la vez es diferente, por los aportes políticos de Fidel y por circunstancias propias del país que la ejerce y la época. No se trata, en el caso de Cuba, de una potencia con intereses geopolíticos o apetencias económicas extraterritoriales, como pudo o puede suceder con otros estados.

La solidaridad cubana ha estimulado la complementariedad de economías y sociedades pobres, y no se percibe a nivel popular como un favor que se hace, sino como una conducta ética ineludible para el que la practica. Los internacionalistas cubanos no "catequizan", pero la conducta de estos se sustenta en el ideal revolucionario. Se es solidario porque se es revolucionario, porque el fundamento de una sociedad revolucionaria es la solidaridad. No se es revolucionario porque se sea marxista, sino porque se sirve a los pobres, a los humildes, a "los frágiles", de los que hablaría el papa Francisco (que contribuyó al restablecimiento de relaciones diplomáticas entre Cuba y los Estados Unidos) en La Habana. El marxismo es un instrumento para ese servicio, y si en algún momento la teoría, las ideas, fallan, o el mundo se mueve de lugar, la prioridad siguen siendo los pobres, los humildes, los frágiles.

Desde el poder revolucionario —y precisamente porque se tiene el poder— se cura al rico y al pobre, al amigo y al enemigo, al comunista y al de ideas neoliberales. No se habla de asuntos políticos o ideológicos cuando se salva a un ser humano, aunque la práctica demuestra que los problemas sociales tienen solución si existe voluntad política. Se respetan las tradiciones y las leyes del lugar donde se actúa.

La burguesía médica latinoamericana sabe, por ejemplo,

que los cubanos no necesitan hablar de política; la ejercen cuando van a los lugares más intrincados y salvan vidas sin preguntar por la chequera del paciente. La política que incita a la deserción de los trabajadores de la salud que viajan a terceros países —denunciada por el *New York Times*— sigue vigente, a pesar del restablecimiento de relaciones.

El 3 de septiembre de 2015 el Ministerio de Salud Pública expresaba en la nota de prensa oficial ya citada:

> El notable prestigio de nuestra salud pública en el contexto internacional ha suscitado el interés de clínicas [en otros países] por contratar profesionales cubanos para el ejercicio privado de la medicina. Ello viene ocurriendo incluso en países amigos, aun cuando sus gobiernos no favorecen ni comparten tales procedimientos.
>
> Uno de los principales artífices del robo de talentos ha sido el gobierno de los Estados Unidos, que desde los primeros años del triunfo de la revolución nos obligó a adoptar controles y regulaciones migratorias para contrarrestar esta situación y ha continuado en su interés desestabilizador mediante sorteos, emigración selectiva y la Ley de Ajuste Cubano.[4]
>
> Asimismo, se mantiene vigente el Programa de Parole para Profesionales Médicos Cubanos (*Cuban Medical Pro-*

---

4. La Ley de Ajuste Cubano de 1966 otorga la residencia permanente a los cubanos que hayan permanecido un año en Estados Unidos, medida que no se aplica a los inmigrantes de ningún otro país. Incita a los cubanos a tratar de entrar a Estados Unidos por vías extralegales, a menudo arriesgando una travesía en balsa precaria. En enero de 2017 el gobierno norteamericano, en los últimos días de la administración Obama, revocó la política de "pies secos, pies mojados" de las dos décadas anteriores, la cual, al garantizar la residencia a todo cubano que pisara suelo estadounidense, tantas muertes había provocado en las aguas del Estrecho de Florida. No obstante, la Ley de Ajuste Cubano sigue vigente.

fessional Parole Program), diseñado para incitar la deserción de los profesionales de la medicina cubana durante el cumplimiento de sus misiones en terceros países, establecido por el gobierno de George W. Bush desde agosto del 2006. Para ello, cuenta con agentes y activistas en los lugares donde laboran nuestros médicos mediante convenios gubernamentales, que presionan y ofertan facilidades de todo tipo a quienes deserten y emigren al territorio norteamericano con la promesa de un mejor futuro profesional, que en realidad solo es posible alcanzar por una exigua minoría.[5]

En los últimos años Cuba —acosada económicamente y necesitada de sobrevivir en un escenario en el que insiste (casi) sola en la construcción de un camino alternativo para su pueblo— ha buscado acuerdos compensatorios con los países que pueden pagar la colaboración. Eso no cambia la esencia de lo dicho.

Cuando se trata de estados muy pobres, como Haití, por ejemplo, o los de África Occidental, Cuba no recibe compensación. En algunos casos acepta o gestiona la ayuda de entidades internacionales como la OMS o de terceros países.

Los médicos, enfermeros y técnicos cubanos que cumplen una misión internacional no suelen trabajar en las grandes ciudades sino en los más apartados rincones. Per-

---

5. El Programa de Parole para Profesionales Médicos Cubanos fue eliminado en la última semana del mandato de Obama; algunos opositores de la Revolución Cubana en Estados Unidos han presionado a favor de restituirlo. Sin embargo, desde entonces Washington ha intensificado sus presiones para que otros gobiernos dejen de aceptar a médicos voluntarios cubanos. Además ha denegado visas a funcionarios del Ministerio de Salud Pública de Cuba, que supervisa el programa de cooperación médica internacional de ese país.

ciben alguna justa retribución, casi siempre cercana al concepto de estipendio, y en todo caso mucho menor que la recibida por los especialistas de ONGs primermundistas. Pero no establecen relaciones con clientes sino con seres humanos.

El apoyo y la admiración del pueblo cubano hacia los combatientes del ébola y hacia la conducta de quienes ponen en riesgo sus vidas se sustenta en esa fe solidaria, que nada tiene que ver con el Destino Manifiesto que se adjudica el gobierno estadounidense de ser quien lleva la democracia a los demás países del mundo.

Se equivocaban aquellos que "explicaban" la solidaridad cubana en África durante las décadas anteriores a 1991 —la guerrillera, la militar, la médica, la educativa, entre otras— a partir de una hipotética división internacional de funciones al interior del sistema socialista, durante la llamada "guerra fría", o como expresión de una subordinación política a la Unión Soviética.

¿Cómo colocar en esa lógica la expansión del internacionalismo médico y educativo impulsado por Fidel a partir de 1998 a raíz del huracán Mitch en Centroamérica, y en medio de la tormenta de ideales más grande del siglo, cuando cierta izquierda se bajaba del barco y buscaba presurosa la costa?

Los que, en un contexto de desencanto y sospechas cínicas, asumen la solidaridad cubana de hoy como una simple jugada en el tablero de la geopolítica internacional o como un recurso mercantilista de sobrevivencia, desenfocan el análisis. La solidez argumentativa y documental de un libro como el de Piero Gleijeses, *Misiones en conflicto*, puede ayudarnos a entender la historia, que es el mejor camino para entender el presente.

Creo que un autor de izquierda como Adame Cerón pudo haber introducido algunas preguntas en su intere-

"Es un deber elemental apoyar a Centroamérica. Enviaremos por el tiempo requerido los médicos necesarios. Y hemos ofrecido un programa de formación de médicos centroamericanos en Cuba". —Fidel Castro, noviembre 1998, tras el huracán Mitch

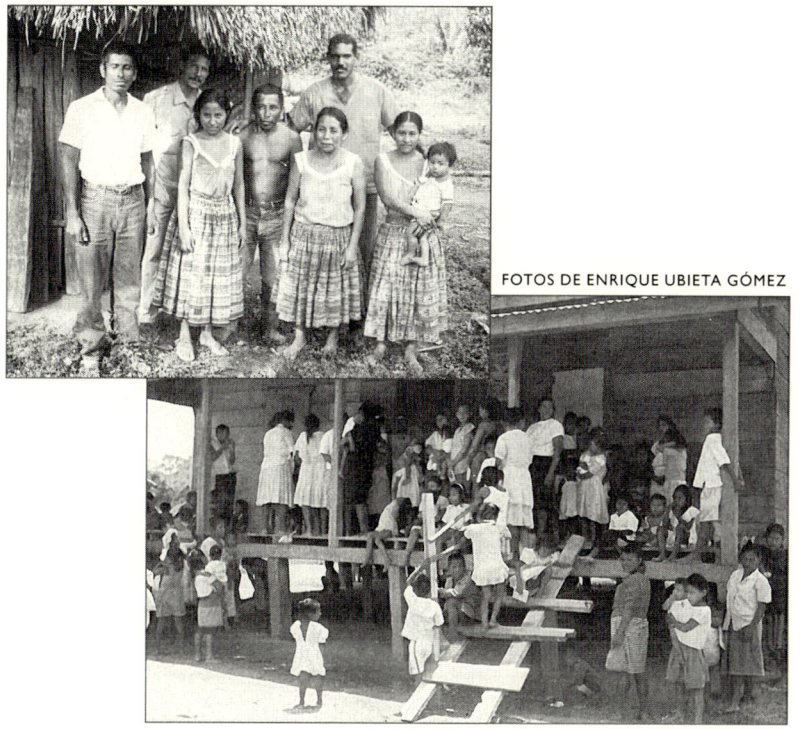

FOTOS DE ENRIQUE UBIETA GÓMEZ

Tras la devastación de Centroamérica por un huracán en 1998, el gobierno cubano envió a 2 mil médicos y enfermeros voluntarios. Inició un programa de brigadas médicas cubanas que siguen trabajando en la región. Y fundó la Escuela Latinoamericana de Medicina, que ha formado gratuitamente a miles de jóvenes de estos y otros países.

Arriba: Norte de Guatemala, 1999. Dos trabajadores de la salud cubanos (atrás) con pacientes.

Abajo: Raití, Nicaragua, 1999. Madres traen a sus hijos a ser vacunados por médicos cubanos en comunidad indígena miskita, en la Costa Atlántica.

Los médicos voluntarios cubanos que trabajan por todo el mundo han sido objeto especial de ataque de Washington, que teme su ejemplo y lo que ellos muestran acerca de la revolución socialista cubana.

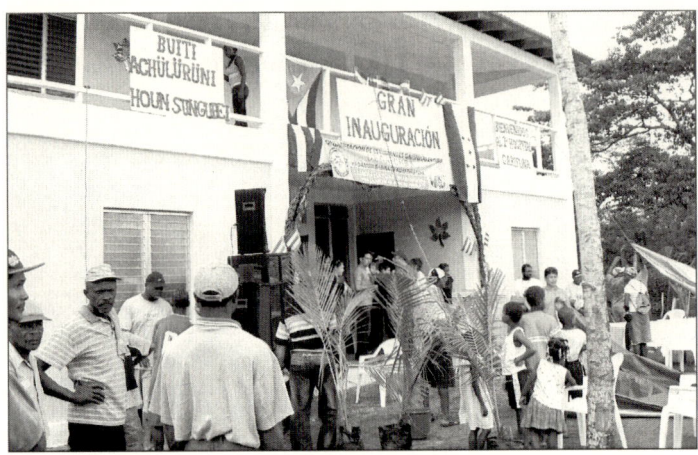

Ciriboya, Honduras, 2007. Inauguración del primer hospital en región donde la mayoría es garífuna, población de ascendencia africana e indígena. El hospital fue fundado por egresados garífunas de la Escuela Latinoamericana de Medicina en Cuba.

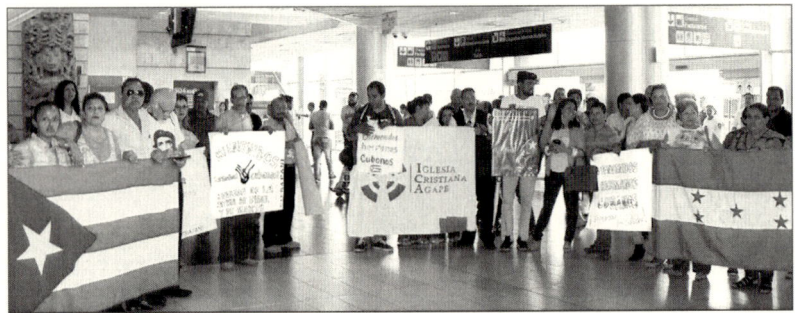

Tegucigalpa, Honduras, 2017. Dan bienvenida a voluntarios médicos cubanos en el aeropuerto. Gremio hondureño de médicos ha presionado al gobierno a que expulse a los médicos cubanos, quienes desde 1998 han trabajado en zonas rurales donde muchos médicos del país rehúsan trabajar. Cientos de pobladores han realizado protestas para impedir su expulsión.

sante análisis de las conductas imperialistas del nuevo siglo, en torno a las epidemias y a las llamadas intervenciones humanitarias, dado que Cuba es protagonista de importantes eventos:

- Más allá del discurso oficial, ¿es realmente bienvenida Cuba por los que acaparan, distribuyen, organizan y deciden la "solidaridad" trasnacional?
- Las acciones solidarias de Cuba, ¿en qué medida establecen pautas opuestas al intervencionismo "solidario" de carácter militar, e incluso al lucrativo juego de algunas ONGs dispuestas a defender intereses hegemónicos?
- ¿Es correcta o no la colaboración cubana con estados que no defienden los intereses de sus pueblos y con instituciones capitalistas internacionales —puede ser el CDC de Atlanta o incluso el ejército estadounidense— que luego se traduce en una relación persona a persona en el país donde se brinda la solidaridad, con el correspondiente impacto social de vidas salvadas? Y, sobre todo, ¿es revolucionaria o no?
- ¿Por qué los enemigos de la Revolución Cubana atacan con saña e intentan desacreditar esa solidaridad? ¿Por qué se han creado políticas que estimulan la deserción de los internacionalistas cubanos?
- Por último, ¿en qué medida el internacionalismo contribuye a la reproducción de valores socialistas en el interior de la sociedad cubana?

Desde luego, Adame puede alegar que ese sería otro libro. Sin embargo, sus explicaciones no permiten el acceso a una respuesta que es, me parece a mí, capital: ¿Qué hace Cuba ahí? ¿Qué lugar ocupa?

No creo que la presencia de Cuba en el combate contra el ébola haya sido la causa que provocara o permitiera el restablecimiento de relaciones diplomáticas entre Cuba y los Estados Unidos. No creo que Estados Unidos, es decir, su sistema imperialista, acepte, a partir de ahora, la convivencia con un estado socialista cercano a sus costas. Cambian los métodos intervencionistas.

Las razones de ese cambio no están en la "buena conducta" de Cuba, mucho menos en su internacionalismo médico, sino en la toma de conciencia por parte del *establishment* estadounidense de que los métodos de enfrentamiento directo empleados hasta ahora no solo han sido inefectivos y contraproducentes, sino además perjudiciales para el cada vez más deteriorado liderazgo de los Estados Unidos en el hemisferio. Y porque creen que ha llegado el momento del abordaje persona a persona, de una nueva y (creen ellos) letal versión del "Buen Vecino", después de cinco décadas de tensiones guerreristas. Lo dicen los propios políticos de ese país.

De cualquier manera, la decisión de Obama, aún desde su perspectiva, fue valiente. Las conversaciones secretas entre los dos gobiernos se habían iniciado mucho antes de que Cuba se dispusiera a enviar colaboradores a los estados afectados por la epidemia. Pero la cobertura mediática de la colaboración cubana en África Occidental —y esto sí me parece importante— contribuyó a crear un escenario propicio para la toma de decisiones.

El 17 de diciembre de 2014, los presidentes de Cuba y de los Estados Unidos informaron de manera simultánea la decisión de restablecer relaciones diplomáticas, rotas desde 1961. El gobierno estadounidense rompió relaciones con el gobierno revolucionario y las restableció con el gobierno revolucionario. Rompió relaciones con la revolución de Fidel y las restableció con la revolución de Fidel.

En su histórica alocución, el presidente Obama se refirió a las posibilidades de colaboración en el campo de la ayuda humanitaria, algo que siempre había sugerido Fidel. Dijo Obama:

En aquellas esferas donde podamos promover intereses mutuos, así lo haremos, en aspectos tales como la salud, la migración, la lucha contra el terrorismo, el narcotráfico y la respuesta a situaciones de desastre…

Cuba envió a cientos de trabajadores de la salud a África para combatir el ébola, y creo que los trabajadores de la salud estadounidenses y cubanos deben trabajar hombro con hombro para detener la propagación de esta mortal enfermedad.

La Unidad de Tratamiento al Ébola donde trabajaron los médicos y enfermeros del Contingente Henry Reeve en Liberia fue donada por los Estados Unidos, pero los especialistas cubanos participaron junto a los especialistas estadounidenses en su diseño y propusieron adecuaciones al proyecto original que se tuvieron en cuenta. En el terreno, donde chocaban los hombres concretos, sí hubo colaboración. La persona que se encargó de entrenar en la fase tres a los cubanos en Liberia fue un joven microbiólogo del CDC de Atlanta, especialista en temas de ébola.

Sin embargo, las primeras fotos que tomaron los colaboradores, publicadas en la prensa cubana, indicaban el esmero con que las agencias del gobierno norteamericano promocionaban su ayuda. En la lona del hospital de campaña, repetida una y otra vez, aparecía "USAID", unas siglas nada amistosas en la historia de las relaciones de los Estados Unidos con América Latina (incluida, por supuesto, Cuba). La USAID (Agencia de Estados Unidos para el Desarrollo Internacional) es una entidad que durante décadas ha funcionado como fachada de la CIA para operaciones financieras encubiertas de carácter subversivo.

Pero cuando la embajadora de los Estados Unidos inauguró, junto a la presidenta de Liberia, la nueva Unidad de Tratamiento al Ébola, se refirió en dos ocasiones a los médicos y enfermeros del Contingente Henry Reeve con una frase, dicha además en español, que a estos les pareció cuando menos extraña: "Quiero saludar a mis amigos cubanos".

En Sierra Leona también se produjo un "choque" entre seres humanos concretos que destruiría mitos y prejuicios previos. El doctor Luis Escalona Gutiérrez, segundo jefe de la brigada en ese país, me cuenta:

> Trabajamos en Maforki–Port Loko con una Organización No Gubernamental norteamericana llamada Partners in Health, que radica en Boston. Al principio marcaron cierta distancia, estaban prejuiciados, pero comprendieron desde la primera semana que la intención nuestra era trabajar, y se abrieron. Se establecieron relaciones muy sólidas, al extremo de que ellos habían puesto banderas nuestras en su local y nosotros habíamos puesto banderas de ellos en el nuestro.
>
> Como tenían cierto poder económico, nos facilitaron un refrigerador y ventiladores para uso del Centro y nos abastecieron en algún que otro momento de agua, que era la necesidad mayor en las Unidades de Tratamiento. Usted sabe la cantidad de líquido que se pierde en cada exposición. Esos médicos y enfermeros nos esperaban para entrar a la zona roja. Había un cierto rapport. Había una admiración por la profesionalidad y el valor de los nuestros.
>
> Porque ellos al principio no tocaban a los pacientes. Y cuando vieron que los cubanos tocaban y limpiaban a los pacientes, que hacían abordajes venosos, dijeron, "Bueno, si ustedes lo hacen, ¿por qué nosotros no?"
>
> Después de que nos fuimos, lamentablemente, un médico de Partners in Health enfermó de ébola, pero se pudo salvar su vida. Los médicos de Partners in Health eran personas muy éticas y en su gran mayoría ajenos a la po-

lítica, dedicados a su profesión. El anuncio del 17 de diciembre fue comentado por ellos de manera breve: "Muy bueno", "Ya era hora".

La ONG Partners in Health, por cierto, había colaborado ya con los cubanos en Haití, y su máximo responsable, el doctor Paul Farmer, mantenía excelentes relaciones con directivos médicos cubanos.

Sin embargo, el bloqueo estadounidense, ajeno a las conversaciones y declaraciones oficiales, a los editoriales del *New York Times* y a las demandas de la comunidad internacional, incluso, a las del sentido común, seguía funcionando como si nada hubiese cambiado, al menos en Sierra Leona. El doctor Jorge Delgado Bastillo, jefe de la misión en ese país, me contaba:

> Hemos tenido que luchar con muchos obstáculos, incluso financieros. Nosotros estuvimos bloqueados aquí por la oficina del Departamento del Tesoro de los Estados Unidos (OFAC). Estuvimos todo el mes de noviembre sin recibir un centavo y parte de diciembre, sin poder pagar en los hoteles ni darle el estipendio a los colaboradores. La misión cubana no pudo abrir una cuenta en un banco, como se pensaba en Ginebra. Ellos pensaban que abriríamos una cuenta a mi nombre, pero dijimos que no, que debía estar a nombre de la misión médica cubana, y con tres firmas reconocidas. Entonces surgieron los obstáculos.
>
> Tuvimos que emplear la estrategia de que la OMS le pagara por transferencia a los hoteles directamente en la moneda nacional, porque ¿en qué parte del mundo tienes a 100 clientes sin pagar...?
>
> Pero hay que reconocer que a pesar de las presión de los dueños de los hoteles, del Barmoy y del Seaside, que me llamaban todos los días desde los Estados Unidos,

donde radicaban, fueron pacientes y esperaron a que se resolvieran las dificultades. No funcionó ni en octubre ni en noviembre. A finales de octubre nos dieron dos entregas de dinero del que pudimos darle algo a los compañeros para que pudieran empezar a cargar sus celulares y las computadoras y comunicarse con sus familiares. Todo fue resolviéndose a mediados de diciembre.

Nosotros no solo teníamos limitaciones con la cuenta, sino también con las extracciones que podíamos hacer a la semana, porque eso fue lo que indicó la OFAC.

Nosotros hemos cumplido rigurosamente con la OMS. Cada centavo que hemos recibido ha sido debidamente auditado por la OMS. Tenemos un buen económico, pero todos somos económicos. Y el segundo de la brigada, el doctor Escalona, también participaba en el balance económico, porque cuatro ojos ven más que dos. Nos vamos el primero de abril. El lunes 30 de marzo, a más tardar, nosotros entregaremos todo completo.

El doctor Luis Escalona sonríe y recuerda esos días inciertos:

Fue el momento más crítico, ese primer mes y medio, porque estuvimos a punto de ser desalojados del hotel. Llegamos a pensar en una solución drástica, pero después nos sentábamos a discutir y comprendíamos que debíamos resistir, a como diera lugar.

El segundo jefe de la misión diplomática estadounidense asistió a la inauguración de la Unidad de Tratamiento al Ébola de Coyah, en Guinea, el 19 de diciembre de 2014, a sabiendas de que el nuevo Centro sería conducido por cubanos y africanos. Fue dos días después del anuncio de que se restablecerían las relaciones diplomáticas entre los enemigos históricos. El mismo embajador de los Estados Unidos en Guinea visitó en dos ocasiones ese centro y conversó, junto a su comitiva, en español con los colaboradores cubanos.

Los gobiernos de los tres estados se sintieron felices, sin embargo, de que el primer aparente entendimiento entre los Estados Unidos y Cuba se produjera en territorio africano. Allí donde la sangre y el esfuerzo solidario cubano crearon, durante décadas, una relación con los africanos que rebasaba cualquier explicación ideológica o geopolítica.

En África se habían producido algunos de los más duros enfrentamientos con el imperialismo, cuando la pequeña isla del Caribe peleaba junto a los argelinos, a los congoleses, a los guinenses (naturales de Guinea-Bissau), a los angolanos, a los namibios, por la independencia de sus respectivos pueblos y apoyaba a todos los movimientos de liberación del continente. Mientras tanto, los gobiernos de turno en los Estados Unidos —encasillados en los estrechos márgenes de la guerra fría y de su internacional doctrina de "seguridad nacional"— movían fichas, directa o indirectamente, a favor de socios que eran ajenos o contrarios a los intereses africanos.

El señor Augustine Kpehe Ngafuan, ministro de relaciones exteriores de Liberia, un país con un vínculo histórico con los Estados Unidos, expresó con manifiesto entusiasmo:

> En Liberia tenemos médicos cubanos, ayudándonos en la Unidad de Tratamiento al Ébola ubicada en las instalaciones que pertenecieron al Ministerio de Defensa. En Liberia tenemos médicos estadounidenses, ayudándonos. En Liberia ustedes coincidieron, y no tomó mucho tiempo en conocerse la gran noticia. Por lo tanto, podemos decir que

el suelo de Liberia brinda las bases para una cooperación a un nivel superior.

Considero que el presidente Obama puede tener como referencia que lo visto aquí es cooperación en el campo de la salud que está floreciendo. Por lo que apoyamos firmemente los nuevos acontecimientos en las relaciones entre Cuba y los Estados Unidos de América; les deseamos lo mejor.

Tenemos estrechas relaciones bilaterales con los Estados Unidos y tenemos estrechas relaciones bilaterales con Cuba. Ustedes dos son grandes amigos nuestros y esperamos que nuestros grandes amigos sean también grandes amigos.

Liberia es miembro de varias organizaciones políticas y económicas continentales. Somos parte de la Comunidad Económica de los Estados de África Occidental (ECOWAS) y pertenecemos a la Unión Africana, donde existe una posición sólida de rechazo al "bloqueo". Nosotros también, de forma bilateral, apoyamos esa posición y de esa forma votamos de forma consistente. Esperamos que esto no tenga que ser votado nuevamente.

El ministro de relaciones exteriores y cooperación internacional de Sierra Leona, el doctor Samura Kamara, dijo:

Pienso que la apertura de discusiones amistosas entre Cuba y los Estados Unidos es un acontecimiento positivo en la política internacional. Nos satisface la construcción de una relación cordial entre Cuba y los Estados Unidos. Esperamos que haya una solución rápida en ese sentido.

También el señor Lounceny Fall, ministro de estado para asuntos exteriores y de guineanos en el extranjero, se pronunció sobre el acontecimiento histórico cuando le preguntamos sobre el apoyo consecuente de su gobierno a Cuba en las votaciones contra el bloqueo en las Naciones Unidas:

> Es normal. No solo hemos apoyado, sino que hemos sido copatrocinadores de la resolución en la Asamblea General con muchos otros países africanos. La razón es muy simple. Consideramos que el embargo es injusto y hay que hacer justicia al pueblo cubano. Hay que levantar ese embargo que ha sufrido Cuba a lo largo de años.
>
> Esa es la razón por la cual en la última Cumbre de la Unión Africana (UA) pedimos, con un grupo de países, que la UA adoptara una resolución para, primero, saludar y estimular al presidente Obama y al presidente Raúl [por el anuncio del inicio del proceso de restablecimiento de las relaciones] y para exhortar al presidente Obama a utilizar todos sus poderes para que el Congreso levante el embargo rápidamente.
>
> Nosotros argumentamos delante de los africanos que ningún país en el mundo ha ayudado tanto a África a levantarse como Cuba. Cuba ayudó a África, a sus movimientos de liberación, y no podemos dejar a Cuba en dificultades. Hay una solidaridad natural que se ha instalado entre Cuba y África. Mientras el embargo no sea levantado, seguiremos insistiendo para que los Estados Unidos lo levanten. Además, cuando usted mira, a nivel de Naciones Unidas, más de 100 países votan contra el embargo. El presidente norteamericano ha dicho que cuando algo no funciona, hay que cambiarlo.
>
> El pueblo cubano ha resistido heroicamente. Yo he ido a Cuba varias veces. Creo que ese embargo debe ser levantado. Esperamos que el restablecimiento de las relaciones tenga lugar rápidamente y que ese hecho sea seguido por el levantamiento del embargo. Eso va a traer paz a esa parte del mundo y hará justicia también al pueblo cubano.

El presidente Alpha Condé se refirió al tema en su diálogo con nuestro equipo de prensa. Reveló algunas interioridades:

> Cuando los médicos cubanos vinieron, el embajador de los Estados Unidos me dijo, "Son ustedes los que han hecho que hoy los cubanos y los norteamericanos se hablen". Eso fue antes de que Obama decidiera el restablecimiento de las relaciones.
> Por lo tanto, deseamos reforzar nuestras relaciones con Cuba. Sobre todo, deseo ir a Cuba con Fidel vivo. Porque no es solo ir a Cuba, es también rendir homenaje al presidente Fidel Castro, por todo el apoyo que ha dado no solo a Guinea, sino a todas las luchas de liberación en África. Siempre nos hemos opuesto al bloqueo contra Cuba y siempre hemos pedido en las reuniones de Naciones Unidas el levantamiento del bloqueo a Cuba.

El 29 de julio de 2015, en Addis Abeba, durante una reunión de la organización de la Unión Africana a la que había sido invitado el presidente estadounidense Barack Obama, hubo un pronunciamiento colectivo. Cito el despacho de prensa:

> En un histórico y emotivo discurso, la presidenta de la Comisión de la Unión Africana, la Dra. Nkosazana Dlamini Zuma, agradeció en nombre de todos los países africanos al presidente Obama, que escuchaba atentamente, la decisión de restablecer las relaciones diplomáticas con Cuba, catalogándolo como un acto de justicia histórica con el pueblo de Cuba.
> Las palabras textuales de la presidenta Zuma fueron: "África sigue sintiendo como suyos los problemas que enfrenta su diáspora por todas partes, y por lo tanto aplaudi-

mos su liderazgo hacia la normalización de las relaciones entre Estados Unidos y Cuba. Parecía imposible cuando, en 1973, el presidente Fidel Castro en una entrevista predijo que una solución a este conflicto se hallaría cuando Estados Unidos tuviese su primer presidente negro, y el mundo un Papa de América Latina. Le deseamos a usted, honorable Señor Presidente, y a los cubanos, todo lo mejor en estos esfuerzos".

Al concluir la cita, todo el plenario se puso de pie ovacionando vivas a Cuba y a Fidel.[6]

---

6. *Tralac*, publicación del Trade Law Centre (Centro para el Derecho Comercial) en el Cabo Occidental, Sudáfrica, 28 de julio de 2015.

EPÍLOGO

Asistimos al homenaje que les brindó el gobierno de Liberia, días antes de la partida, a los médicos y enfermeros cubanos, y acompañamos al primer grupo de la brigada de Sierra Leona hasta el aeropuerto, cuando regresaba a la patria. Algunos cargaban con grandes muñecos de peluche para los hijos pequeños que aguardaban en Cuba, tan pequeños como los que salvaron o perdieron, a veces, en la batalla contra el ébola, como los que quedaron definitivamente huérfanos.

En aquel avión viajaban, además, todos los integrantes de la brigada de Liberia, pues el itinerario había incluido como primera escala a Monrovia. Despedimos a esos muchachos al pie del avión, y hasta subimos furtivamente la escalerilla para saludar a los que esperaban dentro. A los brigadistas de Guinea no los pudimos despedir allá. Una solicitud especial de la presidencia de Guinea, negociada con la OMS, postergó el regreso por un mes del grupo que estuvo dispuesto. Algunos regresaron cuando se cumplió el tiempo inicialmente pactado, por diversas y aceptadas razones. Pero fue hermoso saber que la mayoría declaró su disposición a estar el tiempo que fuese necesario.

Todos pasamos, también nosotros, la cuarentena en Cuba. La casi totalidad de los médicos y enfermeros lo hicieron en una escuela especialmente acondicionada de Jagüey Grande, en la provincia de Matanzas. La vida, en su azaroso devenir, dispuso el fallecimiento en Cuba de otros dos brigadistas, ya reintegrados a la sociedad. El primero, Jesús Pérez Sosa, de un infarto y el segundo, Jacinto Ortuzar Mauri, de una repentina enfermedad.

El 9 de julio de 2015, 248 brigadistas fueron condecorados con la Orden Carlos J. Finlay otorgada por el Consejo de Estado. También la recibieron post-mortem los cuatro fallecidos, dos en África y dos en Cuba. Los embajadores Maité Rivero Torres y Jorge Lefebre, así como los entonces encargados de negocios de Cuba en Liberia y Sierra Leona, Pedro Luis Despaigne y Antonio Pubillones, recibieron la Medalla Hazaña Laboral. José Ramón Machado Ventura, segundo secretario del Comité Central del Partido Comunista de Cuba y vicepresidente de los Consejos de Estado y de Ministros, impuso las distinciones.

Se leyó una carta del presidente Raúl Castro en la que este decía:

> Luego de haber cumplido con la honrosa misión que los llevó hasta África Occidental hace seis meses, incluso a riesgo de sus propias vidas, para combatir el brote del ébola que azotaba a ese continente, regresaron a la patria que los recibió con el mayor orgullo.
>
> En nombre del pueblo cubano y en el mío propio, les trasmito un reconocimiento por el heroico trabajo realizado como parte del Contingente Internacional Henry Reeve.
>
> Ustedes son continuadores del altruismo y el desinterés personal que ha caracterizado a la cooperación médica de la isla desde que se inició en el año 1963 con el envío de la primera brigada a Argelia bajo la dirección del entonces ministro de salud pública, compañero José Ramón Machado Ventura. Durante todos estos años, 158 países han podido contar con la labor solidaria de 325 710 colaboradores cubanos.

La experiencia vivida en África fue única. Conocimos a cubanos extraordinarios, y sencillos. Muchos habían cumplido misiones anteriores en Asia, África o América Latina. Algunos estuvieron en la guerra de Angola o de Nicaragua. Otros trabajaron con anterioridad en comunidades afectadas por grandes epidemias o desastres naturales. Todos conocían la pobreza extrema y la desigualdad del mundo que compartimos. También encontré a cubanos que se estrenaban en una misión de riesgo, y algunos eran muy jóvenes. No fueron menos audaces, ni menos competentes.

Para algunas personas, el espíritu épico es parte de un pasado irrecuperable. Hoy Cuba es una sociedad más diversa y espiritualmente rica, gracias a la revolución, y mucha gente parece atareada en sus asuntos. El bloqueo norteamericano persiste, y se ensaña en el ciudadano común. Pero siempre que se convoca a zafarrancho, surgen miles de voluntarios.

Fidel es irrepetible, aunque ello no significa que debamos domeñar los sueños. Los que creen que sin él ya no podemos enfrentar grandes desafíos, no confían en el pueblo, en su historia heroica, ni entendieron a Fidel. Así piensa el imperialismo; por eso podemos vencerlo. Los cientos de médicos y enfermeros que se ofrecieron y los que partieron hacia África Occidental son una prueba irrefutable: en el pueblo hay reservas morales que esperan, que necesitan ser convocadas.

REFERENCIAS CITADAS EN ESTE LIBRO

Adame Cerón, Miguel Ángel, *Ébola y la mundialización epidémica* (México: Ediciones Navarra, 2014).
Gleijeses, Piero, *Misiones en conflicto: La Habana, Washington y África, 1959-1976* (La Habana: Editorial de Ciencias Sociales, tercera edición, 2007).
González López, David, y Pulido Escandell, Clara: "Viejos y nuevos conflictos en la ecuación etnia-Estado-sociedad en el África Subsahariana", revista *Cuadernos África-América Latina*, no. 27-28, 1997. Publicada por SODePAZ, Madrid.
Niang, Cheikh Ibrahima, "El ébola en primera persona: aprender escuchando", mayo de 2015, Organización Mundial de la Salud, www.who.int/features/2015/ebola-diaries-niang/es
Preston, Richard, *Zona caliente* (Madrid: Emecé Editores España, 1998).
Pulido Escandell, Clara, "La mediación regional en los conflictos africanos: el caso de ECOMOG en Liberia", *Revista de África y Medio Oriente*, no. 1, 1996. Publicada por el Centro de Estudios de África y Medio Oriente, La Habana.
Stavenhagen, Rodolfo, *Ethnic Conflicts and the Nation-State* (Londres: McMillan, 1996).
Ubieta Gómez, Enrique, *La utopía rearmada: Historias de un viaje al Nuevo Mundo* (La Habana: Casa Editora Abril, 2002).

ÍNDICE

Nota: Nombres de personas seguidos por el país —ejemplo: Abeleira, René (Sierra Leona)— indica un voluntario médico cubano y dónde prestó servicio.

Abbottabad, Pakistán, 81
Abeleira, René (Sierra Leona), 115
Accra, Ghana, 63, 90, 212
Adame Cerón, Miguel Ángel, 41–42, 45, 58, 71, 93, 95, 179, 196, 198, 204, 207, 211, 240, 259
África, 142, 195, 205–7
 misiones internacionalistas cubanas, 121–32, 249
 relaciones étnicas, 43–44, 64–66, 141–44, 206
 Ver también Ébola, epidemia del (2013–15); Ébola, epidemia del (2013–15), cronología; países individuales
"Africa Stop Ebola" (canción: Salif Keita, Amadou & Mariam, Tiken Jah Fakoli), 189–91
Agencia de EEUU para el Desarrollo Internacional (USAID), 245
Agente naranja, 194
Al-Jazeera (red televisiva), 229
Almora Rodríguez, Eduardo (Liberia), 57–58, 74
Alonso Grau, Alpidio, 32
Álvarez Horta, Eneida (Sierra Leona), 109, 156, 158–64

Amadou y Mariam (cantantes, Mali), 189
Amigos de Liberia, 193–94
Angola, 86, 107, 123, 127–28, 130, 132, 147–48, 153, 257
Angulo Pardo, Regla, 33
Argelia, 17, 27, 122–23, 235, 249, 256
Asociación Yoruba de Cuba, 110
Autopista de Kinshasa, 203–4

Babalawo (sacerdote yoruba), 110–11
Báez Sarría, Félix, 96, 111–12, 165, 176
 apoyo recibido de
  los Cinco Cubanos, 216–20
  la familia, 215–16, 226
 ébola, su recuperación del, 197, 213–24
 Sierra Leona, su regreso a, 218, 223–26
Bakary, Djibo, 129–30, 206
Ban, Ki-moon, 15, 39–40
Barrio Adentro, misión (Venezuela), 14, 28
Batalla de Ideas (Cuba), 172–73, 240
BBC Mundo, 189

Beatles, los, 82
Benítez, Francis (Sierra Leona), 108
Betancourt Casanova, Ángel Enrique, "Kike" (Liberia), 85–88
Boké, Guinea, 123, 125–26, 150
Bolivia, 126, 149–50, 152, 154, 235
Bonaparte, Napoleón, 100
Bono (banda rockera U2), 188
Borges, Alfonso, 32
Boumediene, Houari, 123
Brasil, 84, 133
Broderick, Cyril, 193–94, 200–201
Brooks, Idalmis, 33
Bush, George W., 195, 239

Caballero, Armando, 76
Caboverde, Marlene, 217
Cabral, Amílcar, 33, 119, 123–24, 128–29, 150, 206
Cairo, Egipto, 123
Calle del Medio, La (publicación digital cubana), 13, 32, 57
Cameron, David, 40
Campo Lazo, Inalys, 34
Canal de Sudáfrica, 61
Capote, Raúl Antonio, 229
Cardoso Villavicencio, Orlando, 128
Casablanca, Marruecos, 64, 117
Castillo García, Salomé, 33, 125
Castro, Fidel, 163, 230–31, 235, 240, 253, 257
  Batalla de Ideas, 172–73, 240
  Cuba como "ejemplo de lo que una pequeña nación puede hacer por los demás", 132
  "ejército de batas blancas", 23, 54–55
  Guinea, 118–23
  Guinea-Bissau, 124
  Harlem, visita a (1960), 122

Castro, Fidel (*continuación*)
  Nueva Orleans, oferta de ayuda tras huracán Katrina (2005), 22–23, 79–80, 83, 234–35
  personal médico cubano "no movido por interés material", 18, 59
  política internacionalista, 18, 54, 59, 236–37, 252
  raíces africanas de Cuba, 53
Castro, Raúl, 15, 40, 47, 50–53, 163, 165, 169, 227, 229–30, 244, 251, 256
Castro Baras, Carlos Manuel (Guinea), 33, 135–37, 147–48, 168–72, 183, 185
Castro Basulto, Luis Darío (Sierra Leona), 102
Centroamérica, 15, 28, 240
Centro de Estudios Martianos (Cuba), 13
Centro de Vigilancia Epidemiológica (Cuba), 33
Centro para el Control de Enfermedades (Europa), 60
Centros para el Control y la Prevención de Enfermedades (EEUU), 46, 60, 93, 202, 204, 232, 243, 245
Chan, Margaret, 40, 47–50, 53, 108
Chile, 235
China, 53, 235
Chispa (periódico estudiantil, Cuba), 13
CIA (Agencia Central de Inteligencia), 229
  y Agencia de EEUU para el Desarrollo Internacional, 245
Cinco Cubanos, los, 127–28, 216–20, 227
CNN (red televisiva estadounidense), 60–61

Cólera, 60, 159, 210, 234
Comunidad Económica de los Estados de África Occidental, 66, 250
Conakry, Guinea, 31–33, 41, 50, 117–18, 123–26, 129, 135–36, 141, 143, 150, 169, 187–88, 194, 205, 228
Condé, Alpha, 40–41, 123, 133, 141, 157, 186, 252
Conflictos étnicos y el estado-nación (*Ethnic Conflicts and the Nation-State*, Stavenhagen), 142–43
Congo, 33, 44–46, 124, 126, 129–30, 194, 249
  Ver también Zaire
Consejo de Estado (Cuba), 256
Conteh, Maya, 158–59
Corona, Rafael (Sierra Leona), 108
Corratjé, Héctor, 60
Costa de Marfil, 43
Cuadernos África-América Latina (Cuba), 142, 180
Cubadebate (sitio digital de noticias), 225
CubaSí (sitio digital de noticias), 225
Cuba Socialista, 13
Cuba y Angola: Luchando por la libertad de África y la nuestra (Fidel Castro, Raúl Castro, Nelson Mandela), 128
Cumbre de las Americas (2009), 231
Curbelo Fajardo, Juan Carlos (Sierra Leona), 100–101, 174–76

Dabo, Elhadj Bangaly, 122
Danay Acosta, Yuliat, 32, 57
de Gaulle, Charles, 125
Delgado, Rafael, 202
Delgado Bustillo, Felipe (Sierra Leona), 91, 99, 108–9, 112, 214
Delgado Bustillo, Jorge (Sierra Leona), 33, 49, 62, 91, 93–97, 104, 107–10, 114, 204, 207–8, 247–48
del Llano Rodríguez, Jacinto, 161
Dengue, 76, 195
Despaigne, Pedro Luis (Liberia), 33, 63, 256
Destino Manifiesto, 240
Díaz Bartolo, Graciliano (Guinea), 33, 132, 148–52, 154, 157, 210
Díaz Gómez, José Eduardo (Guinea), 170, 172
Domínguez, Amaury (Sierra Leona), 104–5
Dreke, Víctor, 33, 124–25, 128–30
Dujarric, Stéphane, 40
Dupuy Núñez, Juan Carlos (Liberia), 33, 67, 74, 79–81, 105, 169

Ébola, epidemia del (1976), cepas Reston, Sudán y Zaire, 45–45, 199
Ébola, epidemia del (1979), 45, 200
Ébola, epidemia del (2013–15)
  aprendizaje para voluntarios cubanos sobre capitalismo, 24
  y arrogancia imperial, "¿Saben que es Navidad?", 189
  ayuda de otros países además de Cuba
    Australia, 93
    China, 73
    EEUU, 15, 40, 47, 60, 69–70, 73, 93, 245
    Francia, 15, 40, 58, 67, 73, 92, 201
    Reino Unido, 15, 93, 96–97
    Sudáfrica, 93

Ébola, epidemia del (2013–15) (*continuación*)
capacitación para el ébola
en Cuba, 16, 48–49, 52, 57, 59, 74, 80, 115, 151, 168–69
en Guinea, 132, 135–36, 151
en Liberia, 74
en Sierra Leona, 91, 95–96
condiciones de trabajo de los médicos, 30–32, 58, 136–37, 160–61
Ver también Zona roja
Cuba, medidas para prevenir su entrada, 59–62, 255
curanderos tradicionales, automedicación, 181, 186
envergadura de, 15
medicamentos experimentales para combatir, 195–98
mujeres y misión cubana, 155–65
carta al Ministerio de Salud Pública, 162–64
pánico creado por medios de comunicación, 179–82
rumores, 182–83, 187
personal norteamericano, cooperación con cubanos, 230, 245
tasas de mortalidad, 77, 98–99, 138, 140, 209
trajes de "astronauta", 31, 138, 140, 181
Ver también Guinea; Liberia; Sierra Leona; Zona roja
Ébola, epidemia del (2013–15), cronología,
Guinea, primeros casos (diciembre 2013), 41–42, 201
Guinea, confirmada por ONU (marzo 2014), 42
Liberia, confirmada por ONU (marzo 2014), 43
Ébola, epidemia del (2013–15), cronología (*continuación*)
Sierra Leona, primeros casos (mayo 2014), 94
OMS declara "Emergencia Pública Internacional", (agosto 2014), 47
Sierra Leona pide médicos cubanos (agosto 2014), 47–48, 52–53
Naciones Unidas, Guinea, Liberia piden médicos cubanos (septiembre 2014), 39–40, 50–52
Cuba envía brigadas médicas a Guinea, Liberia, Sierra Leona (octubre 2014), 15, 52–55
Washington envía 500 soldados a Liberia (octubre 2014), 54
epidemia casi erradicada, brigada cubana regresa a casa (mayo 2015), 16
Ébola y la mundialización epidémica, Adame Cerón, 42
Ébola, virus del
sus características, 42, 46–47, 201
SIDA, comparación con, 47
cuarentena, 255
factores sociales y culturales, 177
afán de lucro del capitalismo, 165, 205, 207–8
costumbres funerarias, 68–69, 171, 183–87
murciélagos, monos, roedores, consumo de, 42, 178–79
otras enfermedades subyacentes, 208
Ver también SIDA, cólera, malaria, neumonía, tuberculosis
origen del, 203–4
tasa de mortalidad, 209

Ecuador, 235
El Salvador, 235
Encinas, Rosa Elena, 32
Eritrea, 79–80
Escalona Guerra, Elieser (Guinea), 182
Escalona Gutiérrez, Luis (Sierra Leona), 33, 49, 112, 214–15, 228–29, 246, 248
Escobar Rojas, Elionis (Sierra Leona), 101
Escuela de Estudios Africanos y Orientales (Universidad de Londres), 189
Escuela Vocacional Lenin (Cuba), 13
España, 47, 64
Espín, Vilma, 164
Estados Unidos, 64
   ébola, casos confirmados, 47
   envía soldados, no médicos, a Liberia, 53–54
Estados Unidos, gobierno ataca misiones médicas cubanas, 20
   intentos de promover deserción de médicos (1959), 27
   presiona a gobiernos a rechazar misiones médicas cubanas, 239
   Programa de Parole para Profesionales Médicos Cubanos, 232, 238–39
   sanciones económicas a Cuba, 202, 228–29, 247–48
Etcheverry Vasquez, Pedro, 195
Etiopía, 128
Expósito, Reinaldo (Guinea), 139

Fagoth Müller, Steadman, 82–83
Fakholy, Tikhen Jah, 189
Fall, Lounceny, 250–51
Fanon, Frantz, 206
Farmer, Paul, 247
Favipiravir (medicamento experimental), 197
Federación de Mujeres Cubanas, 164
Federación Estudiantil Universitaria (Cuba), 229
Feria Internacional del Libro de La Habana (2016), 15, 17
Fernández, Leonardo (Liberia), 67, 76–77, 82–85
Ferreira Betancourt, Pedro (Sierra Leona), 162
Fiebre hemorrágica, 42, 76, 195
Fleites, Yoel (Guinea), 136, 139, 182
Fort Detrick, Maryland
   Centro en EEUU para investigaciones militares sobre enfermedades infecciosas, 197–202
Francia, 15, 39–40, 125
Freetown, Sierra Leona, 31, 49, 55, 64, 89, 92–93, 102, 104, 117, 131, 169, 205, 213, 228
   agua y electricidad en, 94
Fuerzas Armadas Revolucionarias (Cuba), 86

Gabón, 45
Geldof, Bob, 188–89
Ghadhafi, Mu'ammar, 73
Ghana, 63, 129, 212
Ginebra, Suiza, 49, 108, 214–15, 220–21, 223–25, 247
Gleijeses, Piero, 124, 126, 128–29, 240
GOAL (ONG, Sierra Leona), 93
González, Fernando, 127–28
González, René, 127–28
González Arias, Luis E. (Sierra Leona), 104–5
González López, David, 142, 180
Grajales, Mariana, 164

Granma (diario cubano), 195, 235
Granma Internacional (semanario cubano), 236
Gran Mezquita (Conakry, Guinea), 141
Gross, Alan, 229
Grupo Temporal de Trabajo para vigilancia al ébola (La Habana), 76
Guatemala, 13, 28, 41, 80, 83, 107, 235
  experimento de sífilis de Washington en (1946–48), 197
Guedes Díaz, Ramiro (Sierra Leona), 97
Guerra, Jorge Juan (Guinea), 165, 168–71
Guerra biológica de Washington, contra Cuba, 194–95
  contra Vietnam, 194–95
  teorías de conspiraciones sobre, 194–98, 200–201
Guerra Viera, Víctor Lázaro, "El Niño" (Sierra Leona), 103–4, 112–13, 173–75
Guerrero, Antonio, 127, 216–18, 220
Guevara, Ernesto Che, 33, 124, 126, 129–30, 150
Guinea, 15, 29, 31, 40, 43, 117–37, 158, 206, 234
  ayuda médica cubana desde años 60, 119–21, 133, 150
  costumbres funerarias, 171
  dominio colonial francés, ruptura con, 125
  embajador de EEUU, 248, 252
  hospital de Boké, 123, 125–26
  invasión de tropas portuguesas (1970), 123
  Organización Mundial de la Salud, 42, 132, 151, 158, 170
  Plaza Diamant (Conakry), 144–46

Guinea (*continuación*)
  pobreza en, 212
  relaciones y conflictos étnicos, 143–44
  tasa de letalidad, 138
  tropas cubanas rumbo en camino a Angola, derechos de desembarque para, 123
  Unidad de Tratamiento al Ébola en Coyah, 32, 73, 119, 122, 126, 134–41, 151–52, 157, 182, 188, 228
  Ver también Conakry; Ébola; Freetown
Guinea-Bissau, 33, 123–29

Haití, 13, 28, 60, 84, 152–54, 159, 234–35, 239, 247
Henry Reeve, Contingente Internacional, 28–29, 31, 41, 49, 60, 79–82, 105, 119, 151, 156–57, 185, 213, 225–26, 230, 235, 245–46, 256
Hernández, Gerardo, 127, 216–18
Hernández Fuentes, Reinaldo (Liberia), 75
Hernández Leyva, Frank, 175–76
Hernández Torres, Ronald (Liberia), 29
Híjar, Cristina, 34
Hollande, François, 40
Honduras, 13, 28, 107, 162, 235
Hospital Connaught (Freetown, Sierra Leona), 160–61
Hospital Donka (Guinea), 125, 135, 150
Hospital Finlay (La Habana), 101
Hospital Hermanos Ameijeiras (La Habana), 108
Hospital John F. Kennedy (Monrovia, Liberia), 70

Hospital materno infantil Ola During (Sierra Leona), 96–97, 102–3
Hospital Naval de La Habana, 86
Hospital Universitario (Ginebra, Suiza), 214, 223–24
Hotel Barmoy (Sierra Leona), 95, 247–48
Hotel Compañero (Sierra Leona), 95, 131, 175
Hotel La Hacienda (Guinea), 137, 152
Hotel Leisure Lodge (Sierra Leona), 90
Hotel Mariam (Sierra Leona), 95
Hotel Seaside (Sierra Leona), 95, 247
Huracanes,
    Florida y las Carolinas (2019), 23
    George (1998), 18
    Katrina (2005), 79, 83, 225–26, 234
        Washington rechaza ayuda médica de Cuba, 22–23, 80
    María (2017), 23
    Mitch (1998), 13, 18, 240
    Stan (1998), 80

Images: Liberian Societal, Lifestyle, Political Analysis & Business Magazine (Broderick), 193–94
Indonesia, 235
Inglés sin fronteras (disco), 174
Instituto de Medicina Tropical Pedro Kourí (Cuba), 16, 33, 44, 48–49, 57, 74, 108, 168–69, 201, 220
Instituto Epidemiológico Alemán Robert Koch, 42
Instituto Pasteur (Senegal), 41
Instituto Superior Pedagógico José Martí (Cuba), 13

Irán, 235
Islamabad, Pakistán, 81
Italia, 47

Kaba, Saran Daraba, 43–44, 178–81
Kaké, Alhousseine Makanera, 123, 187–88
Kamara, Samura, 94, 250
Kaunda, Kenneth, 129
Keita, Sakoba, 133–34
Keita, Salif, 189
Keita, Sékou, 126–27
Kenema, distrito (Sierra Leona), 43, 93, 159, 162–63, 200–202
Kerouané, Guinea, 135
Kerry, John, 230–31, 234
Kerry Town, Sierra Leona, 93
    Unidad de Tratamiento al Ébola, 96–98, 100, 111–12, 175, 213–14, 228
Kissi (grupo étnico), 43
Koroma, Ernest Bai, 47–48

Labañino, Ramón, 127, 216
Labrador Alemán, Rogelio (Guinea), 139, 152–54
La Higuera, Bolivia, 149–50
Lamah, Remy, 187
Led Zeppelin, 188
Leendertz, Fabian, 42
Lefebre, Jorge, 33, 46, 52–54, 212, 256
Ley de Ajuste Cubano, 238
Liberia, 29, 31, 40, 43–46, 63–87, 193, 212, 234
    China, ayuda médica de, 73
    condiciones sanitarias en, 44, 51–52, 67, 211–12
    cooperación de personal cubano y estadounidense, 245–46, 249–50
    epidemia del ébola en, 15
    aislamiento total, 69

Liberia
  epidemia del ébola en
    (*continuación*)
    y costumbres funerarias,
      68–69
    primer caso reportado
      (marzo 2014), 42–43
    tasa de mortalidad, 77
    Unidades de Tratamiento, 67,
      72–77
  guerras civiles en, 65–67
  y el hospital John F. Kennedy,
    70
  Organización Mundial de la
    Salud, 68, 71
  Sierra Leona, intervención en
    (1991–2002), 66–67
  Ver también Monrovia
Liberia, Amigos de, 193–94
Libia, 73
Liu, Joanne, 40
Lucas Delgado, Jorge Luis (Guinea),
  170–71
Lungi, Sierra Leona, 104–6

Machado Ventura, José Ramón, 17,
  256
Machel, Samora, 85
Maforki–Port Loko, Sierra Leona,
  77, 89, 91, 96, 155, 183, 228, 246
Malaria, 51, 62, 105, 111, 115, 165,
  208, 210
    muertes de médicos cubanos, 112,
      116, 169–71
Malaysia Airlines, 201
Mali, 45, 206
Marah, Kaifala, 94
Marburg, virus, 203
Marimón Torres, Néstor, 49, 108
Marrero Escobar, Andrés (Liberia),
  74, 169
Mason, Andy, 97–98

Médicos sin Fronteras, 40, 58, 67,
  73, 92, 134–35, 151, 196
  y brigadistas cubanos,
    entrenamiento de, 92, 135,
    153–54
Meliandou, Guinea, 41–42
Meningoencefalitis, 210
México, 34, 83, 179, 235
Milán, José Raúl, 173
Ministerio del exterior de Cuba,
  32, 163
Ministerio de Salud Pública de
  Cuba, 32, 213–14, 238–39
  virus del ébola, esfuerzos para
    prevenir su entrada a Cuba,
    59–61, 107–8, 255
Mirabal García, Daffne Ernesto
  (Guinea), 33, 117, 152
Miranda Gómez, Osvaldo
  (Guinea), 134–35, 185–86
*Misiones en conflicto: La Habana,
  Washington y África, 1959–1976*
  (Gleijeses), 124, 126, 240
Misiones médicas internacionalistas
  de Cuba, 15–25, 40–41, 49,
  235–36
  agradecimiento por, 94, 98, 119–
    21, 133–34, 212, 249–52, 255
  ataques en prensa capitalista
    contra, 56, 87–88, 167, 176, 235,
    240
  brigadistas, apoyo de familias a,
    57–58, 85–86, 111, 114–15, 153,
    164–65, 215–16, 226
  "un ejemplo del cual uno puede
    enorgullecerse" (Fidel Castro),
    53, 59
  países, 123, 125–26, 149–50,
    234–36
    Angola, 86, 107, 257
    Arabia Saudita, 81–82
    Argelia, 17, 27, 256

Misiones médicas internacionalistas de Cuba
países (*continuación*)
Armenia, 235
Bolivia, 149–50, 152, 154, 235
Brasil, 84, 133
Chile, 235–36
Colombia, 235
Ecuador, 235
El Salvador, 235
Eritrea, 79–80
Gambia, 161
Guatemala, 13, 28, 41, 80, 83, 107, 235
Guyana, 235
Haití, 13, 15, 21, 28, 60, 84, 152–54, 159, 235, 239
médicos norteamericanos, cooperación con (2010), 231–34
Honduras, 13, 28, 107, 162, 235
Indonesia, 235
Irán, 235
Kosovo, 235
México, 83
Mozambique, 84, 162, 164
Nepal, 236
Nicaragua, 13, 28, 82–83, 235, 257
Nigeria, 81
Pakistán, 15, 21, 41, 81, 83, 185, 225, 235
Paraguay, 107
Perú, 81, 235
Qatar, 110, 113
República Dominicana, 235
Sri Lanka, 235
Sudáfrica, 107, 109
Timor-Leste, 83
Trinidad y Tobago, 110–11
Venezuela, 14, 28, 84, 133, 161
Zimbabwe, 107, 109

Misiones médicas internacionalistas de Cuba (*continuación*)
y remuneración, 110, 113, 239–40
sociedad cubana, fortalecida por, 24–25, 217–18, 240–43, 257
Unidad Central de Cooperación Médica, 30, 32–33, 48–49, 60, 82, 87, 107–8, 114, 236
Ver también Ébola, epidemia del (2013–15); Ébola, virus del; Guinea; Henry Reeve, Contingente Internacional; Liberia; Sierra Leona
Monroe, James, y la Doctrina Monroe, 64
Monrovia, Liberia, 31, 50, 57, 63–64, 67, 90, 94
Monte Elgon (frontera Uganda-Kenia), 203
Montesino, Roberto, 32
Mora, Iván, 33
Morales, Ana, 130
Morales, Evo, 149
Morales Ojeda, Roberto, 49–50, 59
Morells, Juan Andrés (Sierra Leona), 101
Mortalidad infantil, 211
Mortalidad materna, 165, 211
Movimiento 26 de Julio (Cuba), 82
Mozambique, 84–85, 162, 164

Nasser, Gamal Abdel, 123
Neto, Agostinho, 123
Neumonía, 210
Newton, Sierra Leona, 92
New Yorker, 71
New York Times, 69, 231–35, 238, 247
Ngafuan, Augustine Kpehe, 67–68, 249–50
Niang, Cheikh Ibrahim, 184, 187

Nicaragua, 13, 28, 82-83, 235, 257
Níger, 129
Nigeria, 46, 81
Nkrumah, Kwame, 123, 129
Nueva Orleans, 22, 79
Nyerere, Julius, 129

Obama, Barack, 39-40, 53-54, 231, 244-45, 250-53
Obama, restaurante (Conakry, Guinea), 146
O'Farrill Martínez, Orlando (Sierra Leona), 110-13
Oficina de Control de Bienes Extranjeros (OFAC, Departamento del Tesoro de EEUU), 202, 228-29, 247-48
Oliveros, Tomás, "El Cangrejo," 29
ONGs (Organizaciones No Gubernamentales), 58, 70, 72, 93, 96, 132, 161, 186, 240-43
Oramas, Oscar, 33, 120, 129, 206
Orden Carlos J. Finlay, 256
Organización Mundial de la Salud (OMS), 15, 40, 47-50, 60, 184, 196, 201-2, 204, 209, 213-14, 224, 239, 247-48, 255
   en Guinea, 42, 132, 151, 158, 170
   en Liberia, 68-69, 70-71
   en Sierra Leona, 95-96, 109
Organización Panamericana de la Salud, 61
Orges Robaina, Mónica, 34
Orishas (deidades yorubas), 110-11
Ortega, Daniel, 82
Ortuzar Mauri, Jacinto, 256
Orula (deidad mayor en religión yoruba), 110-11
Ouamouno, Émile y Philomène, 42-43
Outbreak (*Epidemia*: película, 1995), 45, 198-99, 203-5

PAIGC (Partido Africano para la Independencia de Guinea y Cabo Verde), 33, 123-24, 129
Pailey, Robtel Neajai, 189
Pakistán, 15, 21, 41, 81, 83, 185, 225, 235
Panorama Mundial (Cuba), 34
Papa Francisco, 28, 237, 253
París, 63, 125
Partido Africano para la Independencia de Guinea y Cabo Verde (PAIGC), 33, 123-24, 129
Partido Comunista de Cuba, 13, 32-34, 256
Partido Popular (Sierra Leona), 131
Partners in Health (ONG norteamericana), 246-47
Peredo, Guido, "Inti", 150
Peredo, Osvaldo, "Chato", 150
Pérez Ávila, Jorge, 33, 44, 49, 108, 201
   y Félix Báez, 197, 220-24
Pérez Sosa, Jesús (Liberia), 256
Perú, 81, 150, 235
Plant, Robert, 188
Plaza Diamant (Conakry, Guinea), 144-46
Portugal, 64, 124, 128-29
Power, Samantha, 231
Preston, Richard, 199-200, 203-5
Programa de Parole para Profesionales Médicos Cubanos, 232, 239
   Ver también Estados Unidos, gobierno ataca misiones médicas cubanas
Programa Integral de Salud, 60, 164
   Centroamérica y Caribe, 28, 60
   Eritrea, 79-80
   Guinea, 29, 119, 150, 157, 210, 212

Programa Integral de Salud, (*continuación*)
  Sierra Leona, 43, 105, 109, 156, 212
Pubillones, Antonio (Sierra Leona), 33, 89–90, 131, 256
Pugin, Jérôme, 222–24
Pulido Escandell, Clara, 33, 65, 142, 180

Qatar, 110–11, 113
Quiñones Aguilar, Luis (Sierra Leona), 29

Radio Jaruco (Cuba), 217
Raventós Vaquer, Pablo (Liberia), 33, 69–71, 73–74, 86–87
Reeve, Henry, 79
Reina Elizabeth II, 131
Reino Unido, 40, 64, 201
  ébola, caso confirmado, 47
Relaciones diplomáticas, Cuba–EEUU (2014), 27, 227–28, 237, 243–44, 252
Revista de África y Medio Oriente (Cuba), 65
Revolución Cubana, 15, 17–21, 127
  atención médica, 21, 236–38
    médicos, 149
      intentos de Washington de estimular deserción, 27, 232–33, 239
      mayor tasa de médicos por habitante en el mundo, 27, 236
      ninguno fue retirado de África tras inicio de epidemia del ébola, 60
  avances de mujeres con la, 165
  "ejemplo de lo que una pequeña nación puede hacer por los demás" (Fidel Castro), 132

Revolución Cubana (*continuación*)
  escuelas entrenan a estudiantes de todo el mundo, 7, 58, 80, 121–22, 126–27, 236
  Playa Girón, invasión instigada por Washington (1961), 122–23
  Ver también Castro, Fidel; Castro, Raúl; Ébola, epidemia del (2013–15)
Revolución Cubana, esfuerzos de Washington por perjudicar a, 27
  bloqueo, 19, 231, 239, 250–52, 257
  Cinco Cubanos, caso fabricado contra, 127
  guerra biológica, 193–96
  Ley de Ajuste Cubano, 238
  política del "Buen Vecino", 244
  Ver también Estados Unidos, gobierno ataca misiones médicas cubanas
Río Congo, 203
Río Ébola, 203
Ríos Molina, Rotceh (Sierra Leona), 91–92, 99–102, 113–16, 209–10, 216–17
Rivero Torres, Maité, 33, 50, 117, 152, 156–58, 169, 171, 256
Rodríguez, Anayansi, 220–21, 224
Rodríguez Laurencio, Yordanis, 29
Rodríguez Palacio, Gladys (Guinea), 156–57
Rodríguez Peralta, Pedro, 128–29
Rodríguez Ricardo, Gerardo (Liberia), 130–31
Rodríguez Sotomayor, Daynet, 34
Rodríguez Terrero, Iván (Guinea), 57
Rojas Soris, Melvis, 34
Russia Today (red de televisión), 61

"¿Saben que es Navidad?" (canción), 189
Sánchez, Celia, 164
Sánchez de Lozada, Gonzalo, 149
Sánchez Martínez, Julio César, 32–33, 66
Sano, Koutoubou Moustapha, 143
Santa Clara, Cuba, batalla de (1958), 33
Santos, Isabel, 149
Save the Children (ONG, Reino Unido), 96–98
Seijas Gutiérrez, Manuel (Sierra Leona), 91, 99–100, 155–56, 183
Sékou Touré, Ahmed, 117–19, 122–23, 125, 129
Senegal, 45
SIDA/VIH, 33, 47, 201, 203, 205, 208–11
Sierra Leona, 15, 17, 31, 40, 43–49, 89–106, 131, 228–29, 234
   China, su ayuda médica a, 53
   condiciones sanitarias en, 94, 207–8, 212
      laboratorios, falta de, 93
   guerra civil en (1991–2002), 65–67, 94
   muertes por ébola
      en distrito Kailahun, 159
      en distrito Kenema, 43, 162
      primera anunciada (mayo 2014), 43
   Organización Mundial de la Salud, 95, 109
   Partners for Health (ONG de EEUU),
      cooperación con voluntarios cubanos, 246–47
   pobreza, 94, 207–8, 212
   Unidades de Tratamiento al Ébola, 91–92
      Ver también Kerry Town; Maforki–Port Loko; Waterloo

Sierra Leona (*continuación*)
   Ver también Freetown; Maforki–Port Loko
Sierra Maestra, Cuba, 82
Sífilis, experimento de Washington en Guatemala con (1946–48), 197
Sirleaf, Ellen Johnson, 50–52
Somarriba, Lorenzo, 60–61, 76
Santos, Isabel, 149
Stavenhagen, Rodolfo, 142–43
Stevens, Siaka, 89
Sudáfrica, 61, 93, 107, 109, 123, 127, 195
Sudán, 45

Tanzania, 129
Taylor, Charles, 66
Tejan-Sie, Sulaiman Banja, 131
Tekmira (compañía farmacéutica), 194
teleSUR (red de televisión venezolana), 61
Teorías de conspiración, 194–95, 197–98, 200–201
Thomas, Glen, 201
Tifoidea, fiebre, 210
Timor-Leste, 83
Touré, Hadja Andrée, 120–21, 171
Touré, Halidou, 206
Touré, Mohamed, 119–21, 123, 194
Tralac (Sudáfrica), 253
Traub, Erich, 198
Trinidad y Tobago, 110–11, 231
Tuberculosis, 208, 210–11
TVE (red de televisión española), 61

U2 (banda rockera), 188–89
Ubieta Gómez, Enrique, 13–16, 21, 172
Ucrania, 13, 201
Uganda, 45, 203

Unidad Central de Cooperación Médica. *Ver* Misiones médicas internacionalistas de Cuba
Unidad de Tratamiento al Ébola, Guinea, 32, 73, 119, 122
   Ver también Guinea: Unidad de Tratamiento en Coyah
   Liberia, 67, 72-77
   Sierra Leona, 77, 91-93, 96-104, 155, 202, 213
Unión Africana, 74, 136-37, 141, 176, 182, 250-52
Unión de Escritores y Artistas de Cuba (UNEAC), 13
Unión de Jóvenes Comunistas (Cuba), 13, 18
Unión del Río Mano, 43, 178
Universidad de Cheikh Anta Diop (Dakar, Senegal), 184
Universidad de Tulane, 200
Utopía rearmada, La: Historias de un viaje al Nuevo Mundo (Ubieta Gómez), 13-14, 28, 83

Van Rompuy, Herman, 40
Venezuela, 14, 28, 84, 133, 161, 235
Venezuela rebelde: Solidaridad vs. dinero (Ubieta Gómez), 14, 28
Vergara, Rolando (Liberia), 63, 74, 169

Vietnam, 118, 194
Vigil Fonseca, Enmanuel (Sierra Leona), 29
VIH/SIDA, 33, 47, 201, 203, 205, 208-11
Villafranca Lantigua, Reinaldo, "Coqui" (Sierra Leona), 96, 112, 165, 168-69, 172-76

Waterloo, Sierra Leona, 96, 100, 114, 209, 228
Wonkifong, Guinea, 136, 152, 182-83

Yoruba, religión, 110-13

Zaire, 44-47, 126-27, 198-99, 203
   Ver también Congo
Zambia, 129
Zamora Álvarez de la Campa, Ricardo (Liberia), 75-76
Zimbabwe, 107, 109, 208
ZMapp (medicamento experimental), 197
Zona caliente (novela, 1998), 199-200
Zona roja, 31, 59, 73-74, 97, 112, 114, 136-40, 151, 153, 221, 246
Zuma, Nkosazana Dlamini, 252
Zúñiga, Ivo (Guinea), 139

LA REVOLUCIÓN CUBANA Y SU IMPACTO, DE ÁFRICA A EEUU

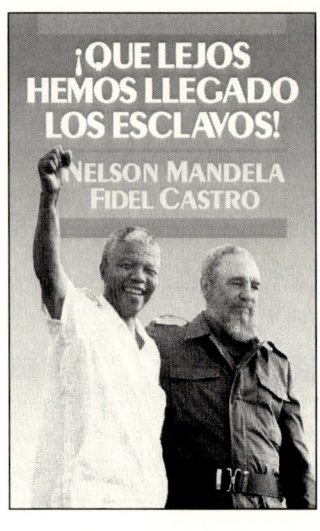

¡Qué lejos hemos llegado los esclavos!
Sudáfrica y Cuba en el mundo de hoy
NELSON MANDELA, FIDEL CASTRO

Mandela y Castro, hablando juntos en Cuba en 1991, abordan el papel decisivo de Cuba en la historia africana y la victoria en Angola contra el ejército invasor sudafricano, y cómo impulsó la lucha que derrocó el sistema racista del apartheid. US$7. También en inglés y persa.

Cuba y Angola: La guerra por la libertad
HARRY VILLEGAS ("POMBO")

Cuba y Angola
Luchando por la libertad de África y la nuestra
FIDEL CASTRO, RAÚL CASTRO, NELSON MANDELA

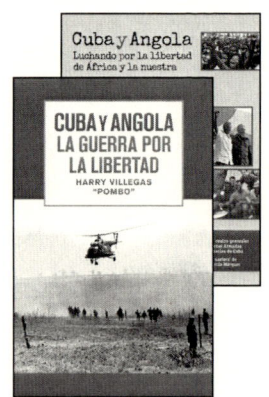

Dos libros que narran la historia del inédito aporte que Cuba hizo a la lucha para liberar a África del flagelo del apartheid. Y de cómo, al hacerlo, la revolución socialista en Cuba se vio fortalecida. US$10 y US$12. También en inglés. *Cuba y Angola: La guerra por la libertad* está disponible en persa y griego.

De la sierra del Escambray al Congo
En la vorágine de la Revolución Cubana
VÍCTOR DREKE

Dreke, segundo al mando de la columna internacionalista dirigida por Che Guevara en el Congo en 1965, describe el gozo creador con que el pueblo trabajador ha defendido su trayectoria revolucionaria: desde la sierra del Escambray hasta África y más allá. US$15. También en inglés.

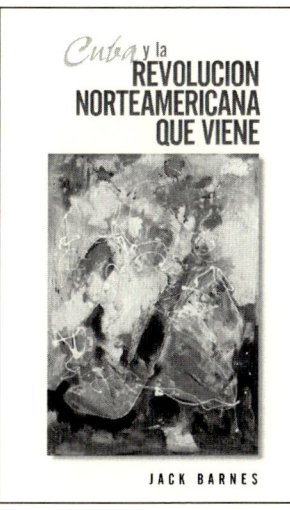

Cuba y la revolución norteamericana que viene
JACK BARNES

Sobre las luchas del pueblo trabajador en el corazón del imperialismo, sobre los jóvenes atraídos a ellas y el ejemplo del pueblo cubano, el cual muestra que una revolución no solo es necesaria: se puede hacer. Trata sobre la lucha de clases en Estados Unidos, donde hoy las fuerzas dominantes descartan las capacidades revolucionarias de los trabajadores y agricultores tan rotundamente como descartaron las del pueblo trabajador cubano. Y de forma igualmente errada. US$10. También en inglés, francés y persa.

Che Guevara: Economía y política en la transición al socialismo
CARLOS TABLADA

Este libro, que cita extensamente los escritos y discursos de Guevara sobre la construcción del socialismo, presenta la interrelación entre el mercado, la economía planificada, los estímulos materiales y el trabajo voluntario. Y por qué las ganancias y demás categorías capitalistas no pueden servir para medir los avances en la transición al socialismo. US$17. También en inglés, francés y griego.

El capitalismo y la transformación de África
Reportajes desde Guinea Ecuatorial
MARY-ALICE WATERS, MARTÍN KOPPEL

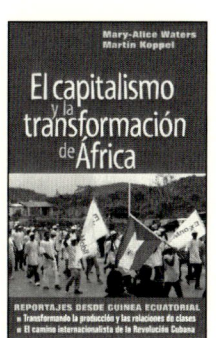

Describe cómo, a medida que Guinea Ecuatorial se ve integrada al mercado mundial, van naciendo tanto una clase capitalista como una clase trabajadora. También documenta la labor de los voluntarios de la salud cubanos en ese país: una expresión del ejemplo vivo de la revolución socialista cubana. US$10. También en inglés y persa.

WWW.PATHFINDERPRESS.COM

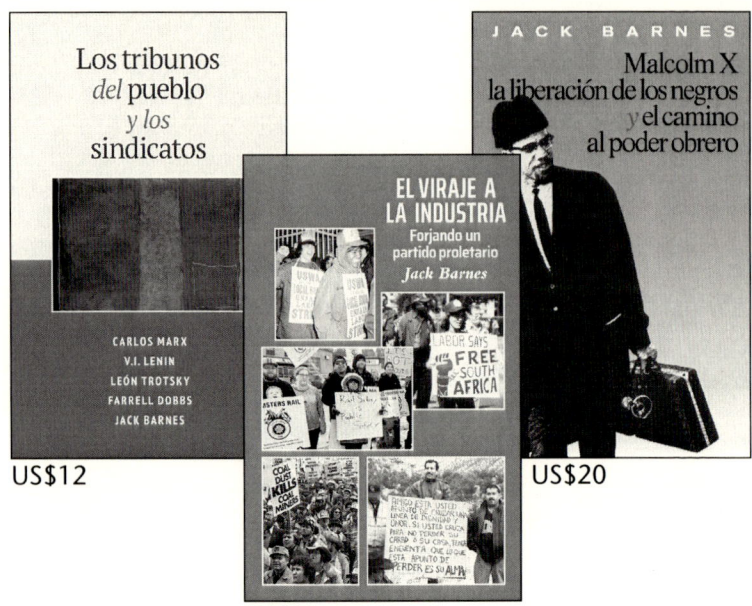

US$12

US$15

US$20

Tres libros para ser leídos como uno...

sobre la construcción de un partido que es proletario en su programa, composición y conducta. Que reconoce, con palabras y acciones, el hecho más revolucionario de esta época...

... que los trabajadores tenemos el poder de crear un mundo diferente cuando actuamos juntos para defender nuestros intereses, no los de la clase que se enriquece explotando nuestra mano de obra, ni los de los que nos temen como "deplorables", "delincuentes" o simplemente "basura".

Al avanzar por un rumbo revolucionario hacia el poder obrero, vamos a transformarnos y descubrir nuestro valor. También en inglés y francés.

¡Oferta especial!
El paquete de tres por US$30

El viraje a la industria junto con *Los tribunos del pueblo y los sindicatos*   US$20

Cualquiera de estos dos libros junto con *Malcolm X, la liberación de los negros y el camino al poder obrero*   US$25

Nueva Internacional
UNA REVISTA DE POLÍTICA Y TEORÍA MARXISTA

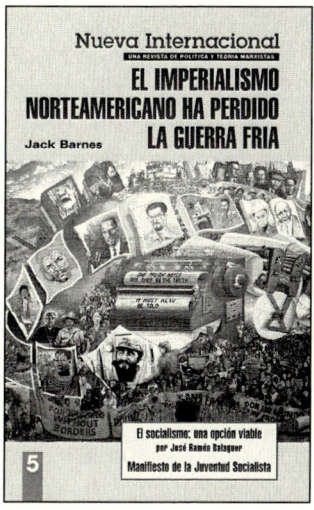

El imperialismo norteamericano ha perdido la Guerra Fría
JACK BARNES

El colapso de los regímenes en Europa Oriental y la URSS, que se autodenominaban comunistas, no significó que los trabajadores y agricultores ahí fueron derrotados. En los actuales conflictos y guerras capitalistas, estos trabajadores se han sumado a otros en el mundo en la lucha de clases contra la explotación. En *Nueva Internacional* no. 5. US$14. También en inglés, francés, persa y griego.

En defensa de la tierra y del trabajo

"La producción capitalista solo se desarrolla socavando simultáneamente las fuentes originales de toda la riqueza: la tierra y el trabajador". —Carlos Marx, 1867

TRES ARTÍCULOS

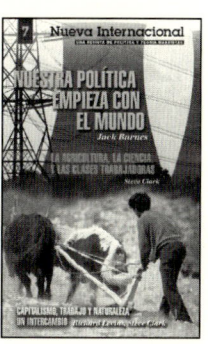

EN *NUEVA INTERNACIONAL* NO. 7
- **Nuestra política empieza con el mundo**
  JACK BARNES
- **La agricultura, la ciencia y las clases trabajadoras**
  STEVE CLARK

EN *NUEVA INTERNACIONAL* NO. 8
- **La custodia de la naturaleza también recae en la clase trabajadora**
  JACK BARNES, STEVE CLARK, MARY-ALICE WATERS

US$14 cada uno

WWW.PATHFINDERPRESS.COM

'LA HISTORIA DE LA SOCIEDAD EXISTENTE ES LA HISTORIA DE LAS LUCHAS DE CLASES'

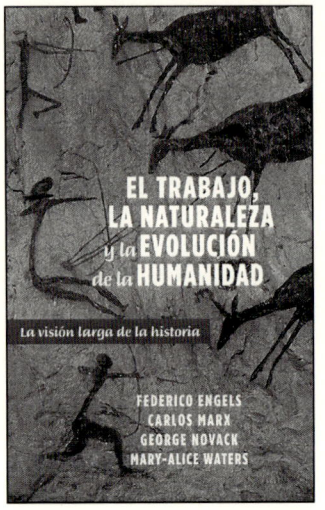

El trabajo, la naturaleza y la evolución de la humanidad
La visión larga de la historia

FREDERICO ENGELS, CARLOS MARX, GEORGE NOVACK, MARY-ALICE WATERS

¿Por qué es importante saber que el trabajo social, al transformar la naturaleza, ha sido la fuerza motriz de la evolución de la humanidad durante millones de años? Es porque sin ese conocimiento, el pueblo trabajador será incapaz de ver más allá de la época capitalista, más allá de la explotación de clase que deforma todas las relaciones humanas, las ideas y los valores. La dictadura del capital tuvo su comienzo… y tendrá su fin. Pero solo la conquista revolucionaria del poder estatal por la clase obrera puede abrir paso a un mundo libre de la despiadada realidad social del capitalismo. Un mundo basado en la solidaridad humana. Un mundo socialista. US$12. También en inglés y francés.

America's Revolutionary Heritage
Marxist Essays
(La herencia revolucionaria de Estados Unidos: Ensayos marxistas)

GEORGE NOVACK

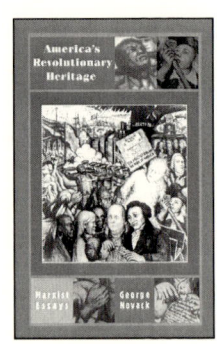

Una historia materialista de la Revolución Norteamericana, la Guerra Civil y la Reconstrucción Radical, el genocidio contra los indígenas, el ascenso del imperialismo norteamericano, la primera ola de luchas por los derechos de la mujer y mucho más. En inglés. US$23

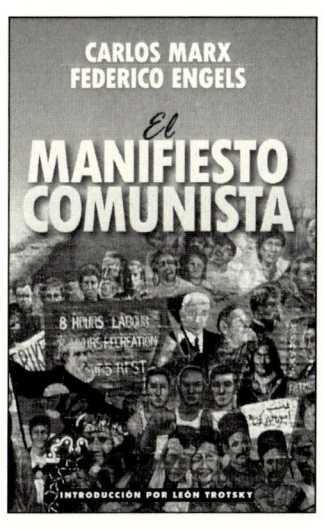

El Manifiesto Comunista
CARLOS MARX
Y FEDERICO ENGELS

El comunismo, según explican los dirigentes fundadores del movimiento obrero revolucionario, no es un conjunto de ideas o "principios" preconcebidos sino el camino de la clase obrera hacia el poder, que surge de un "movimiento que se desarrolla ante nuestros ojos". US$5. También en inglés, francés, persa y árabe.

La evolución de la mujer
Del clan matriarcal a la familia patriarcal
EVELYN REED

Un viaje desde la prehistoria hasta la sociedad de clases que revela los aportes de la mujer, aún muy desconocidos, a la civilización. Reed señala los factores históricos que llevaron a la discriminación generalizada de la mujer como sexo. Ofrece perspectivas frescas sobre la lucha contra su opresión y por la liberación de la humanidad. US$25. También en inglés, persa e indonesio.

El origen de la familia, la propiedad privada y el estado
FEDERICO ENGELS

El surgimiento de la sociedad dividida en clases dio origen a los cuerpos represivos del estado y a la opresión de la mujer, permitiendo que las clases dominantes puedan traspasar su riqueza y privilegios. Engels plantea las consecuencias para los trabajadores de estas instituciones de clase, desde sus formas originales hasta las versiones modernas. US$17.95. También en inglés y persa.

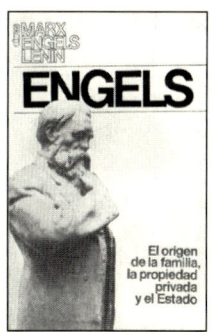

WWW.PATHFINDERPRESS.COM

TAMBIÉN DE PATHFINDER

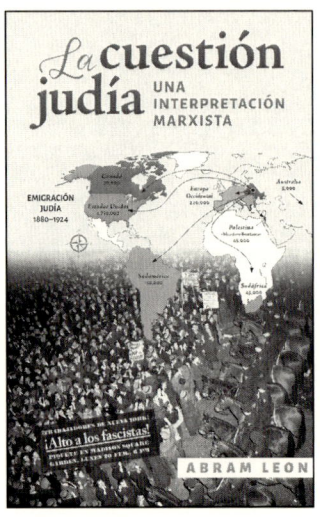

La cuestión judía
Una interpretación marxista
ABRAM LEON

¿Por qué sigue alzando la cabeza el odio antijudío? ¿Cuáles son sus raíces de clase, desde la antigüedad y el feudalismo hasta el ascenso del capitalismo y sus crisis actuales? ¿Por qué no hay solución a la cuestión judía bajo el capitalismo? El autor, Abram Leon, fue asesinado en las cámaras de gas de los nazis. Contiene 40 páginas de ilustraciones y mapas. US$17. También en inglés y francés.

¿Son ricos porque son inteligentes?
Clase, privilegio y aprendizaje en el capitalismo
JACK BARNES

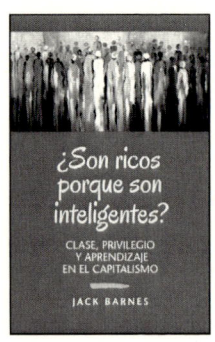

Expone las crecientes desigualdades de clase en EEUU y las justificaciones de las capas profesionales bien remuneradas que creen que su "brillantez" las califica para "regular" a los trabajadores, quienes supuestamente no sabemos lo que nos conviene. US$10. También en inglés, francés, persa y árabe.

En defensa de la clase trabajadora norteamericana
MARY-ALICE WATERS

Basándose en las mejores tradiciones combativas de trabajadores de todos los colores de piel y orígenes nacionales, decenas de miles de trabajadores en Virginia del Oeste, Oklahoma, Florida y otros estados libraron huelgas victoriosas en 2018 y restauraron el derecho a votar para ex presos. Los que Hillary Clinton tacha de "deplorables" han comenzado a resistir. US$7. También en inglés, francés, persa y griego.

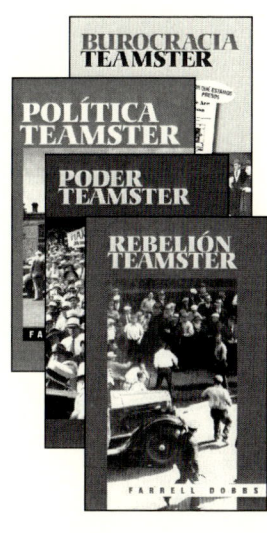

Las luchas del sindicato Teamsters
FARRELL DOBBS

"La principal lección de la experiencia de los Teamsters no es que, con una correlación de fuerza adversa, los trabajadores pueden ser vencidos, sino que con la debida dirección, ellos pueden vencer". —*Farrell Dobbs*

Cuatro libros sobre las huelgas y campañas políticas y de sindicalización que transformaron a los Teamsters en un combativo movimiento sindical industrial en el Medio Oeste en los años 30. Escritos por el organizador general de estas batallas, dirigente del Partido Socialista de los Trabajadores.

Una herramienta para trabajadores que quieren utilizar el poder sindical en sus centros laborales e impulsar la lucha por un partido obrero independiente. US$16 cada tomo, US$50 por los cuatro. También en inglés. *Rebelión Teamster* existe en francés, persa y griego.

¿Es posible una revolución socialista en Estados Unidos?
Un debate necesario entre el pueblo trabajador

MARY-ALICE WATERS

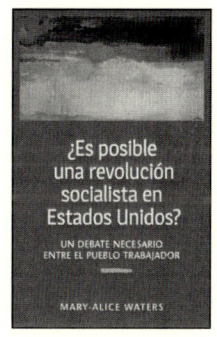

Un rotundo "sí" es la respuesta que se presenta aquí. Posible, pero no inevitable. Eso depende de lo que haga el pueblo trabajador. US$7. También en inglés, francés y persa.

El historial antiobrero de los Clinton
Por qué Washington le teme al pueblo trabajador

JACK BARNES

Lo que el pueblo trabajador necesita saber sobre el curso, impulsado por el lucro, que han seguido los demócratas y republicanos por igual en los últimos 30 años. Y el despertar político de los trabajadores que buscan entender y resistir los ataques de los gobernantes capitalistas. US$10. También en inglés, francés, persa y griego.

WWW.PATHFINDERPRESS.COM

AMPLÍE SU BIBLIOTECA REVOLUCIONARIA

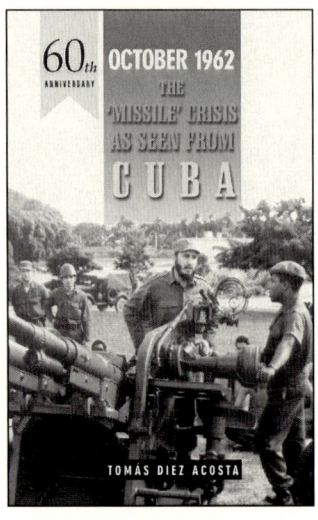

October 1962
The 'Missile' Crisis as Seen from Cuba
(Octubre de 1962: La crisis de los 'misiles' vista desde Cuba)
TOMÁS DIEZ ACOSTA

En octubre de 1962, Washington llevó al mundo al borde de una guerra nuclear. Un relato a fondo de ese momento histórico desde la perspectiva del pueblo cubano, cuya disposición de defender su soberanía y su revolución socialista frenó los planes de Washington de lanzar un ataque militar devastador. En inglés. US$17

Malcolm X habla a la juventud

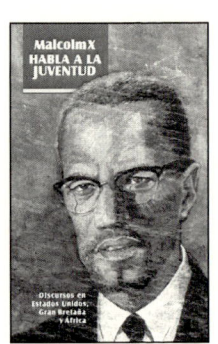

"La joven generación de blancos, negros, morenos y demás: ustedes viven en tiempos de revolución", dijo Malcolm X en diciembre de 1964. "Yo me sumaré a quien sea, no me importa de qué color seas, siempre que quieras cambiar la situación miserable que existe en este mundo". Cuatro charlas y entrevistas que Malcolm dio en los últimos meses de su vida. US$12. También en inglés, francés, persa y griego.

Puerto Rico: La independencia es una necesidad
RAFAEL CANCEL MIRANDA

Este dirigente independentista puertorriqueño, uno de los cinco encarcelados por Washington por más de 25 años, hasta 1979, habla sobre la realidad brutal del coloniaje norteamericano, el ejemplo de la revolución socialista cubana y la lucha actual por la independencia. US$5. También en inglés y persa.

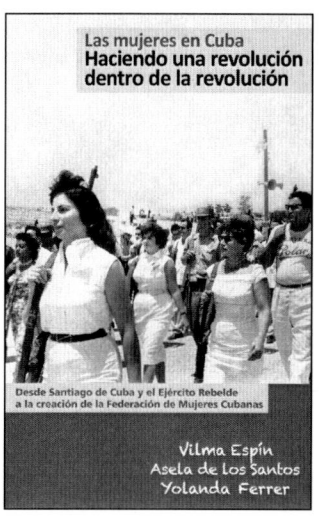

Las mujeres en Cuba: Haciendo una revolución dentro de la revolución

VILMA ESPÍN,
ASELA DE LOS SANTOS,
YOLANDA FERRER

La integración de las mujeres a las filas y a la dirección de la Revolución Cubana fue parte inseparable de la trayectoria proletaria de esta desde el principio. Esta es la historia de esa revolución y cómo transformó a las mujeres y los hombres que la hicieron. US$17. También en inglés, persa y griego.

La última lucha de Lenin

Discursos y escritos, 1922–23

V.I. LENIN

En 1922 y 1923, V.I. Lenin, dirigente central de la primera revolución socialista, libró su última batalla política, lucha que tras su muerte se perdió. Lo que estaba en juego era si esa revolución, y el movimiento comunista internacional que esta dirigía, mantendría el curso proletario que había llevado al poder a los trabajadores y campesinos en octubre de 1917. US$17. También en inglés, persa y griego.

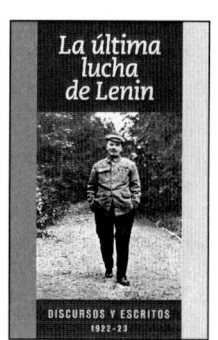

La emancipación de la mujer y la lucha africana por la libertad

THOMAS SANKARA

"No existe una verdadera revolución social sin la liberación de la mujer", explica Sankara, dirigente central de la revolución de 1983–87 en Burkina Faso, en África occidental. US$5. También en inglés, francés y persa.

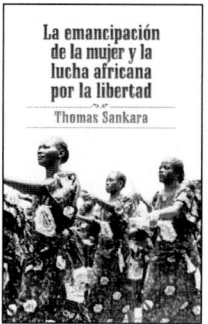

WWW.PATHFINDERPRESS.COM

PATHFINDER EN EL MUNDO

ESTADOS UNIDOS
(y América Latina, el Caribe y el este de Asia)
Pathfinder Books, 306 W. 37th St., 13⁰ piso
Nueva York, NY 10018

CANADÁ
Pathfinder Books, 7107 St. Denis, Suite 204
Montreal, QC H2S 2S5

REINO UNIDO
(y Europa, África, el Medio Oriente y el sur de Asia)
Pathfinder Books, 5 Norman Rd.
Seven Sisters, Londres N15 4ND

AUSTRALIA
(y el sureste de Asia y Oceanía)
Pathfinder Books, Suite 2, First floor, 275 George St.
Liverpool, Sydney, NSW 2170
Dirección Postal: P.O. Box 73, Campsie, NSW 2194

NUEVA ZELANDA
Pathfinder Books, 188a Onehunga Mall Rd.
Onehunga, Auckland 1061
Dirección Postal: P.O. Box 13857, Auckland 1643

ÚNASE AL CLUB DE LECTORES DE PATHFINDER
¡AMPLÍE SU BIBLIOTECA!

$10 POR AÑO
25% DESCUENTO EN TODOS LOS TÍTULOS
30% DESCUENTO EN LOS LIBROS DEL MES

Válido en pathfinderpress.com y los centros locales de libros Pathfinder

Visite: www.pathfinderpress.com/products/pathfinder-readers-club

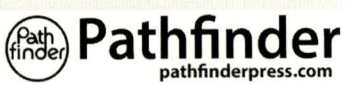